Einführung in die Psycho-Onkologie

Einführung in die Psycho-Onkologie

herausgegeben von F. Meerwein, Zürich

in Zusammenarbeit mit
R. Adler, Bern, V. Bunjes, Zürich, D. Bürgin, Basel,
A. Glaus, St. Gallen, Ch. Huerny, Bern, G. Martz, Zürich
und H.J. Senn, St. Gallen.

«Die Notlage, in die der Mensch durch die Diagnose 'Krebs' gerät, lässt sich schwerlich mit irgendetwas vergleichen, das einem zivilisierten Menschen sonst zustossen kann. Die Ängste, die sie auslöst, sind manchmal nur dadurch zu überstehen, dass man keine andere Wahl hat, als sie auf sich zu nehmen oder aufzugeben.»

Lieselotte Bappert, in «Der Knoten». Vertrauen und Verantwortung im Arzt-Patienten-Verhältnis am Beispiel Brustkrebs. Rowohlt, 1979.

Verlag Hans Huber Bern Stuttgart Wien

CIP-Kurztitelaufnahme der Deutschen Bibliothek

Einführung in die Psycho-Onkologie / hrsg. von F. Meerwein. In Zusammenarbeit mit R. Adler ... – Bern, Stuttgart, Wien: Huber, 1981.
ISBN 3-456-80867-4
NE: Meerwein, Fritz (Hrsg.); Adler, Rolf (Mitverf.)

Satz und Druck: Lang Druck AG Liebefeld-Bern
Printed in Switzerland

Inhaltsverzeichnis

Autorenverzeichnis

PD Dr. med. Rolf Adler, Medizinische Abteilung Lory-Spital, Freiburgstrasse, 3010 Bern

Verena Bunjes, Universitätsspital Zürich, Sozialdienst, Rämistrasse 100, 8091 Zürich

PD Dr. med. Dieter Bürgin, Psychiatrische Poliklinik für Kinder und Jugendliche, Schaffhauserrheinweg 55, 4058 Basel

Agnes Glaus, Onkologie-Oberschwester, Klinik C für Innere Medizin, Kantonsspital, 9007 St. Gallen

Dr. med. Christoph Hürny, Ensingerstrasse 40, 3006 Bern

Prof. Dr. med. Georg Martz, Onkologische Abteilung, Universitätsspital, Rämistrasse 100, 8091 Zürich

Prof. Dr. med. Fritz Meerwein, Nervenarzt FMH, Mühlebachstrasse 82, 8008 Zürich

Prof. Dr. med. H.J. Senn, Medizinische Klinik C, Kantonsspital, 9007 St. Gallen

Vorwort

Das vorliegende Buch setzt sich zum Ziel Ärzten, Krankenschwestern und -pflegern, Sozialarbeitern, überhaupt allen, denen die psychosoziale Behandlung und Betreuung Krebskranker ein Anliegen ist, in die Forschungsgrundlagen und praktischen Aspekte der Psycho-Onkologie einzuführen. Psycho-Onkologie wird dabei so weit wie möglich unter interdisziplinären Gesichtspunkten betrachtet. Die Mitarbeit von medizinischen Onkologen, einer Onkologieschwester und einer Sozialarbeiterin, also nicht nur eine solche medizinischer Psychologen, soll dieser Tatsache Rechnung tragen.

Bei der Herausgabe des Buches ist mir meine jahrelange Tätigkeit als Liaison-Psychiater auf der Abteilung für Onkologie des Universitäts-Spitals Zürich in hohem Masse zugute gekommen. Ohne die unermüdliche Unterstützung dieser Arbeit durch deren Leiter, Herrn Prof. Dr. G. MARTZ, wäre diese Publikation wohl kaum möglich geworden. Ihm, seinem Abteilungs-Team sowie den Direktoren der Medizinischen Universitäts-Klinik Zürich, den Herren Prof. Dr. P. FRICK und Prof. Dr. A. LABHART, welche die Liaison-Psychiatrie auf ihrer Klinik ebenfalls seit Jahren fördern, sei an dieser Stelle für ihr Interesse herzlich gedankt. Danken möchte ich auch Herrn Prof. Dr. K. BRUNNER, Leiter der Abteilung für Onkologie, Inselspital Bern, der Herrn Dr. C. HÜRNY Gelegenheit und Zeit zur Verfügung gestellt hat, das Kapitel 2 dieses Bandes auszuarbeiten. Meinen früheren und jetzigen Mitarbeitern, Frau E. DREIFUSS, Frau Dr. I. HONSALEK, Herrn Dr. G. RED, Frau Dr. G. SCHNEIDER und Herrn Dr. S. WIENER sei für viele Hinweise und Ratschläge bei der Konzeption des Buches ebenfalls sehr gedankt. Frau E. DREIFUSS hat ausserdem das fertige Manuskript durchgesehen und manche wertvolle Anregung dazu beigetragen.

Zürich, im September 1980 FRITZ MEERWEIN

1. Einleitung

von F. Meerwein

Die Psychologie des Krebskranken und seines Arztes hat bereits im 19. Jahrhundert die Wissenschaft beschäftigt (Meerwein P. 1980). Sie ist aber in den letzten Jahren immer mehr ins Zentrum nicht nur des öffentlichen Interesses, sondern auch medizinpsychologischer Forschung gerückt. Verschiedene Faktoren haben dazu beigetragen: 1. Die zunehmende Erkenntnis der Bedeutung carcinogener, biologischer, psychologischer und sozialer, also «biopsychosozialer» Umwelteinflüsse. 2. Die wachsenden Fortschritte chirurgischer, radiotherapeutischer und chemotherapeutischer Behandlungsmethoden, welche die Heilungschancen der Krebskranken erhöhen oder aber die Überlebenszeit verlängern und damit bedeutenden Einfluss auf die Lebensqualität des Krebskranken gewonnen haben. 3. Die paradigmatische Bedeutung, die die Krebskrankheiten als Repräsentanz der Krankheit und u.U. des Sterbens des heutigen Menschen überhaupt erhalten hat. Sie findet in einer rasch zunehmenden Zahl von biographischen Selbstdarstellungen Krebskranker oder ihrer Angehörigen ihren Niederschlag (z.B. Zorn 1977).

Die Krebskrankheiten werden von den meisten Menschen, Ärzte nicht ausgeschlossen, mit Vorstellungen verbunden, die einerseits eine reale, andererseits eine metaphorische Gestalt (Sontag 1979) haben. Sie gelten, wie Krebstiere, als meist unsichtbare Lebewesen der Nacht, die sich in unberechenbarem «Krebsgang», scheinbar widersinnig, fortbewegen. Wie die durch Schalen geschützten Krebse, sind auch die Krankheiten «Krebs», dieser Metapher folgend, unangreifbar, ihrerseits aber aggressiv, zupackend, mit starrem Blick verfolgend, unersättlich, Qualen bereitend und den Tod des Opfers zum Ziele habend (Lockhart 1977). Psycho-Onkologie befasst sich mit den Entstehungsbedingungen, und den Wirkungen dieser Metapher sowie mit den Abwehren, die

Kranke und Ärzte dieser krankmachenden, folgenschweren Vorstellung entgegenhalten, aber auch mit ihrer Therapie und deren Auswirkungen. Über eine psychogenetische Krebstheorie verfügt die wissenschaftliche Psycho-Onkologie zum heutigen Zeitpunkt nicht. Sie strebt eine solche auch nicht an, sondern untersucht den psychischen Faktor im Rahmen eines multifaktoriellen Verständnisses der Krebskrankheiten.

Psychologisch gesprochen spielt sich das Krebsleiden im sog. «Selbst» des Patienten ab. Als «Selbst» wird die teils bewusste, teils unbewusste innere Vorstellung bezeichnet, die sich der Mensch im Verlaufe seines Lebens von sich selber gebildet hat. Sie enthält den Niederschlag sowohl der guten wie der schlechten Erfahrungen, die seit frühester Kindheit im Umgang mit dem eigenen Körper, der eigenen Person, aber auch den wichtigsten Beziehungspersonen des täglichen Lebens erworben worden sind. Die Qualität dieser Erfahrungen sowie die Fähigkeit, diese Erfahrungen zu verarbeiten und nutzbringend anzuwenden, bestimmen den Grad der Selbstachtung, über die ein Mensch verfügen kann. Seelisches Wohlbefinden ist ohne den Besitz eines gewissen Ausmasses solcher Selbstachtung nicht möglich.

Psycho-Onkologie beschäftigt sich somit auch mit den Störungen des «Selbst» durch die Krankheit, mit der Beeinflussung des Krankheitsverlaufes durch die Störung des «Selbst» sowie mit den Massnahmen, die eine möglichst weitgehende Wiederherstellung des gestörten Selbstgefühles des Krebskranken ermöglichen. Eine Darstellung des jetzigen Standes psychoonkologischer Forschung, der Frage der Wahrhaftigkeit am Krankenbett, der Dynamik der Arzt-Patientenbeziehung bei Krebskranken, der Schmerz-, Rehabilitations- und Familienprobleme und ihrer Besonderheiten beim krebskranken Kind, der Probleme der Funktion des onkologischen Zentrums und ihrer Auswirkungen für Hausarzt und Patient sowie schliesslich pflegerische Gesichtspunkte und solche der Sozialarbeit mit Krebskranken und ihren Angehörigen bilden den Gegenstand des vorliegenden Bandes. Mithilfe bei der Wiederherstellung des durch die Krankheit betroffenen «Selbst» ist das Anliegen aller dieser Beiträge.

Literatur

LOCKHART R.A.: Cancer in Myth and Dream. In: Annual of Archetypal Psychology and Jungian Thought. Ed. J. Hillman, Zurich: Spring Publications (1977).

MEERWEIN P.: Der Krebspatient und sein Arzt im 19. Jahrhundert. Diss. Zürich (1980).

SONTAG S.: Krankheit als Metapher. Hanser, München (1979).

ZORN F.: Mars. Kindler, München (1977).

2. Psychoonkologische Forschung

von Christoph Hürny und Rolf Adler

2.1. Allgemeine Probleme in der psychoonkologischen Forschung

Die Methodik der Untersuchung von Körpervorgängen in der naturwissenschaftlichen Medizin ist klar definiert. Aus der Vielfalt komplexer Phänomene werden unter Vernachlässigung der Gesamtsituation Teilprobleme isoliert untersucht. Bei psychologischen Fragestellungen ist dies nur bedingt möglich und sinnvoll. Als zusätzlich erschwerendes Moment bestehen nebeneinander verschiedene theoretische Modelle von Aufbau und Funktion des psychischen Apparates. Dies hat verschiedene Untersuchungsmethoden zur Folge. Die resultierenden Daten und ihre Interpretation sind dann oft nur schwer vergleichbar. Es ist gut, an diese allgemeinen Schwierigkeiten in der Erforschung des Einflusses psychischer und sozialer Faktoren bei Krebserkrankungen zu denken. Dies gilt auch für diejenigen, die es sich zum Ziel gesetzt haben, eine Übersicht über die bis heute erarbeiteten Konzepte und Resultate aus der psychoonkologischen Literatur zu gewinnen.

2.2. Spezielle methodische Probleme in der Erforschung psychosozialer Faktoren bei malignen neoplastischen Prozessen

Die Idee, dass psychosoziale Faktoren Entstehung, erste Krankheitsmanifestation und Verlauf der Krebskrankheit mitbestimmen, ist nicht neu. In zahlreichen Übersichtsartikeln (z.B. Wolff 1907, Kowal 1955, Le Shan 1956, Baltrusch 1963) wird von der Beobachtung des römischen Arztes Galen berichtet, dass Frauen von melancholischem

Temperament gehäuft an Brustkrebs erkranken. Hervorragende Ärzte wie z.B. PAGET, EWING und LERICHE bemerkten bei ihren Krebspatienten belastende Lebensumstände und besondere Charakterzüge. 1893 unternahm SNOW einen ersten Versuch, solche Beobachtungen statistisch zu erfassen. Er untersuchte 250 unausgewählte Patienten des London Cancer Hospitals. Bei 156 von ihnen fand er in zeitlichem Zusammenhang mit der Manifestation der Krebserkrankung schwere, seelische Belastungen, 32 Patienten klagten über harte Arbeit und Schwierigkeiten am Arbeitsplatz, bei 43 Kranken lagen mechanische Traumen vor, 19 Patienten wiesen keine Besonderheiten auf. Auf Grund seiner Erhebung fragte sich SNOW, ob nicht in der Mehrheit der Fälle die Krebskrankheit eine «neurotische Ursache» habe.

Die Ursache des Krebses ist trotz intensivster Nachforschung nach wie vor unbekannt. Die gegenwärtigen Behandlungsmöglichkeiten sind rein empirisch. Eine einheitliche Ätiologie ist unwahrscheinlich. Stellt der histologisch definierte, maligne, neoplastische Prozess überhaupt eine Krankheitseinheit dar? Ist ein kleinzelliges Bronchuskarzinom, eine chronisch lymphatische Leukämie, ein retroperitoneales Liposarkom, ein Adenokarzinom des Colons usw. im Prinzip die gleiche Krankheit, einfach Krebs? Oder ist die maligne Entartung lediglich eine besondere Variante der Erkrankung eines Organsystems?

Sogar Tumoren mit identischer Lokalisation und Histologie können sich individuell biologisch ganz unterschiedlich verhalten. Ein eindrückliches Beispiel dafür ist das Mammakarzinom (NAGEL et al., 1978). Dies weist einerseits darauf hin, dass Entstehung und Verlauf der Krebskrankheit nicht nur durch somatisch-biologische Momente bestimmt sein dürften, und andererseits lässt die biologische Vielfalt der Erscheinungsformen des Krebses keinen allen Patienten gemeinsamen Einfluss psychosozialer Faktoren erwarten.

Ein weiteres zentrales Problem besonders bei der Erforschung des Einflusses der Krankheit vorausgehender psychischer Faktoren beruht darauf, dass der Krebs wie kaum eine andere Krankheit unheimliche Vorstellungen weckt. Wieso verlässt ein Patient nach durchgemachtem Myokardinfarkt das Spital häufiger guten Mutes, ein mit der Diagnose Krebs belasteter hingegen meistens voller Angst, obwohl die Prognose quo ad vitam nicht schlechter zu sein braucht? Krebs bedeutet schweren Schicksalsschlag, unheilbare, unbeeinflussbare Krankheit, sicheren und nicht plötzlichen Tod, sondern langsames qualvolles Dahinsiechen. Dem Krebs haftet etwas Unheimliches, Hinterlistiges und Böses an. Er kann Strafe, Schuld oder Sühne bedeuten. Krebs heisst auch fehlendes Leistungsvermögen, somit Wertlosigkeit und Verachtetwerden, den andern zur Last fallen. Er trägt die Zeichen des Aussatzes, des Ausgestossenseins, der Isolation, der Hilf- und Hoffnungslosigkeit. Der Krebs hat diese Bedeutung der Tatsache zum Trotz, dass einzelne Krebsarten heute auch in fortgeschrittenen Stadien behandelbar, z.T. auch heilbar geworden sind. Trotz der Statistik der Todesursachen, in der Krebs weit hinter den Herzkreislaufleiden an zweiter Stelle steht, bleibt er in unserem Bewusstsein erster Vertreter des Todes. Die Reaktion auf das Krebskranksein kann deshalb vorbestehende Persönlichkeitszüge überdecken, verwischen, schwer erfassbar machen. Dies muss bei der Interpretation psychologischer Daten von Krebspatienten unbedingt berücksichtigt werden.

Aus den genannten Problemen wird die Komplexität des Krebsproblems ersichtlich. Sie hat verschiedene Forscher unserer Beurteilung nach vorzeitig zur Formulierung einer umfassenden und hinreichenden Erklärung verführt (z.B. BAHNSON 1964, LE SHAN 1961). Die Idee, den Krebs als regressiven Regenerationsversuch auf biologischer Ebene bei Erschöpfung bzw. Blockierung der psychischen Ausdrucksmöglichkeit zu verstehen, ist zwar faszinierend, aber wir glauben, dass die gegenwärtigen Kenntnisse in der Psychoonkologie noch keine umfassende Erklärung erlauben.

Allen genannten Schwierigkeiten zum Trotz sollte unserer Ansicht nach die psychoonkologische Forschung weiter getrieben werden. Wenn nämlich genau definierte prämorbide psychosoziale Faktoren erfasst werden können, ergeben sich daraus neue Anhaltspunkte für die Krebsprophylaxe und gezielte Screening-Untersuchungen bei Risikogruppen. Ein genaueres Verständnis psychosozialer Momente im Krankheitsverlauf, wie z.B. der Verarbeitungsmechanismen der Krebsdiagnose, geben dem Arzt wichtige Hinweise für den Umgang mit seinen Krebskranken und den differenzierten Einsatz der Therapie. So hat z.B. SCHMALE (persönliche Mitteilung) festgestellt, dass aus dem Verhalten des Patienten im Gespräch, bei dem die Diagnose mit dem Patienten besprochen wird, vorausgesagt werden kann, in welchem Ausmass bei der folgenden Chemotherapie Nebenwirkungen auftreten werden.

2.3. Die möglichen Wirkungsweisen psychischer und sozialer Faktoren.

Anhand eines klinischen Falles sollen die Fragen hervorgehoben werden, auf welche die Datenerhebung in der psychoonkologischen Forschung hinzielt. Dann soll das methodische Problem der Datenerhebung besprochen werden.

Fallbeispiel Nr. 1.

Herr S. trat nach Abschluss der Maschinenschlosserlehre mit 22 Jahren (1954) in die Kantonspolizei ein. Diesen Schritt unternahm er mit der Begründung, schon immer einen ausgeprägten Sinn für Gerechtigkeit gehabt zu haben. Nach seiner Heirat 1969 wechselte er zur Stadtpolizei und arbeitete dort als Quartierpolizist bis Ende Oktober 1976. Bei dieser Arbeit hatte er Schwierigkeiten, wenn er Leute verknurren musste, es widerstrebte ihm, sie mit Bussen zu plagen. Wegen der Aussicht auf erheblich bessere Entlöhnung nahm er auf 1.11.1976 eine Stelle als Amtsweibel des Betreibungsamtes derselben Stadt an. Seine neue Aufgabe bestand darin, bei Geschäftskonkurs Inventaraufnahme zu machen und Versteigerungen durchzuführen. Bereits nach kurzer Zeit musste er sich vom Psychiater von dieser Arbeit dispensieren lassen. Er hielt es nicht aus, den Zusammenbruch seiner Mitmenschen miterleben und quasi vollziehen zu müssen. Er fühlte sich mitschuldig am Elend, konnte nicht mehr schlafen, hatte Angst vor der Arbeit und vor allem davor, diese nicht mehr zu bewältigen. Selbstmordgedanken plagten ihn, er fühlte sich reif für die psychiatrische Klinik. Es gelang ihm nicht, eine neue Anstellung zu finden. Bei einem Stellenwechsel befürchtete er zudem den Verlust der Pensionskasse und somit den finanziellen Ruin der Familie. So war er völlig hoffnungslos. Anfangs Mai 1977 bekam er eine provisorische Stelle auf dem Fürsorgeamt der Stadt. Da diese Anstellung nur vorläufig war, konnten die bisher einbezahlten Beiträge der Pensionskasse (Fr. 38'000.–) nicht überschrieben werden. Er hing weiterhin in der Luft.

Im Herbst 1976, also in der Zeit seines Wechsels von der Quartierpolizei, wo er gegen seinen Willen Mitmenschen büssen musste, in eine besser entlöhnte Stellung im Betreibungsamt, spürte Herr S. erstmals eine nur bei besonderer Stellung des Armes hervortretende Schwellung supraklavikulär links. Gleichzeitig trat Juckreiz an beiden Unterschenkeln auf, der vom Hausarzt mit einer Salbe erfolgreich behandelt wurde. Erst im Mai 1977 anlässlich einer Sportuntersuchung beim Hausarzt – Herr S. war aktiver Waffenläufer –, meldete er seine Schwellung supraklavikulär links. Der Arzt beruhigte ihn, obwohl Herr S. betonte, dass er diese Schwellung erstmals im Herbst 1976 bemerkt habe. 5 Monate später, im Oktober 1977 wurde die Schwellung biopsiert. Die Untersuchung ergab Hodgkingewebe.

Aus dieser Krankengeschichte ergeben sich die folgenden für die psychoonkologische Forschung relevanten Fragen: Geht dem Auftreten der malignen Erkrankung eine Lebenskrise voraus? Handelt es sich beim Zusammentreffen von Lebenskrise und maligner Erkrankung um eine zufällige zeitliche Koinzidenz? Wenn das Zusammentreffen nicht zufällig ist, stellt die Lebenskrise dann einen hinreichenden oder lediglich einen beitragenden Faktor zur Erkrankung dar? Sind bestimmte Lebensereignisse wie z.B. ein Wechsel des Arbeitsplatzes, der Verlust des Ehepartners usw. für jeden Menschen so belastend, dass sie Erkrankungen zur Folge haben können oder nur für Einzelne? Was macht eine bestimmte Lebenssituation für ein bestimmtes Individuum belastend? Welche Persönlichkeitszüge machen einen Menschen für bestimmte Lebenssituationen verletzlich? Spielen belastende Situationen nur bei der Krebsentstehung eine Rolle oder auch bei andern Krankheiten? Treten als Belastungsfolge psychische Störungen auf? Haben solche allfälligen psychischen Störungen erfassbare somatische Folgen, die als Zwischenglieder zur Krebserkrankung zu verstehen sind?

Bevor wir die bis heute zu diesen Fragen vorliegende Literatur besprechen, muss untersucht werden, wie das klinische Material erhoben wurde, das den zu besprechenden Studien zugrunde liegt. Methodische Probleme bei der Datenerhebung haben nämlich in der psychoonkologischen Forschung dazu geführt, dass die Resultate vieler Studien nicht sicher verwertet werden oder nur schwer mit andern Ergebnissen verglichen werden können.

2.3.1. Datenerhebung mit dem Interview

Im methodologischen Teil der Forschungsarbeiten in Psychoonkologie wird selten angegeben, welche Form des Interviews zur Datenerhebung benützt wurde. Das unstrukturierte Interview, unseres Erachtens ein feines Instrument, erlaubt den Assoziationen des Patienten zu folgen und vermeidet, dass der Interviewer seine eigenen Vorstellungen in den Patienten hineinlegt. Es kann den Nachteil haben, dass die angepeilte Fragestellung unter Umständen nur am Rande berührt wird. Das strukturierte Interview, das auf bestimmte Fragestellungen fokussiert ist, stellt eine besser steuerbare Form der Datenerhebung dar, die Information wird aber unter Umständen durch Suggestionen und vom Interviewer in den Patienten hineinprojizierten Erwartungen verfälscht. Will man Forschungsergebnisse in der Psychoonkologie beurteilen, dann tut man gut daran, sich über die verwendete Interviewtechnik Gedanken zu machen. Dazu gehört die Frage, ob der Interviewer die Krankheit des Patienten gekannt hat oder im Gespräch erkennen musste, ob das Gespräch von einem neutralen Beobachter beurteilt wird, und ob verschiedene neutrale Beurteiler in ihrer Bewertung übereinstimmen. Es muss auch darauf geachtet werden, ob Gespräche beispielsweise auf Tonband registriert wurden, ob die Interviews von somatischen Hinweisen auf die Diagnose befreit waren, als sie dem neutralen Beobachter vorgelegt wurden. Unseres Wissens sind diese aufwendigen aber methodisch wichtigen Aspekte in der psychoonkologischen Forschung bisher nicht genügend angewandt worden, was vermutlich zur Heterogenität der später zu besprechenden Resultate der Forschung beigetragen hat.

2.3.2. Datenerhebung mit der Psychoanalyse

Analytische Psychotherapie wurde verschiedentlich zur Ergründung der persönlichen Entwicklung von Krebspatienten eingesetzt (LE SHAN 1955–1966, EVANS 1926). In der Analyse gewinnt der Therapeut ein umfassendes Bild seines Kranken. Aus der Biographie des Einzelnen ist oft ein lückenloses Verstehen der Krebskrankheit aus der Vorgeschichte des Patienten möglich. Ein eindrückliches Beispiel hiefür sind die Aufzeichnungen eines jungen Lehrers, der an einem malignen Lymphom erkrankt und erst durch die tödliche Krankheit zum überwältigenden Verstehen seiner Fehlentwicklung gelangt (Mars, Fritz Zorn 1977). Die psychoanalytische Methode ist, was die Situation vor Ausbruch der Krebskrankheit anbelangt, meist retrospektiv. Bei der Beurteilung der Lebenssituation vor der Erkrankung verweisen wir auf die früher erwähnten Einflüsse der Tatsache des Wissens, Krebs zu haben für das Erleben des Patienten. Vom Aufwand der Methode her kann ein einzelner Analytiker nur wenige Krebspatienten betreuen. Deshalb müssen die Erfahrungen verschiedener Analytiker mit Krebskranken zusammengetragen werden, was neue Probleme mit sich bringt. Diese Bemerkungen sollen die psychoanalytisch gewonnenen Einsichten in psychosoziale Faktoren nicht herab mindern, sondern zur Diskussion stellen.

2.3.3. Fragebogen und psychometrische Tests

Die Hoffnung, dass standardisierte Fragebogen und psychologische Testverfahren die Probleme der Datenerhebung endgültig lösen würden, hat sich nicht erfüllt. In der psychoonkologischen Forschung wurden hauptsächlich der MMPI (Minnesota Multiphasic Personality Inventory), MPI (Maudsley Personality Inventory), EPI (Eysenck Personality Inventory), MMQ (Maudsley Medical Questionnaire), WPT (Worthington Personality Test) und der TSCS (Tennessee Self-Concept Scale), an projektiven Tests vor allem Rorschach-Test, Zeichentests und TAT (Thematic Apperception Test) benützt. Bahnson hat für seine Untersuchungen einen eigenen Perzeptionstest entwickelt. Bei der Vielfalt der angewandten Tests ist es schwierig, die Resultate der verschiedenen Studien zu vergleichen, da z.B. Persönlichkeitszüge unter verschieden definierten Oberbegriffen zusammengefasst werden. Die Erfahrung hat gezeigt, dass häufig mit Interviews erhobene, signifikante Befunde mit psychometrischen Testmethoden nicht bestätigt werden konnten (z.B. SCHMALE 1971). Beim Durchsehen der Arbeiten entsteht der Eindruck, dass der Raster der psychometrischen Tests zu grob ist, dass wichtige Nuancen gewissermassen durch das Sieb fallen. Eine andere, unserer Meinung nach weniger wahrscheinliche Erklärung für die beschriebene Diskrepanz könnte sein, dass die Interview-Daten mit groben Fehlern behaftet sind, und die «objektivere» Testmethode diese Fehler ausschaltet und so zu andern Resultaten kommt.

Eine weitere wichtige Schwierigkeit bei der psychometrischen Erfassung von Krebspatienten liegt in ihrer speziellen Lebenssituation. Menschen, die an Krebs leiden oder wegen eines Krebsverdachts untersucht werden, sind oft derart verängstigt und immobilisiert, dass sie sich kaum grösseren Testprozeduren unterziehen können (ROSNER 1966, HUGGAN 1968). Patientinnen, die wegen eines Knotens in der Brust ins Spital zur Biopsie kommen, zeigen einen enorm erhöhten Angstpegel und eine stark vermehrte Aktivität des adrenergen Systems, gleichgültig ob sich die Biopsie später als maligne oder benigne erweist (KATZ et al. 1970). GREER und MORRIS (1975) untersuchten Patienten testpsychologisch und klinisch zum Zeitpunkt des Krebsverdachtes. Sämtliche Patienten wiesen einen stark erhöhten Score auf der Lügenskala auf, gleichgültig ob der Krebsverdacht später bioptisch bestätigt oder entkräftet wurde. Offenbar genügt bereits die angstauslösende Tatsache des Krebsverdachtes, um dieses charakteristische Verhalten auszulösen.

Wie die klinische Erfahrung zeigt, sind Krebspatienten im allgemeinen sehr nett und zuvorkommend, sie gehen mit ihren Ärzten meist sehr rücksichtsvoll um, sind kooperativ und ertragen eingreifende und schmerzvolle diagnostische und therapeutische Massnahmen ohne aufzumucken. Diese Charakteristika kann man als «high social desirability» zusammenfassen (SCHMALE 1977). Entsprechend können diese Patienten bei psychometrischen Untersuchungen einen sehr hohen Wert auf der «Lügenskala» aufweisen (HUGGAN 1968, EVANS 1964). Dies nicht um den Untersucher bewusst zu täuschen, sondern weil Krebskranke offenbar bestrebt sind, sich selber positiv, ethisch und moralisch hochstehend darzustellen (GRISSOM, WEINER und WEINER 1975). Untersuchungsergebnisse auf Grund von psychometrischen Tests ohne Kontrolllügenskala sind demnach kaum verwertbar.

Nach den vorgängigen Überlegungen ist keine der geschilderten Datenerhebungsmethoden ohne Mängel. Es empfiehlt sich deshalb bei der Untersuchung der psychosozialen Problematik des Krebskranken mehrere Methoden gleichzeitig zu verwenden, z.B. Interview und psychometrische Tests und die Resultate anschliessend zu vergleichen.

2.4. Forschungskonzepte

Auf die folgenschwere Bedeutung der Diagnose Krebs für den Betroffenen und seine Umgebung und die möglichen nachhaltigen, psychischen Veränderungen haben wir weiter oben hingewiesen. Um diese mögliche Beeinflussung der Untersuchungsergebnisse zu beseitigen, sollten prospektive Studien durchgeführt werden. Eine Untersuchung von FRAS beleuchtet diesen Punkt näher. Die klinische Erfahrung, dass die Depression häufig ein erstes Symptom des Pankreaskarzinoms ist, wurde von ihm näher untersucht. Er hat in der Vorgeschichte von Pankreaskarzinom-Patienten signifikant häufiger Depressionen gefunden als bei Colonkarzinompatienten (1968). Es stellt sich hier die Frage, ob die Depression schon Folge und Ausdruck der Krebserkrankung ist oder ob sie als beitragender oder verursachender Faktor der Erkrankung vorausgeht. Dies kann nur entschieden werden, wenn ausgesagt werden kann, wie lange die psychische Veränderung und die Krankheitsmanifestation zeitlich auseinander liegen müssen, damit mit Sicherheit ausgeschlossen werden kann, dass ein latent vorhandenes Karzinom eventuelle psychische Auswirkungen hat. Ein Neoplasma wird dann klinisch erkennbar, wenn es aus mindestens 10^9 Zellen besteht. Aus der

Verdoppelungszeit eines malignen Tumors kann approximativ auf den Zeitpunkt des Beginns der malignen Proliferation zurückgeschlossen werden. Je nach Krebsart liegt dieser zwischen 3 und 7 Jahren vor Krebsmanifestation (Fox 1978). Um prospektive Studien durchzuführen, müsste also dieser Zeitraum eingeplant werden. Prospektive Studien sind aber vom Aufwand her begrenzt. Obwohl der Krebs nach den kardiovaskulären Krankheiten die zweithäufigste Todesursache ist, erkrankt in einer bestimmten Zeit nur ein kleiner Bruchteil der Bevölkerung an Krebs. Das zu Beginn untersuchte Kollektiv von Gesunden muss daher sehr gross sein, damit daraus innerhalb von ein paar Jahren eine repräsentative Anzahl von Krebskranken hervorgeht. Will man die Untersuchung auf eine bestimmte Krebsart beschränken, wächst das Ausgangskollektiv ins Unermessliche. Untersucht man durch andere Faktoren bestimmte Risikogruppen, wird wieder eine nicht erwünschte Selektion getroffen. Verschiedene Untersucher haben diese Schwierigkeiten umgangen, in dem sie die Patienten zum Zeitpunkt des Krebsverdachts erfassten (z.B. Blut im Stuhl, Hämoptoe, Knoten in der Brust, verdächtige Zervixabstriche) und auf Grund ihrer psychologischen Untersuchung vorauszusagen versuchten, bei welchen Patienten sich der Verdacht auf Grund der Abklärung bestätigen werde. Diese Methode hat zum Teil signifikante Resultate ergeben (Greer et al. 1975, Schmale und Iker 1971, Kissen 1969, Abse et al. 1974). Krebsverdacht ruft eine besondere Lebenssituation hervor, allerdings für beide Gruppen die gleiche. Bei der einen Gruppe ist das Karzinom zum Zeitpunkt der psychologischen Untersuchung bereits entstanden und könnte unter Umständen die spezifische psychische Konstellation beeinflussen.

Die meisten bis heute vorliegenden Studien sind retrospektiver Natur. Gut kontrollierte retrospektive Studien liefern, besonders was prämorbide Faktoren anbelangt, gute Hypothesen, die aber mittels prospektiver Untersuchungen geprüft werden müssen. Sollen spezifische Merkmale von Krebskranken erfasst werden, müssen sie mit ähnlich Schwerkranken, die nicht an neoplastischen Krankheiten leiden, verglichen werden. Dem Krebs vergleichbare Leiden, was Bedeutung und Stellenwert anbelangt, sind aber selten. Am ehesten eignen sich noch Krankheiten chronischer Art, deren Verlauf therapeutisch schwierig zu beeinflussen ist, wie Multiple Sklerose, Myasthenia gravis, Kollagen-Krankheiten, Agranulozytosen usw. Bei andern Krankheiten, die im Hinblick auf prämorbide psychische Faktoren untersucht wurden, wie z.B. koronare Herzkrankheit, ist es weniger schwierig Vergleichsgruppen zu Kontrollzwecken zu finden. Als Kontrollgruppe bietet sich auch die Methode der «matched pair controls» an, mit gleicher Verteilung in Bezug auf Alter, Geschlecht, soziale Stellung, ethnische Zugehörigkeit, klimatische Bedingungen, karzinogene Exposition (z.B. Rauchen oder Chromphosphat beim Lungenkrebs), um nur einige Merkmale zu nennen, die beim Krebskranken und der ihm zugeordneten Kontrollperson übereinstimmen müssen. Diese Bedingungen sind meistens nur annähernd zu erfüllen. Gesunde als Kontrollgruppen eignen sich bei retrospektiven Untersuchungen schlecht, da das Kranksein an sich die psychosoziale Situation erheblich verändert.

Das Naturexperiment der homozygoten Zwillinge mit Diskordanz bezüglich maligner Erkrankung bietet die Möglichkeit bei Menschen mit identischem genetischem Material verschiedene Umwelteinflüsse zu studieren. GREENE und SWISHER haben mehrere Paare von homozygoten Zwillingen untersucht, bei denen nur der eine an Leukämie erkrankte und fanden erhebliche Unterschiede im psychosozialen Spannungsfeld (1969). Da die Untersuchung retrospektiv ist, stellen sich dieselben Probleme, wie bei den bereits beschriebenen Untersuchungskonzepten. Auf Grund der Arbeit von GREENE und SWISHER kann aber angenommen werden, dass psychosoziale Faktoren als Teilmoment den Zeitpunkt des Manifestwerdens der Leukämie mitbestimmen.

Schliesslich stellt sich die Frage, ob Tiermodelle in der Bearbeitung der Problematik Krebs/Psyche weiterhelfen. Es gibt eine Unzahl von Studien, die Umwelteinflüsse («psychosozialen Stress») auf Entstehung und Wachstum von Tumoren bei Tieren nachweisen. Die Vorsicht, die im allgemeinen bei der Übertragung von tierexperimentell gewonnen Ergebnissen auf den Menschen am Platz ist, muss bei tierpsychologischen Untersuchungen besonders gross sein. Wegen unterschiedlicher Versuchsanordnung, Verwendung verschiedenster Tiere und Tumoren sind die Resultate der verschiedenen Studien bereits untereinander kaum vergleichbar. Zudem wurde bei der Prüfung von Karzinogenen in der Nahrungsmittelchemie beobachtet, dass murine Nager, unsere hauptsächlichen Versuchstiere, im Vergleich zum Menschen eine viel grössere biologische Neigung zeigen, auf beliebige unspezifische Umweltreize mit der Bildung von Zellwucherungen zu reagieren.

2.5. Forschungsergebnisse und ihre Interpretationen

Die meisten Arbeiten haben sich den folgenden Problemen zugewandt: Dem Einfluss psychosozialer Faktoren auf die Entstehung des Krebses und den Zeitpunkt seines Manifestwerdens, den psychischen und sozialen Faktoren, die auf den Krankheitsverlauf einwirken, den psychophysiologischen Verbindungsgliedern zwischen den psychosozialen Faktoren, der Persönlichkeit und der malignen Erkrankung, dem Tiermodell. Übersichtsarbeiten wurden von ENGEL 1954, GRINKER 1966, BAHNSON 1966, 1969, 1979, CRISP 1970, ACHTE et al. 1970, HOLLAND 1973, BALTRUSCH 1975, HEADLEY 1977, SCHMALE et al. 1977, FOX 1978 verfasst. Das Schwergewicht der Forschung lag bisher auf den prämorbiden psychosozialen Einflüssen und der Persönlichkeit des Krebskranken.

2.5.1. Verlust, Trauern und Erkrankung

1402 schreibt der italienische Arzt, Maestro LORENZO SASSOLI, einem Patienten folgende Empfehlung: «. . . lasst mich zu Euch jetzt von den Dingen reden, von denen ihr Euch hüten sollt; dass ihr in Wut geratet und von Zeit zu Zeit Euch austobt, das gefällt mir, denn dies erhält die Hitze der Natur; was mir aber nicht gefällt, ist, wenn ihr bekümmert seid und alle Dinge Euch zu sehr zu Herzen nehmt. Denn, wie die Gesamtheit der Physik uns lehrt, ist es dies vor allen Ursachen, das unserem Leib am meisten Schaden zufügt» (Zit. aus LE SHAN 1959). Moderne Forscher haben die Frage aufgegriffen, ob Verlust und Trauern, Morbidität und Mortalität an Krebs und andern Krankheiten beeinflussen könnten. ENGEL (1961) hat den Verlust als das Verlieren eines wertvollen Objektes definiert, sei es einer nahen Bezugsperson, eines geschätzten Besitzes, der Arbeitsstelle, des Heimes, des Vaterlandes, eines Ideals oder eines Körperteils usw. Dass Erkrankungshäufigkeit und Sterberate in den zwei Jahren nach dem Tod einer nahen Bezugsperson, z.B. des Ehepartners um das 5–10fache höher sind als bei entsprechenden Vergleichsgruppen haben gut kontrollierte, zum grossen Teil prospektive Studien bewiesen (REES 1967, PARKES 1964, 1969, 1970, 1971, 1972; in Übersichtsartikel von JACOBS und OSTFELD 1977). Die Sterblichkeit der Männer im ersten Jahr des Ruhestandes, also in der Zeit nach dem endgültigen Verlust der Arbeitsstellung ist höher als zu jeder anderen Zeit (BALTRUSCH 1963, PARKES 1972). Die ursächlichen Mechanismen des erhöhten Sterberisikos sind nicht geklärt. Umweltfaktoren, die Verstorbenen und Hinterbliebene in gleicher Weise treffen, sind möglich aber unwahrscheinlich, da die Todesursache selten die gleiche ist. Ebenso wenig kann der Gesamtanteil des erhöhten Sterberisikos durch gemeinsame Krankheitsrisikofaktoren, die die Partnerwahl mitbestimmen könnten, erklärt werden. Soziale Auswirkungen des Verlustes wie z.B. Isolation, Vernachlässigung, mangelnde Pflege und Ernährung könnten eine Rolle spielen. Ein wesentlicher Faktor ist aber wahrscheinlich die psychische Verarbeitung des Verlustes, d.h. Trauer und Trauern. Trauer ist als charakteristische Antwort auf den Verlust eines wertvollen Objektes definiert. Der Prozess ist schmerzhaft und braucht Energie (Trauerarbeit) (MILT 1966). LINDENMANN hat 1944 als erster den Trauerprozess als Syndrom mit charakteristischen psychischen und somatischen Symptomen umschrieben und auf seine Bedeutung als möglichen Faktor in der Krankheitsentstehung hingewiesen. «Ist Trauer eine Krankheit?» 1961 hat ENGEL die provokative Frage erneut aufgeworfen und 1977 sich wie folgt korrigiert: «Wann ist Trauer eine Krankheit?» Diese Nuance in der Fragestellung weist darauf hin, dass Trauer und Trauern als normale Reaktion auf das Erleiden eines Verlustes schliesslich zu dessen Verarbeitung und Akzeptieren führen können, die Trauerarbeit also gelingt, oder aber unter besonderen inneren und äusseren Umständen misslingt, zu Hilf- und Hoffnungslosigkeit führt (giving up / given up) und in Krankheit ausmündet (ENGEL 1965). Der misslingende Trauerprozess ist eine mögliche Erklärung für eine erhöhte Morbidität und Mortalität nach Verlust. Es stellt sich die Frage nach der Natur der nachfolgenden Krankheit, bzw. nach der spezifischen Todesursache. Das beobachtete Spektrum reicht von der banalen Erkrankung über psychische Dekompensation, Suizid, Unfall, kardiovaskuläre Erkrankungen zum Krebs. Mit andern Worten sind alle möglichen Krankheiten und Todesursachen vertreten. Wie sich der Verlust auf Körperebene auswirkt, ist nicht bekannt, humorale und immunologische Mechanismen werden vermutet. Sie werden im Abschnitt über psychophysiologische Verbindungsglieder abgehandelt. Nach Aufschlüsselung der statistischen Daten nach Alter und Geschlecht zeigte sich bei Witwern unter 60 Jahren in den ersten 6 Monaten nach Verlust der Gattin eine signifikante Zunahme von Suizid, Unfall und Herzkrankheiten als Todesursache im Vergleich zur Normalverteilung bei Männern dieser Altersklasse. Bei Frauen unter 60 Jahren besteht in der zweiten 6 Monate-Periode nach dem Verlust des Ehemannes ein erhöhtes Risiko an einem malignen Neoplasma zu sterben (JACOBS und OSTFELD 1977). Generell ist aber das Erkrankungs- oder Sterberisiko nicht spezifisch auf Konto der Krebskrankheit erhöht. Verlust und missglückte Trauerarbeit stellen also einen Morbiditäts- und Mortalitätsfaktor dar, der aber nicht für Krebs spezifisch ist. Die Bedeutung von Hoffnungslosigkeit und Verlust in der psychischen Entwicklung späterer Krebspatienten hat sich LE SHAN bei der psychoanalytischen Behandlung von Patienten mit verschiedener Lokalisation des Primärtumors aufgedrängt. Er hat eine tiefe und endgültige Hoffnungslosigkeit gefunden, die seine Patienten zeitlebens begleitet hat (1965). Bei Kontrollpatienten aus dem psychiatrischen Ambulatorium hat er die Grundstimmung der Hoffnungslosigkeit nur sehr selten gefunden. Auf Grund seiner Erfahrung mit Krebspatienten hat er später die psychische Entwicklung, die zur Grundhaltung der Hoffnungslosigkeit führt, zusammengefasst (1966).

Dieses entwicklungspsychologische Konzept der Hoffnungslosigkeit wurde von REZNIKOFF 1955, PALOUCEK und GRAHAM 1966, NEUMANN 1959 und BAHNSON 1966 bestätigt. Die Entwicklung setzt mit dem Tod oder der definitiven Abwesenheit eines Elternteils oder Geschwisters in früher Kindheit ein. Das führt zum Gefühl von Verlassenheit und Einsamkeit. Das Kind erlebt diesen Zustand zum Teil als selbstverschuldet (REZNIKOFF 1955). Es fühlt sich abgelehnt und seine späteren Beziehungen sind oberflächlich und unstet. Durch Abtasten gelingt es später, eine dieser Beziehungen etwas zu vertiefen. Die so gewonnene Bezugsperson wird zum Fokus des Lebens, bringt ein gewisses Gefühl des Angenommenseins und erlaubt durch Verdrängung der ungelösten Konflikte ein von aussen gesehen normales psychosoziales Funktionieren. Der Verlust der zentralen Bezugsperson reaktiviert dann die alten Gefühle von Hoffnungslosigkeit, bestätigt die frühe Erfahrung des Wertlosseins und die Unmöglichkeit, im Leben etwas Dauerhaftes zu erreichen. Monate bis Jahre nach diesem zweiten entscheidenden Verlust manifestieren sich die ersten Krankheitszeichen des Krebs (GREENE 1954, GREENE et al. 1956, GREENE und MILLER 1958, LE SHAN 1959, 1961 und 1964, MERLOO 1954, TARLAU und SMALHEISER 1951). LE SHAN hat auf Grund der klinischen Beobachtungen über die Bedeutung des Verlustes angenommen, dass die Erkrankungsrate an Krebs bei Verwitweten am höchsten, bei Geschiedenen und Verheirateten dazwischenliegend und bei Ledigen am geringsten sein müsste. Die anhand von Mortalitätsstatistiken festgestellte Krebsrate war bei Frauen (nach Altersklassen getrennt) tatsächlich bei Verwitweten und Geschiedenen signifikant höher als bei Verheirateten und Ledigen (LE SHAN und WORTHINGTON 1956). Weiter hat er sich gesagt, dass, je kürzer die Periode in der ein Kind das Jüngste in der Familie ist, d.h. je eher ein nachfolgendes Geschwister geboren wird, desto grösser die Wahrscheinlichkeit, dass das Kind früh die volle Zuwendung der Mutter verlieren und somit Gefühlen von Verlassenheit und Einsamkeit ausgesetzt wird. Beim retrospektiven Vergleich mit gesunden Kontrollpersonen waren Krebspatienten effektiv signifikant weniger lang das jüngste Kind der Familie (LE SHAN und REZNIKOFF 1960). Die statistische Signifikanz dieser Ergebnisse macht den grundsätzlichen Überlegungsfehler nicht wett. LE SHAN setzt retrospektiv das zu Untersuchende, den Krebs, als Konstante und die postulierte Ursache, den Verlust, als Variable ein. Wenn er beweisen will, dass Verlust spezifisch zu Krebs prädisponiert, muss er umgekehrt vorgehen, d.h. den Verlust als Konstante und den Krebs als Variable, einsetzen. Andere Untersucher haben diesen prospektiven Weg beschritten und fanden wohl eine erhöhte Erkrankungs- und Sterberate nach Verlust, jedoch ohne wesentliche Verschiebung der Krankheitsverteilung. (Vergl. JACOBS und OSTFELD 1977, Review).

THOMAS (1973, 1974, 1976 und 1979) konnte in einer prospektiven Studie LE SHAN's Beobachtungen nur zum Teil bestätigen. Von 1'046 zwischen 1948 und 1964 testpsychologisch untersuchten Medizinstudenten der John Hopkins Universität erkrankten bis 1976 34 und bis 1979 48 an einem malignen Tumor. Diese hatten zwar in früher Kindheit nicht häufiger einen Elternteil oder ihr Zuhause verloren, unterscheiden sich aber von Gesunden und andern Kranken signifikant durch weniger emotionale «Nähe» zu den Eltern im frühen Leben. Bei der Auswertung von nur 9 Krebspatienten (1973) unterschieden sich diese zusätzlich durch tiefe Werte für Ängstlichkeit, Wut, Depression, Mutterdominanz und Zeigen von Gefühlen. Dieser Unterschied fiel 1974 bei Auswertung von 20 Patienten weg, als einziger Unterschied blieb das Fehlen emotionaler elterlicher Nähe in der Kindheit. 1976 und 1979 bei Auswertung von 34 resp. 48 Patienten mit malignem Tumor unterschieden sich die Krebspatienten immer noch signifikant von den Gesundgebliebenen in Bezug auf das letztgenannte Kriterium, hatten dieses aber mit Geisteskranken und Selbstmördern gemeinsam.

GREENE (1954, 1956, 1958, 1966) fand bei 132 Patienten, Männern, Frauen und Kindern mit malignen Erkrankungen das retikuloendothelialen und hämatopoetischen Systems, dass Leukämie und Lymphom zum Zeitpunkt auftraten, in dem sich der Patient mit einer Vielzahl von Verlusten und Trennungen auseinandersetzen musste und in der Folge von Angst, Wut und Hoffnungslosigkeit gefangen war. Bei Untersuchung von drei Paaren von in Bezug auf Leukämie diskordanten homozygoten Zwillingen fand er nur beim erkrankten Zwilling nach Verlusterlebnissen, die diesen besonders trafen, dieselbe gefühlsmässige Stimmung vor Krankheitsausbruch (1969). Er postulierte, dass Verzweiflung, Hoffnungslosigkeit und Diskontinuität zum Manifestwerden der Krankheit beitragen könnten. SCHMALE und IKER (1966 und 1971) untersuchten 68 Frauen, die bei Routineuntersuchungen in der Cervikalzytologie ein Stadium III nach Papanicolaou aufgewiesen hatten, sich sonst aber völlig gesund fühlten. Im klinischen Gespräch wurde der Affekt von Hoffnungslosigkeit und die Neigung mit Hoffnungslosigkeit zu reagieren, erfasst. Auf Grund der psychologischen Untersuchungsergebnisse wurde daraufhin eine Vorhersage bezüglich Karzinom gestellt und anschliessend mit den histologischen Ergebnissen der nachher durchgeführten Konisation verglichen. Die blinde Zuordnung zur Karzinom- und Nichtkarzinomgruppe ergab 28 Frauen, deren Histologie ein Karzinom zeigte und bei denen die Diagnose in 19 Fällen korrekt vorausgesagt worden war und 40 Frauen, bei denen kein Karzinom vorlag und bei denen dieses Resultat in 31 Fällen vorausgesagt worden war. Diese korrekte Klassierung von 73,6% der Fälle war nicht durch Zufall bedingt ($p = < 0{,}001$). SCHMALE fasst den Affekt der Hoffnungslosigkeit und die Neigung mit Hoffnungslosigkeit zu reagieren als permissive Bedingung zur Entwicklung eines Karzinoms auf bei Vorliegen einer Dysplasie und nicht als ätiologischen Faktor. Mit dieser Studie kann nicht ausgeschlossen werden, dass das Karzinom zum Zeitpunkt der Untersuchung bereits einen Einfluss auf das psychische Gleichgewicht der Patientinnen hatte. Die prospektive Studie von Bieliauskas et al. (1979) weist in die gleiche Richtung. Männer, die in den Jahren 1958–1974 an Krebs starben, wiesen 1958 im MMPI signifikant höhere Werte auf der Depressionsskala auf als Überlebende oder an andern Ursachen gestorbene.

2.5.2. Psychosoziale Faktoren und Krankheitsverlauf

Es ist wenig wahrscheinlich, dass die weitere Entwicklung einer einmal manifesten bösartigen Geschwulst rein durch ihre zellkinetischen Eigenschaften bestimmt ist und somit vollständig unabhängig von der Reaktion ihres Trägers abläuft. Gegen die Annahme eines gänzlich autonomen Wucherns spricht die grosse Streubreite der Überlebenszeiten bei histologisch identischem Typ mit gleicher Lokalisation, gleichem Initialstadium und gleicher Therapie. Man kann einwenden, dass die klinischen und histologischen Untersuchungsmethoden zu grob seien, um einen individuellen Tumor genau zu erfassen. Einen Hinweis hierfür gibt das in den letzten Jahren entdeckte unterschiedliche Vorhandensein von verschiedenen Hormonrezeptoren bei Mamakarzinomen von histologisch identischem Zelltyp. Gerade die Tatsache des hormonabhängigen Wachstums von Tumoren (Mamma-, Uterus-, Ovarial- und Prostatakarzinom) und der paraneoplastischen Hormonproduktion weist aber auch auf eine mögliche gegenseitige Wechselwirkung hin zwischen tumorspezifischen und psychoendokrinen Mechanismen.

Ein weiterer Hinweis dafür, dass der Krebs die Rechnung nicht ohne seinen Wirt machen kann, ist die Beobachtung, dass stark entdifferenzierte maligne Tumoren sich während des Krankheitsverlaufs wieder ausdifferenzieren und sich sogar in benigne Formen umwandeln können. Smithers (1969) hat 14 Fälle von Neuroblastomen, 5 Fälle von anaplastischen Hodentumoren und weitere von anderen Teratomen und embryonalen Tumoren zusammengestellt. Als Ursache werden Wechselwirkungen zwischen genetischen, hormonellen, immunologischen und Umwelt-Einflüssen vermutet.

Boyd entwickelte 1966 am Beispiel von Patientinnen mit Carcinoma in situ der Cervix uteri, die verschiedenste Spontanverläufe zeigten, das Konzept der Latenz, d.h. der Möglichkeit, dass bei einer Vielzahl von Menschen latent Karzinome vorhanden sind, die klinisch gar nicht manifest werden oder wieder verschwinden. Er berichtet auch von vollständigen Remissionen bei Patienten mit anderer Tumorlokalisation. Für das Konzept der Latenz spricht auch die Tatsache, dass bei genauer autoptischer Untersuchung der Prostata von 50–59 Jährigen in ca. 10% der Fälle, von 60–69 Jährigen in 36% und in 50% der Fälle von über 80 Jährigen ein latentes Karzinom gefunden wird (Harbitz und Haugen 1972). Die Chirurgen Everson und Cole haben 1966 aus über 700 Publikationen, die seit 1900 über das Phänomen der Spontanremission berichten, im Detail 130 histologisch verifizierte Fälle dokumentiert, zur Hauptsache Neuroblastome (38), hypernephroide Karzinome (21), Choriokarzinome (13) und maligne Melanome (12). Häufigere Krebsarten wie das Mammakarzinom bilden sich seltener spontan zurück, spontaner Wachstumsstillstand über Jahre ist aber ein bekanntes klinisches Phänomen. Everson und Cole haben vergeblich nach biologischen Kriterien im Organismus und Umwelteinflüssen zur Erklärung der Spontanremission gesucht. Psychosoziale Momente haben sie bei ihrer Analyse ausser Acht gelassen. Booth hat sich 1974 aus psychoanalytischer Sicht näher mit dem Phänomen befasst. Er setzt den Begriff spontan in Anführungszeichen und zeigt anhand von einzelnen klinischen Beispielen mögliche Einflüsse der sich verändernden Beziehung des Patienten zu seiner menschlichen Umgebung auf. Unter anderen zitiert er als Beispiel den Komponisten Béla Bartók (Heinsheimer 1968). Die Beobachtung von Everson und Cole, dass spontane Remissionen im Zusammenhang mit verschiedenen Prozeduren wie Manipulation durch Quacksalber, Gebetsfürbitte etc. auftraten, interpretierte Booth dahingehend, dass nicht die Art der Therapie, sondern das Vertrauen des Patienten in die Behandlung den

Erfolg ausmacht. BOOTH vermutet weiter, dass die Fähigkeit des Patienten, in der Krise, die durch die Krebsdiagnose ausgelöst wird, zu lernen und den häufig vorgängig beobachteten Verlust einer Bezugsperson durch den Aufbau neuer zwischenmenschlicher Beziehungen wettzumachen, die Prognose wesentlich mitbestimmt. Andere Autoren haben spontane Regressionen von Krebs im Zusammenhang mit verschiedenen Meditationspraktiken beobachtet (MEARES 1978, IKÉMI 1975). Systematische Untersuchungen psychosozialer Faktoren bei spontaner Tumorregression fehlen aber.

Ohne weit zu suchen, kann man sich gut vorstellen, dass ein Mensch, der gegen seine Krankheit kämpft und die Hoffnung in sich trägt, zu siegen, länger überlebt als ein Patient, der verzweifelt und aufgibt. Ein Beispiel dafür liefert FIORE (1979) mit seinem eigenen embryonalen Hodenkarzinom mit Lungenmetastasen. Er ist heute, 5 Jahre nach Krankheitsbeginn, tumorfrei. Ärzte, die sich mit unheilbar Krebskranken befassen, sind sich einig, dass der Hoffnung des Patienten ein grosses Gewicht beizumessen ist (z.B. HERBERGER 1969). Sie gehen zum Teil soweit, dem Patienten die wahre Diagnose zu verschweigen, um ihm die Hoffnung nicht zu zerstören. Wie soll aber ein Patient erfolgreich kämpfen, wenn er seinen Feind nicht kennt? Ergänzend weist die klinische Erfahrung darauf hin, dass Patienten dann sterben, wenn sie definitiv aufgeben. In mehreren, z.T. prospektiven Untersuchungen wurde versucht, den Einfluss von unterschiedlicher Verarbeitung der Krebsdiagnose, unter anderem einer hoffnungsvollen, kämpferischen Haltung, bzw. des Aufgebens und der Hoffnungslosigkeit auf den Krankheitsverlauf, gemessen an der Überlebenszeit, zu überprüfen. Als methodischer Ansatz wurde bei den Studien der Vergleich von Patienten mit signifikant längerer Überlebenszeit und solchen mit signifikant kürzerer Überlebenszeit als statistisch erwartet, herangezogen.

BLUMBERG und Mitarbeiter haben 1954 50 Patienten mit inoperablen, malignen Tumoren verschiedener Lokalisation untersucht, von denen 25 einen extrem raschen und 25 einen extrem langsamen Verlauf zeigten. Anhand der MMPI-Profile konnten sie die beiden Gruppen blind unterscheiden. Patienten mit raschem Verlauf zeigten mindestens zwei der folgenden drei Kriterien: Hohe Abwehr oder starke Tendenz ruhig und heiter zu erscheinen bei starker innerer Spannung (tiefe Fk-Werte); hohe Angst und Spannung, die nicht auf normalem oder neurotischem Weg entladen werden kann (hohe D-Werte bei tiefen Hs- und Hy-Werten); Unmöglichkeit der Angstverminderung durch übliche korrektive Handlungen nach aussen (tiefe Ma-Werte).

KRASNOFF (1950) und ACHTE et al. (1970) fanden bei Krebspatienten in unterschiedlichen Krankheitsstadien keine signifikante Korrelation zwischen MMPI-Profil und Überlebenszeit nach Diagnosestellung. STAVRAKY hat 1968 23 Patienten mit Langzeitverläufen und 30 Patienten mit Kurzzeitverläufen mit Kontrollpatienten, deren Überlebenszeit der statistischen Erwartung entsprach, verglichen. Sie konnte die MMPI-Ergebnisse von BLUMBERG ebenfalls nicht replizieren, fand aber bei Patienten mit günstigem Verlauf eine erhöhte Aggressivität ohne Verlust der emotionalen Kontrolle kombiniert mit höherem IQ. Sie wertet diesen Persönlichkeitszug als Ausdruck einer effektiven Verarbeitungsstrategie, die im Gegensatz zu Hoffnungslosigkeit und Aufgeben steht.

Auch WEISMAN und WORDEN (1975) haben bei 46 präterminalen Patienten mit malignen Tumoren verschiedener Lokalisation eine Korrelation zwischen verlängerter Überlebenszeit und effektiver Verarbeitungsstrategie, verbunden mit gut funktionierenden zwischenmenschlichen Beziehungen, geringer psychischer Verletzbarkeit und wenig emotionalen Schwierigkeiten gefunden. Eher in die Richtung von BLUMBERGS Ergebnissen weisen die Befunde von DEROGATIS und ABELOFF (1979). Die Autoren haben 35 Patientinnen mit metastasierendem Mammakarzinom von vergleichbarer Ausdehnung, bisheriger Entwicklung und aktueller Behandlung drei Monate nach Zuweisung in das onkologische Ambulatorium psychologisch untersucht. Patientinnen, die länger als 1 Jahr überlebten (22) unterschieden sich von Frauen, die innerhalb Jahresfrist starben, wie folgt: Sie hatten mehr psychopathologische Symptome, häufiger negative Stimmungen und im SCL-90, einer Abwandlung der Hopkins Symptom Check-List, höhere Werte auf den Skalen für Feindseligkeit, Angst und Psychotizismus. Zudem bewerteten die behandelnden Onkologen ihre Anpassung an die Krankheit als schlecht und neutrale klinische Interviewer fanden bei den länger überlebenden Patientinnen mehr negative Einstellung gegenüber den behandelnden Ärzten. GREER und Mitarbeiter (1979) haben 57 Brustkrebspatientinnen (Stadium I und II) 3 Monate nach der Mastektomie im Hinblick auf ihre Reaktion auf die Krebsdiagnose untersucht. Sie teilten die Patientinnen zu diesem Zeitpunkt aufgrund von relativ groben klinischen Kriterien in 4 Gruppen: 1. Aktives Verleugnen («Es war nichts Ernsthaftes, die Amputation meiner Brust war nur eine Vorsichtsmassnahme»); im Moment der Untersuchung keine offensichtlichen emotionalen Probleme. 2. Kämpferische Haltung («Ich kann Krebs bekämpfen und besiegen»); im Moment der Untersuchung keine offensichtlichen emotionalen Probleme. 3. Stoisches Akzeptieren («Ich weiss, dass es Krebs ist, aber ich muss einfach weiterleben, wie wenn nichts wäre»). Postoperativ emotionale Schwierigkeiten, die zum Zeitpunkt der Untersuchung nicht mehr offensichtlich waren; 4. Hilf- und Hoffnungslosigkeit («Man kann nichts mehr machen, ich bin erledigt»). Offensichtlich emotionale Probleme zum Zeitpunkt der Untersuchung. Fünf Jahre nach Mastektomie waren 28 Frauen ohne Lokalrezidiv oder Metastasen, 13 wiesen Metastasen auf und 16 waren am Tumor gestorben. Bei 20 Frauen, die mit aktivem Verleugnen oder kämpferischer Haltung reagiert hatten, waren 15 nach 5 Jahren tumorfrei (75%), von 37 Frauen, die mit stoischem Akzeptieren oder Hilf- und Hoffnungslosigkeit reagiert hatten, nur 13 (35%). Bei den 16 Frauen, die in den 5 Jahren an Krebs gestorben waren, hatten 14 (88%) mit stoischem Akzeptieren oder Hilf- und Hoffnungslosigkeit reagiert, bei den 28 tumorfrei Überlebenden nur 13 (46%) ($p < 0,025$). Nach der Untersuchung von GREER wäre also aktives Verleugnen und kämpferische Haltung beim Mammakarzinom Stadium I und II mit einer guten Prognose korreliert, während stoisches Akzeptieren und Hoffnungslosigkeit einen schlechten Verlauf anzeigen. Es ist allerdings fragwürdig, so verschiedene Reaktionsweisen wie Verleugnen und kämpferische Haltung bzw. stoisches Akzeptieren und Hoffnungslosigkeit in einer Gruppe zusammenzufassen mit dem offensichtlichen Ziel, statistische Signifikanzen zu erreichen. Schlüsselt man nach den einzelnen Kategorien auf, sind die Ergebnisse weniger frappant ($p \leq 0{,}03$), zudem wird die Verteilung der Initialstadien I und II in den verschiedenen Gruppen nicht angegeben. Dies ist eine Variable, die das Ergebnis wesentlich stören könnte.

Andere Untersucher fanden eine Korrelation zwischen depressiven Symptomen und schlechtem Verlauf (ACHTE et al. 1970, DEROGATIS, ABELOFF und MCBETH 1976). Da es sich um retrospektive Untersuchungen handelt, ist nicht zu entscheiden, ob die Depression Ursache oder Ausdruck des schlechten Verlaufs ist. Um diese Interpretationsschwierigkeit zu umgehen, wurden 250 Brustkrebspatientinnen in Bezug auf medikamentöse anxiolytische und/oder antidepressive Therapie in den 10 Jahren vor der Diagnose befragt (STOLL 1976). Patientinnen, die über längere Zeit Anxiolytika und/oder Antidepressiva eingenommen hatten, wiesen signifikant häufiger befallene Lymphknoten bei der Mastektomie und signifikant mehr Tumorrezidive oder Metastasen in den 12 Monaten postoperativ auf. Eine karzinogene Wirkung oder zumindest ein pharmakologischer stimulierender Effekt auf das Tumorwachstum ist nicht ausgeschlossen. Bei 43 von GOTTSCHALK 1974 untersuchten Patienten korrelierte die vor Bestrahlungsbeginn anhand von 5minütigen Tonbandaufnahmen von Interviewausschnitten festgestellte Hoffnungsrate positiv mit der Überlebenszeit.

Zusammenfassend kann gesagt werden, dass der Krankheitsverlauf wahrscheinlich von dem Willen und der Hoffnung des Patienten zu überleben günstig beeinflusst wird, unabhängig davon, ob sich dies durch erfolgreiche Verarbeitungsstrategien oder durch heftige Äusserungen von Emotionen manifestiert. Endgültige Aussagen lassen die bisher vorliegenden, uns bekannten Untersuchungen nicht zu. Trotzdem wird geglaubt, dass der Verlauf der Krebskrankheit, gemessen an der Überlebenszeit, durch psychotherapeutische Massnahmen zu beeinflussen sei. MERLOO (1954), LE SHAN (1961), NEUMANN (1959), BALTRUSCH (1963), SIMONTON und SIMONTON (1975) glauben, dass Psychotherapie die Prognose verbessern kann. Auf Grund ihrer Daten ist eine sichere Beurteilung des psychotherapeutischen Effektes nicht möglich.

Mit diesen Bemerkungen soll nicht die dringend notwendige und verbesserungsbedürftige Betreuung der Krebspatienten und ihrer Familien im psychosozialen Bereich in Zweifel gezogen werden. Eine den Bedürfnissen und den Möglichkeiten des Patienten entsprechende psychologisch geschickte Betreuung im Zusammenhang mit der somatischen Behandlung kann Linderung grosser Not und die Möglichkeit des Akzeptierens des fatalen Leidens schaffen, ohne mit spektakulären psychologischen Quacksalbereingriffen das Leben verlängern zu wollen. Der für uns extreme Ansatz der SIMONTONS beispielsweise macht aber einen in der rein somatisch orientierten Onkologie vernachlässigten Aspekt deutlich, nämlich, dass der Patient aktiv am therapeutischen Entscheidungsprozess beteiligt sein muss.

2.5.3. Persönlichkeit und Krebs

Die Idee, dass bestimmte Persönlichkeiten mit spezifischen Konflikten zu bestimmten organspezifischen Erkrankungen neigen, stammt von ALEXANDER (1950). Die «klassischen» psychosomatischen Krankheiten sind in dieser Hinsicht eingehend untersucht worden. (Vergl. H. WEINER, «Psychobiology and human disease», 1977). Ein Hinweis, dass Persönlichkeitsfaktoren die Natur der Erkrankung mitbestimmen können, ist das in den letzten Jahren prospektiv gefundene Typ-A-Verhalten bei Patienten mit koronarer Herzkrankheit (JENKINS 1971, 1976).

Vergleicht man die Literatur über Persönlichkeitszüge bei den «klassischen» psychosomatischen Krankheiten mit den Arbeiten, die sich mit der Persönlichkeit von Krebspatienten befassen, findet man zum Teil identische Muster (Grinker 1966). Die bei Krebspatienten in den letzten 30 Jahren hauptsächlich beschriebenen Persönlichkeitszüge sind in Tabelle I A zusammengestellt. Diese als spezifisch erachteten Eigenschaften werden von den Autoren in der Regel als Resultat des von Le Shan und Bahnson beschriebenen Musters der persönlichen Entwicklung verstanden (Vergl. 2.5.1.). Obwohl ein Grossteil der Daten retrospektiv oder nur bedingt prospektiv (Untersuchung zum Zeitpunkt des Krebsverdachtes) erhoben wurden, postulieren die Untersucher das Vorbestehen der bestimmten Persönlichkeitsstruktur. Was untersucht wurde, entspricht in der Regel eher einem Persönlichkeitsprofil des manifest Krebskranken. Auf der andern Seite ist nicht anzunehmen, dass die Krebsdiagnose das während einer lebenslangen Entwicklung gewachsene, psychische Funktionieren grundsätzlich und total verändert, wenn auch die psychosoziale Auswirkung der manifesten Krebskrankheit nicht unterschätzt werden darf (Vergl. 2.2.). Es ist wahrscheinlicher, dass die Krebsdiagnose vorbestehende Verarbeitungs- und Abwehrmechanismen aktiviert und akzentuiert. Mit einer retrospektiven, rein psychometrischen Studie ein für alle mal beweisen zu wollen, dass emotionale Faktoren nichts mit der Krebsentstehung zu tun haben (Earle 1963) scheint uns ebenso kurzsichtig, wie die Überzeugung, durch retrospektive Studien prämorbide, psychosoziale Faktoren schlüssig nachweisen zu können (Bahnson 1964–1977).

Zusammenfassend ergeben methodisch bessere prospektive Studien unserer Ansicht nach, dass Persönlichkeitsfaktoren in den komplexen Wirkungsmechanismen, die zur Krebskrankheit führen, eine Rolle spielen können und zum Teil erklären, warum nicht jeder, der einer bestimmten Noxe (z.B. Rauchen) ausgesetzt ist, an Krebs erkrankt.

Die in Tabelle I zusammengestellten Persönlichkeitscharakteristika lassen sich zu einem Grossteil unter dem Oberbegriff einer erhöhten Verdrängungstendenz von konfliktgeladenen Triebimpulsen und Gefühlen subsummieren oder zumindest als Ausdruck dieses Abwehrmechanismus verste-

Tabelle I Bei Krebspatienten beschriebene Persönlichkeitszüge

A. Verschiedene Krebsarten (gemischte Gruppen)

1. *Verleugnung und Verdrängung*
   (Bahnson 1963–1977, Abse 1974, Bacon 1952, Blumberg 1954, Cutler 1954, Greene 1966)
2. *Verminderte Selbstwahrnehmung und Kapazität zur Introspektion*
   (Jacobs 1954, Bahnson 1964, 1966, Hagnell 1966, Abse 1972)
3. *Verminderte Gefühlsabfuhr* («Poor outlet for emotional discharge»)
   (Cutler 1954, Blumberg 1954, Kissen 1963–1969)
4. *Verminderter Ausdruck von Ärger und Wut*
   (Bahnson 1966, Cutler 1954, Le Shan 1966, Nemeth und Mezei 1964, Greer 1975)
5. *Selbstaufopferung und Selbstbeschuldigung*
   (Bacon 1952, Cutler 1954, Nemeth und Mezei 1964, Booth 1965, Le Shan 1966, Schmale und Iker 1966, 1971)
6. *Starrer, konformer Lebensstil*
   (Bahnson 1964, 1966, 1969, 1971, Le Shan 1966, Nemeth und Mezei 1964, Booth 1965, Schmale und Iker 1966, 1971, Abse 1974)
7. *Autoritätsgläubigkeit und Religiosität*
   (Bahnson 1971, 1976, Cramer et al. 1977, Schmale und Iker 1966, 1971, Evans 1964)
8. *Übermässige Realitätsorientierung*
   (Jacobs 1954, Blumberg 1954, Bahnson 1966, 1969, Abse 1972, 1974)
9. *Flache, verwundbare zwischenmenschliche Beziehungen*
   (Jacobs 1954, Le Shan 1966, Booth 1965)
10. *Gehemmte Sexualität*
    (Abse 1974, Pauli u. Trotnow 1973, Evans 1964)
11. *Hohes ethisch-moralisches Selbstkonzept*
    (Grissom, Weiner u. Weiner 1979, Evans 1964, Huggan 1968)
12. *Neigung zu Hoffnungslosigkeit und Verzweiflung*
    (Kowal 1955, Le Shan 1966, 1969, Greene 1966, Schmale und Iker 1966, 1971)

B. Aufgliederung nach Organlokalisation (+/–: vom entsprechenden Autor gefunden, bzw. nicht gefunden)

1. Lungenkarzinom
- Verleugnung und Verdrängung (Abse 1974+, Kissen 1969+)
- Verminderte Gefühlsabfuhr (Kissen 1969+, Evans 1964–)
- Starrer konformer Lebensstil,
  eingeengte soziale Beziehungen (Abse 1974+)
- gehemmte Sexualität (Abse 1974+)
- Abhängigkeitsprobleme (Abse 1974+)

- Vorherrschen der analen Funktionsstufe (Booth 1962–1974+)
- Unterwürfigkeit bei gleichzeitig hoher Durchsetzungskraft (Evans 1964+)
- Hohes moralisch-ethisches Selbstkonzept (Grissom 1975+, Kissen 1969–)

2. Mammakarzinom
- Verleugnung und Verdrängung (Bacon 1952+, Greer 1975–)
- Verminderter oder übermässiger Ausdruck von Ärger und Wut (Bacon 1952+, Greer 1975+)
- Opferbereitschaft (Bacon 1952+)
- Sexuelle Zurückhaltung (Bacon 1952+, Tarlau und Smalheiser 1951+, Renneker 1963–, Wheeler und Caldwell 1955+, Trotnow und Pauli 1972+, Pauli und Trotnow 1973+, Greer und Morris 1975+)
- Gestörte Mutterrolle (Tarlau und Smalheiser 1951+, Bacon 1952+, Reznikoff 1955+, Renneker 1963+)
- Extraversion (Coppen und Metcalfe 1963+, Greer und Morris 1975–)
- Masochistische Charakterstruktur (Bacon 1952+, Renneker 1963+)
- Neigung zu Depression (Greer 1975–)
- Religiöse Gebundenheit (Trotnow und Pauli 1972+)

3. Cervixkarzinom
- Schlechte sexuelle Anpassung (frühe sexuelle Beziehungen, grosse Zahl verschiedener Sexualpartner, Abneigung gegen Geschlechtsverkehr, gestörte Ehen) (Tarlau und Smalheiser 1951+, Lombard und Potter 1950, Wheeler und Caldwell 1955+, Stephenson und Grace 1954+, Paloucek und Graham 1966+, Rotkin 1967+, Schmale und Iker 1966, 1971–)
- Ablehnung der weiblichen Rolle (Tarlau und Smalheiser 1951+)
- Verminderter Gefühlsausdruck (Rotkin 1965+)
- Neigung zu Hoffnungslosigkeit
- Religiosität (Schmale u. Iker 1966, 1971+)
- Hohe Ideale/Perfektionismus

4. Prostatakarzinom
- mehrere Sexualpartner
- hohes Sexualverlangen (Steele 1971+)

5. Pankreaskarzinom
- Neigung zu Depression (Fras 1968+)

6. Colonkarzinom
- im Vergleich zu Patienten mit nicht malignen chronischen Krankheiten gleich stark ausgeprägte Neigung zu Depression (König 1971)

hen. Bahnson hat aufgrund von zahlreichen retrospektiven, klinischen und testpsychologischen Studien die Verleugnungs- und Verdrängungstendenz als Hauptcharakteristikum des Krebspatienten immer wieder hervorgehoben. Nach seinen klinischen Beobachtungen versteht er diesen Persönlichkeitszug aus der individuellen Entwicklungsgeschichte, bei der er die Akzente etwas anders setzt als LE SHAN (Vergl. 2.5.1.). Nach Verlust des einen Elternteils kommt es früh zu einer engen, ambivalenten Bindung an den andern Elternteil, die durch einen Widerstreit vom Wunsch nach Zuwendung und Hass wegen fehlender Erfüllung dieses Abhängigkeitswunsches gekennzeichnet ist. Die Kinder lernen früh ihre eigenen Gefühle und Bedürfnisse zu verleugnen und zu verdrängen und sich dem Ernährer gegenüber anspruchskonform zu verhalten, um sich das bisschen Liebe zu sichern. Ihre Person wird gewissermassen aufgespalten in ein bewusstes, vernunftorientiertes, der gesellschaftlichen Norm entsprechend funktionierendes Selbst und in ein unbewusstes, nach Liebe bettelndes, hoffnungsloses, verletztes und abhängiges Selbst. Durch einen zweiten entscheidenden Verlust im Erwachsenenalter bricht die das labile Gleichgewicht aufrechterhaltende Abwehr der kindlichen Wünsche zusammen, ohne dass das kindliche Selbst fähig wäre, sich zu artikulieren. BAHNSON sieht die darauffolgende Entwicklung des Krebses als regressiven Versuch des darbenden, kindlichen Selbst sich auf biologischer Ebene zu erneuern und auszudrücken.

Von verschiedenen Untersuchern und BAHNSON selbst liegen eine grosse Zahl von Rorschachdaten vor (WHEELER und CALDWELL 1955, BLUMBERG, ELLIS und WEST 1954, TARLAU und SMALHEISER 1951, BAHNSON 1966, BOOTH 1969, ACHTE et al. 1970, THOMAS et al. 1973, 1974, 1976). Verglichen mit Rorschachdurchschnittswerten zeigen Krebspatienten mehr pathologischen Gehalt, mehr Zurückweisungen von Tafeln, mehr Ganzantworten, eine kleinere Gesamtantwortzahl, weniger Bewegungsantworten und weniger originelle Antworten. Nach BAHNSON stützen diese Ergebnisse seine These der starken Verdrängungstendenz. THOMAS konnte mit 27 Rorschachvariabeln in 69,5% der Fälle voraussagen, welches Individuum später an Suizid, Geisteskrankheit, Krebs, essentieller Hypertonie und Myokardinfarkt erkrankte oder gesund blieb (1974). Wurde die Gruppe der Gesundgebliebenen weggelassen, war die korrekte Einordnung in die 5 Krankheitsgruppen in einem wesentlich höheren Prozentsatz von 92,7% möglich. Dieser Unterschied in der Trennschärfe mag mit dem Umstand zusammenhängen, dass in der Gruppe der Gesundgebliebenen auch potentiell Kranke dabei sind. BOOTH konnte mit 29 spezifischen Rorschachantworten blind angeblich in 100% der Fälle Krebspatienten von Tuberkulosekranken unterscheiden (1969).

HAGNELL (1966) untersuchte 1947 mit dem Instrument des klinischen Interviews 2'500 Personen in einem geographisch definierten Bezirk in Skandinavien und gruppierte die Untersuchten zu diesem Zeitpunkt nach SJÖBRINGS Persönlichkeitsskala. 1957, 10 Jahre später, waren 20 Männer und 22 Frauen an verschiedenen malignen Tumoren erkrankt oder gestorben. Bei den 20 Männern fanden sich keine Unterschiede zu den «matched controls». Die erkrankten Frauen unterschieden sich von den Kontrollen durch eine Substabilität genannte Persönlichkeitsdimension. Substabil umschreibt eine Kombination von warmherzig, schwerfällig, korrekt, fleissig, an anderen Leuten und am Alltäglichen interessiert, soziabel, aber beim Auftreten von Depressionen gehemmt und unbeteiligt. COPPEN und METCALFE fanden 1963 retrospektiv bei 47 Karzinompatientinnen (vorwiegend Mamma) im MPI einen ähnlich definierten Persönlichkeitszug, die «Extraversion». In der bedingt prospektiven Studie von GREER und MORRIS (1975) wurde dies nicht bestätigt.

Die substabile Persönlichkeitskonstellation steht offensichtlich im Widerspruch zu BAHNSONS These der Verleugnung und Verdrängung. Er hat diesen Persönlichkeitszug als Unwillen die eigenen inneren Gefühle und Reaktionen kennenzulernen, interpretiert und so mit seiner Verdrängungstheorie in Einklang gebracht (1979).

Die Verleugnungs- und Verdrängungstendenz belegt BAHNSON (1971) unter anderem mit folgenden für Krebspatienten charakteristischen Eigenschaften. Im Vergleich zu Myokardinfarktpatienten und chirurgischen Patienten (Verkehrsunfälle, grössere operative Eingriffe) haben Krebskranke weniger bewusst erlebte Angst, weniger phobische Angst, weniger autonome Angst (Aktivität des vegetativen Nervensystems), neigen weniger dazu, Stress zu somatisieren, berichten weniger über Belastungen am Arbeitsplatz und kürzlichen Stress, zeigen charakteristischerweise kaum das Typ-A-Verhalten der Koronarkranken, fühlen sich von aussen nicht kontrolliert und erleben selten Entfremdung. Dagegen haben sie eine ideale Vorstellung von sich selber, fühlen sich selber körperlich stark und sind in hohem Mass gesellschaftlichen und religiösen Normen verpflichtet. Mit einem anhand dieser Kriterien konstruierten Fragebogen erkennt BAHNSON blind 77,8% der Krebspatienten und 88,3% der Kontrollen (1971, 1976) und CRAMER, BLOHMKE und BAHNSON et al. gelingt 1977 die richtige Klassierung von 39 von 40 Karzinompatienten und 38 von 40 gesunden Kontrollen. Das heisst mit Bestimmtheit, dass manifest Krebskranke bestimmte Persönlichkeitszüge aufweisen, beweist aber BAHNSONS Behauptung, dass es sich dabei um einen prämorbiden, die Krebskrankheit sogar mitbedingenden Faktor handelt, nicht. Dass Verleugnung und Verdrängung wesentliche Abwehrmechanismen in der Verarbeitung der Krebskrankheit sind, liegt auf der Hand und ist gut dokumentiert (HOLLAND 1973, SCHMALE 1976, KÜBLER-ROSS 1969, 1977, 1978, HINTON 1963, 1967, CAMERON und HINTON 1968).

Bei der Erstauswertung der konsequent prospektiven Studie von THOMAS 1973 (9 Krebspatienten!) schien sich BAHNSONS Hypothese zu bestätigen. Die Krebspatienten unterschieden sich Jahre vor Ausbruch der Krankheit durch wenig nervöse Spannungen und geringen Ausdruck von Depression, Angst und Wut von Anderskranken und Gesundgebliebenen. Bei den spätern Auswertungen (1974 20 Krebspatienten, 1976 34 Krebspatienten, 1979 48 Krebspatienten) waren diese Befunde nicht mehr signifikant. Bei einer weiteren Auswertung können sich die Resultate wieder ändern. Die Patientenzahl ist noch zu klein, um gültige Aussagen machen zu können.

Andere Autoren sind mit bedingt prospektiver Untersuchungsmethodik zu Ergebnissen gekommen, die bis zu einem gewissen Grad mit BAHNSONS Befunden übereinstimmen

(EVANS 1964, KISSEN 1963–1969, ABSE 1974, GREER und MORRIS 1975). KISSEN hat in einer Serie von Studien gegen tausend Männer, die wegen Beschwerden im Thoraxbereich zu einem grösseren Teil ohne genaue Diagnose hospitalisiert wurden, bei Spitaleintritt klinisch interviewt und testpsychologisch untersucht. Bei den 480 Männern, bei denen später ein Bronchuskarzinom diagnostiziert wurde, fand er im Gegensatz zu den 450 Männern, die andere Erkrankungen der Thoraxorgane aufwiesen, neben dem von LE SHAN und BAHNSON beschriebenen Entwicklungsmuster, eine stark verminderte Fähigkeit, Gefühle auszudrücken («poor outlet for emotional discharge»). Testpsychologisch wiesen die Krebspatienten durchwegs signifikant tiefere Neurotizismuswerte auf, d.h. sie hatten weniger psychopathologische Symptome, vorerst ohne Korrektur durch Lügenskala (Maudsley Personality Inventory), dann aber auch mit Berücksichtigung des Lügen-Score (Eysenck Personality Inventory). Die Krebspatienten zeigten eher tiefere Werte auf der Lügenskala als die Kontrollgruppe. HUGGAN hat diese Resultate angezweifelt: bei den von ihm untersuchten Krebspatienten war der Lügen-Score extrem hoch (1968). KISSEN wertet die tiefen Neurotizismuswerte bei Krebspatienten als Bestätigung seines klinischen Befundes des blockierten Gefühlsausdruckes. Als weiteres Indiz für die Richtigkeit seiner Hypothese nimmt KISSEN seinen Befund, dass Lungenkrebspatienten weniger häufig durch das vegetative Nervensystem vermittelte Sensationen, wie z.B. Herzklopfen angaben. Er fragt sich allerdings, ob sie weniger Körperempfindungen wahrnehmen und also wegschieben oder ob sie einfach weniger haben. Im Gegensatz zu andern Studien sind die beiden von KISSEN verglichenen Gruppen in Bezug auf Rauchgewohnheiten vergleichbar, die meisten, aber nicht alle starke Raucher. Interessanterweise unterschieden sich die starken Raucher, die an Krebs erkrankt waren, testpsychologisch durch tiefe Neurotizismuswerte verglichen mit einer 1963 von EYSENCK getesteten Population von starken Rauchern, die einen hohen Grad von Neurotizismus aufwies. Dieses Resultat kann verschieden interpretiert werden. Es könnte KISSENS Hypothese stützen, dass Raucher, die an Krebs erkranken, sich durch vorbestehende Persönlichkeitsmerkmale von Rauchern, die keinen Krebs entwickeln, unterscheiden. Der tiefe Neurotizismuswert könnte aber auch Folge des bereits vorhandenen Bronchuskarzinoms sein, dies ist aber wenig wahrscheinlich.

Die von Evans 1964 untersuchte, gemischte Gruppe von 34 Männern mit Prostatakarzinom und 19 Männern mit Lungenkarzinom unterscheidet sich von Gesunden und gutartig Kranken durch mehr Freundlichkeit, Sicherheit, Durchsetzungskraft und Unterwürfigkeit, in Bezug auf manifeste Angst und Aggression fanden sich keine Unterschiede, ein Befund der teilweise im Gegensatz zu Kissens Ergebnissen steht.

Abse interviewte 1974 59 Männer, die in die thoraxchirurgische Abteilung eingewiesen wurden, vor definitiver Diagnosestellung und fand altersabhängige Unterschiede zwischen 30 Patienten, bei denen später ein Lungenkarzinom diagnostiziert wurde und 28 mit anderen Lungenkrankheiten. Die über 58jährigen Krebspatienten waren von den Kontrollen nicht zu unterscheiden. Die jüngeren Krebspatienten rauchten mehr, erinnerten weniger Träume und zeigten äusserlich stabilere Zweierbeziehungen verglichen mit den jüngeren Kontrollen. Im Gegensatz zu jüngeren Kontrollen und älteren Krebspatienten zeigten sie zusätzlich eine wesentliche Einschränkung und Einengung zwischenmenschlicher Beziehungen, weniger soziale Aktivität, weniger häufig befriedigende sexuelle Beziehungen und mehr Probleme mit Abhängigkeitswünschen.

Greer und Morris untersuchten 1975 testpsychologisch und klinisch 160 Patientinnen, die wegen eines verdächtigen Knotens in der Brust zugewiesen wurden. Die 69 Frauen, bei denen später ein Mammakarzinom im Stadium I oder II diagnostiziert wurde, unterschieden sich von den 91 Patientinnen mit gutartiger Brustveränderung durch extreme Unterdrückung von Ärger und Wut, die über 40jährigen Krebspatientinnen unterdrückten ebenfalls andere Gefühle. Testpsychologisch war kein Unterschied in Bezug auf Neurotizismus und Extraversion festzustellen. Die Karzinomgruppe wies aber ein wesentlich höheres Durchschnittsalter auf, was den Unterschied im Umgang mit Gefühlen erklären könnte. Ältere Patienten sind in der Regel restriktiver erzogen worden! Jedenfalls blieben GREERS Befunde nach Aufschlüsselung in Altersgruppen nur signifikant, wenn zu den Patientinnen mit Aggressionsunterdrückung auch eine kleinere Gruppe, die Ärger und Wut ungewöhnlich stark äusserten, gerechnet wurden, mit anderen Worten eine Gruppe mit ungewöhnlichem Umgang mit aggressiven Gefühlen gebildet wurde.

Neben dem Versuch Persönlichkeitsmerkmale mit malignen, neoplastischen Prozessen im allgemeinen in Verbindung zu bringen, wurden auch grosse Anstrengungen unternommen, spezifische psychosoziale Merkmale für bestimmte Primärtumorlokalisationen zu finden. Aus naheliegenden Gründen hat man vor allem nach sexuellen Konflikten bei Patienten mit Genitaltumoren gefahndet. BOOTH (1969) hat immer wieder behauptet, dass die «Organwahl» durch spezifische emotionale Besetzung des Organs bei vorgegebener allgemeiner Krebsrisikopersönlichkeit bestimmt sei, ohne allerdings überzeugende Daten zu liefern.

FISHER und CLEVELAND (1956) konnten anhand von Rorschachprotokollen blind zwischen Krebspatientinnen mit externer Organlokalisation (vorwiegend Mammakarzinom) und interner Lokalisation (vorwiegend Cervikalkarzinom) unterscheiden. Die Patientinnen litten allerdings seit langer Zeit an der Krankheit und es wäre nicht verwunderlich, wenn ihre Phantasien vor allem um das betroffene Organ (und seine Lokalisaiton im Körper) kreisten.

In Tabelle I B sind die verschiedenen Persönlichkeitsmerkmale, die einzelnen Krebsarten vorwiegend aufgrund retrospektiver Studien zugeordnet wurden, zusammengestellt. Daraus wird ersichtlich, dass die Profile, wenn sie überhaupt zutreffen, widersprüchlich und keineswegs spezifisch sind und sich wesentlich überlappen. Relativ konstante Befunde sind die sexuelle Zurückhaltung beim Mammakarzinom und frühe sexuelle Beziehungen und häufiger Partnerwechsel beim Cervixkarzinom.

Es ist seit langem bekannt, dass Nonnen praktisch nie ein Cervixkarzinom entwickeln, dass also wenig oder kein Geschlechtsverkehr davor schützt (GAGNON 1950). Bei Jüdinnen ist das Cervixkarzinom selten, was man auf die Zirkumzision der Männer und das Geschlechtsverkehrsverbot während und sieben Tage nach der Menstruation zurückgeführt hat (TREUSCH et al. 1946). In letzter Zeit wird als «Erreger» das Cervixkarzinoms ein Herpesvirus II vermutet (FOX 1978, S. 113). Dies würde den Zusammenhang zwischen psychosozialem Verhalten und Cervixkarzinominzidenz erklären.

2.5.4. Tiermodelle

An Versuchen im Tierexperiment die Wirksamkeit von psychosozialen Faktoren in Entstehung und Verlauf der Krebskrankheit zu überprüfen, fehlt es nicht. LA BARBA hat 1970 aus der Unzahl von Arbeiten einige wesentliche zusammengestellt und kritisch kommentiert. Die Studien sind in Bezug auf Methodik, Versuchsanordnung, Versuchstiere und statistische Analysen verschieden und somit schwer vergleichbar, die Resultate entsprechend meist kontradiktorisch. Auf die verschiedenen Gründe, die den Stellenwert tierexperimenteller Untersuchungen in diesem Forschungsgebiet auch bei vergleichbarer Methodik einschränken, haben wir weiter oben hingewiesen (vergl. 2.2.). Als Äquivalente für psychosozialen Stress werden die folgenden experimentellen Bedingungen verwendet: Isolation/Überbevölkerung, starke physische Aktivität/Immobilisierung, Manipulation durch Menschenhand, Elektroschock, Verfolgung durch hungrige Raubtiere, Kälte, Wasser- und Nahrungsentzug, frühe Trennung von der Mutter. Diese Eingriffe werden in verschiedenen Lebensperioden, z.B. bei der Geburt, vor oder nach der Entwöhnung von der Mutter oder im Erwachsenenalter durchgeführt. Der Effekt der verschiedenen Manipulationen wird hauptsächlich anhand der Inzidenz und Wachstumsrate von Spontantumoren oder der Überlebenszeit und Sterberate nach Inokulation von experimentellen Geschwülsten gemessen. Nachfolgend seien als Beispiel zwei Arbeiten von ADER und FRIEDMAN (1965) wiedergegeben, die sich mit dem Einfluss von «frühkindlichem Stress» auf das spätere Abwehrpotential gegen maligne Tumoren befassen, in einem gewissen Sinn also LE SHANS und BAHNSON's Hypothese des persönlichen Entwicklungsmusters von Krebspatienten tierexperimentell überprüfen. Die Autoren haben 24 Würfe von je 7–8 Jungen von Sprague-Dawley-Ratten untersucht. 8 Würfe wurden nicht manipuliert (Kontrollen), 8 Würfe wurden täglich während 3 Minuten in der Hand gehalten und 8 Würfe erhielten täglich während 3 Minuten einen elektrischen Stimulus von 01,–0,2 mA. Die Untersuchungsgruppen wurden weiter unterteilt, indem bei je 2 Würfen nur in der ersten bzw. zweiten, bzw. dritten Lebenswoche oder in allen 3 Wochen bis zur Entwöhnung am 21. Lebenstag elektrisch oder manuell stimuliert wurde. Am 60. Lebenstag wurde allen Ratten eine Suspension von WALKER 256 Karzinomsarkom inokuliert. In Bezug auf die Tumorwachstumsrate unterschieden sich nur die während 3 Wochen von Hand stimulierten. Sie wiesen ein wesentlich langsameres Tumorwachstum auf. Die nur während der ersten Lebenswoche manuell behandelten Tiere starben dagegen rascher, ebenso die während der ersten Lebenswoche elektrisierten Ratten. Wurden die Tiere nur während der dritten Lebenswoche elektrisch stimuliert, überlebten sie länger als die Kontrollen. Eine gleiche, jedoch statistisch nicht signifikante Tendenz zeigten die während 3 Wochen elektrisch stimulierten Rattenjungen. ADER zieht aus diesen Ergebnissen zu Recht den Schluss, dass Art des Stress und Einwirkungszeitpunkt in der Entwicklung eine wesentliche Rolle spielen und bei künftigen Untersuchungen darauf zu achten sei. In einer weiteren Untersuchung haben ADER und FRIEDMAN (1965) Spague-Dawley-Ratten am 15. Lebenstag, eine Woche vor dem normalen Entwöhnungszeitpunkt, von ihren Müttern getrennt. Kontrollen wurden im gewöhnlichen Alter von 21 Tagen entwöhnt. Am 45. Lebenstag wurde allen Tieren WALKER 256 Karzinomsarkom inokuliert. Die früh entwöhnten Ratten überlebten signifikant weniger lang. LA BARBA fand 1970, allerdings mit anderen Versuchstieren (BALB/C-Mäusen) und Ehrlich-Aszites-Karzinom genau das Gegenteil. Bei seiner Untersuchung überlebten die früh entwöhnten Mäuse signifikant länger.

Aufgrund der vorliegenden Studien kann lediglich gesagt werden, dass experimentelle Umweltveränderungen bei Versuchstieren Inzidenz und Wachstumsrate von spontanen oder implantierten malignen Neoplasien beeinflussen können.

2.5.5. Verbindungsglieder zwischen Psyche, Körpervorgängen und Krebs

Als mögliche Mediatoren zwischen Psyche und Körper werden heute hauptsächlich das Nervensystem, das hypophysärendokrine System und das Immunsystem in Betracht gezogen. Sie stehen zudem unter gegenseitiger Wechselwirkung, wie die in letzter Zeit allerdings vorwiegend tierexperimentell gefundenen Beziehungen zwischen Endokrinium und Immunsystem zeigen. Zahlreiche Hormone, vor allem Cortison, Adrenalin und Noradrenalin, Thyroxin, Wachstumshormon, Insulin und die verschiedenen Sexualhormone spielen für die normale Entwicklung und Funktion der hormonalen und vor allem der zellgebundenen Immunabwehrprozesse eine wesentliche Rolle (Amkraut und Solomon 1975, Rogers et al. 1979). Zerstörung der Hypophyse führt zur Schädigung des Thymus und umgekehrt (Pierpaoli 1973). Die Lymphozyten besitzen Rezeptoren für Kortikosteroide, Wachstumshormon, Insulin, Histamin, α-,β-adrenerge und cholinerge Rezeptoren (Lippman 1973, Lesniak 1973, Krug 1972, Bourne 1974, Hadden 1970). Die Feinregulation dieser Wechselbeziehungen ist jedoch ähnlich wie das Zusammenspiel der einzelnen Immunfunktionen nicht genau definiert. Trotzdem kann man sagen, dass sich komplizierte und komplexe Verbindungswege zwischen psychischem Erleben und Vorgängen auf zellulärer Ebene abzuzeichnen beginnen.

Ausgehend von der Beobachtung, dass nicht jedermann, der einer bestimmten Noxe, z.B. einem pathogenen Keim ausgesetzt ist, auch tatsächlich krank wird, haben verschiedene Untersucher den Einfluss psychosozialer Faktoren auf das Funktionieren der Immunabwehr untersucht. Die Gruppe von BARTROP fand 1977, dass der Verlust des Ehepartners beim Hinterbliebenen von einer Abschwächung der Lymphozytenfunktion, spezifisch der T-Zellen Antwort auf Mitogene, gefolgt war. Zwei Wochen nach Verlust fand sich kein Unterschied zu den Kontrollen, sechs Wochen später war die T-Zellfunktion bei den 26 Witwen und Witwern zehn mal schwächer. Zu beiden Zeitpunkten ergab sich kein Unterschied in Bezug auf Anzahl der T- und B-Lymphozyten, Antikörpertiter, Vorhandensein von Autoantikörpern und Hormonspiegel (Cortison, Prolactin, STH, Thyroxin). Die Autoren nehmen an, dass ein schwerer psychischer Stress von einer messbaren Abschwächung einer bestimmten Immunfunktion gefolgt ist, die nicht offensichtlich durch hormonelle Veränderungen bedingt ist. Die Relevanz des verwendeten in vitro Tests für die Lymphozytenfunktion ist fraglich. Leider fehlen zudem Angaben für den Schweregrad der Trauerreaktion, die Einnahme von Medikamenten oder das eventuelle Vorhandensein auch von banalen Krankheiten, die die Lymphozytenfunktion beeinflussen könnten. Weiter ist einzuwenden, dass das heutige Wissen über messbare Parameter der Immunfunktion rudimentär ist und kaum konkrete Vorstellungen über die normale Variationsbreite der verschiedenen Immunfunktionen bestehen, deren Intensität und Zusammensetzung vom Alter abhängen und die sogar erheblichen Tagesschwankungen ausgesetzt sind (ROGERS et al. 1979). GREENE und Mitarbeiter fanden 1978 bei Collegestudenten mit artifizieller Virusinokulation eine signifikante Korrelation zwischen psychischem Stress, definiert durch einen hohen Grad von kürzlichen Lebensveränderungen (Life change units) kombiniert mit hohen Werten für das Gefühl von persönlicher Stärke im POMS (Profile of mood states) und einer Abschwächung der Zytotoxizität der Lymphozyten. Die Interpretation geht dahin, dass das subjektive Gefühl von persönlicher Stärke Ausdruck von Verleugnung und somit einer nicht erfolgreichen Verarbeitungsstrategie des verstärkten Stress ist. In einer ähnlichen Studie fanden LOCKE und Mitarbeiter 1978 eine Korrelation zwischen schwerem psychosozialem Stress kombiniert mit schlechter Verarbeitung und einer Verminderung der natürlichen Killeraktivität von T-Lymphozyten. Der Einwand, dass ein einzelner Lymphozytenfunktionstest nicht unbedingt relevant ist für die immunologische Situation eines Individuums gilt auch hier. ADER und COHEN konnten 1975 in einem sorgfältig kontrollierten Tierversuch durch Konditionierung Immunsuppression erzielen. Ratten, die kurz nach der Einnahme einer wohlschmeckenden Saccharinlösung eine Injektion einer emetischen Substanz, z.B. Endoxan erhalten, entwickeln eine Geschmacksaversion gegen Saccharin (Konditionierung). Andererseits bewirkt Endoxan eine erhebliche Immunsuppression. Gibt man nun den mit Saccharin und Endoxan vorbehandelten Tieren Saccharin allein, zeigen sie die gleiche Immunsuppression, wie wenn sie Endoxan erhalten hätten. Eine pathophysiologische Erklärung für dieses Phänomen fehlt völlig, es zeigt jedoch, dass unbekannte Wechselwirkungen zwischen Verhalten und Immunreaktion vorhanden sein müssen. Das Wissen über psychobiologische Verbindungsglieder beim gesunden und kranken Menschen im allgemeinen ist rudimentär. Wie steht es in dieser Hinsicht beim Krebs? Indirekte psychosoziale Risikofaktoren sind z.T. gut belegt und dadurch definiert, dass ein bestimmtes psychosoziales Verhalten zu einer vermehrten Karzinogenexposition führt: Rauchen-Bronchuskarzinom mit Ausnahme des Adenokarzinoms, Sonnenbestrahlung-Hautkarzinome, Alkohol zusammen mit Tabakbestandteilen – Karzinome des Mund-Rachen- und Ösophagusbereichs, Strahlenexposition – Leukämie, Anilinfarbstoffe-Blasenkrebs (FOX 1978). Zur Frage direkter psychosozialer Risikofaktoren und deren Vermittler liegen nur spärliche und qualitativ nicht sehr überzeugende Daten vor. Aus der Tatsache, dass das Wachstum vieler Neoplasien, vor allem der Karzinome der Geschlechtsorgane, hormonabhängig ist, kann man sich aber gut vorstellen, dass psychisches Erleben durch Vermittlung von Hormonen direkt auf das maligne neoplastische Geschehen einwirkt. Es gibt Hinweise dafür, dass ein niedriges Verhältnis von Östriol zu Östron plus Östradiol ein erhöhtes Risiko für Brustkrebs mit sich bringt (COLE 1974, MACMAHON et al. 1973). Man müsste zeigen können, dass dieser bestimmte Hormonquotient mit bestimmten Persönlichkeitsmerkmalen oder bestimmten psychischen Funktionen korreliert, um die Kette zwischen psychischem Erleben und Karzinogenese zu schliessen, wobei die Frage der Kausalität immer noch offen bliebe. Prolactin ist bei den meisten Frauen mit Brustkrebs erhöht (MITTRA et al. 1974). Wir wissen auch hier nicht, ob dies ein vorbestehender, ev. kausaler Faktor oder lediglich eine Begleiterscheinung ist (MACMAHON et al. 1973). Andere vorbestehende endokrine Veränderungen sind mit erhöhtem Brustkrebsrisiko verbunden, z.B. tiefe Androgenspiegel und die zystische Mastopathie (DAVIS et al. 1964). Bei Frauen nach Ovarektomie oder nach Einnahme von konjugierten Östrogenen in der Menopause ist das Korpuskarzinomrisiko erhöht (SMITH et al. 1975, ZIEL und KINKLE 1975). Diabetiker erkranken häufiger an Pankreas – (BELL 1957) und an Schilddrüsenkarzinom (MITTRA und HAYWARD 1974). Obwohl immer wieder vermutet (z.B. SOLOMON et al. 1974) ist ein Zusammenhang zwischen erhöhter Kortikosteroidsekretion und Krebsrisiko nicht sicher erwiesen. Hingegen konnten bei manifesten Karzinomen verschiedene Hormonmuster beobachtet werden. Lungenkrebspatienten zeigen weniger starke Schwankungen der Korikoidsekretion in den ersten Tagen nach Spitaleintritt als Patienten mit gutartigen Lungenerkrankungen (KISSEN und RAO 1969). MARMORSTON und Mitarbeiter (1966, 1969) konnten anhand von verschiedenen Kortikosteroidfraktionen Brust-, Prostata- und Lungenkarzinome unterscheiden sowie zwischen gutartigen und bösartigen Veränderungen dieser Organe differenzieren. Mammakarzinompatientinnen und Prostatakarzinompatienten unterscheiden sich von Gesunden durch verschiedene Muster von Androgenen, Östrogenen und Gonadotropinen, jedoch nicht von Kortikosteroiden (STERN et al. 1964). Die verschiedenen Hormonmuster sind viel eher Ausdruck als Ursache des Karzinoms, wie dies von den meisten Autoren vermutet wird.

Die Tatsache, dass mit zunehmendem Alter die Immunkapazität ab- und die Krebshäufigkeit zunimmt, liess schon lange vermuten, dass immunologische Mechanismen in der Karzinogenese eine wesentliche Rolle spielen. Ein weiteres Argument dafür ist die Häufung von malignen Erkrankungen bei Immundefekten (KERSEY und SPECTOR 1975) und bei immunsuppressiver Behandlung nach Transplantationen (SCHNECK und PENN 1971), allerdings mit ganz anderer Verteilung der Lokalisationen (Häufung von Lymphomen, Hirntumoren und Hautepitheliomen). Das heute geläufige, biologische Modell der Entstehung der malignen Neoplasien misst der Kontrollfunktion des Immunsystems eine erhebliche Bedeutung zu (GLADE et al. 1976). Aus den verschiedenen Untersuchungen, die Korrelationen zwischen psychischen Veränderungen und gestörter Immunfunktion ergaben, wurde (z.B. BAHNSON 1979) geschlossen, dass auch bei der Krebsentstehung solche Verbindungswege spielen müssten. Das ist gut denkbar, Belege dafür fehlen jedoch und sind beim gegenwärtigen Stand der immunologischen Kenntnisse kaum zu erheben.

2.5.6. Therapieauswertung

Als Parameter für die Wirksamkeit von Krebstherapien, seien diese chirurgisch, radio- oder chemotherapeutisch gelten heute zu Recht die harten Kriterien des messbaren Ansprechens auf die Therapie, der Dauer der Rezidivfreiheit und der Überlebenszeit. Nach der Lebensqualität unter Therapie wird bis jetzt, wenn überhaupt, erst in zweiter Linie gefragt. Beim Abwägen, ob eine experimentelle Therapie durchgeführt werden soll, spielt neben anderen Überlegungen (z.B. therapeutische Wirksamkeit, wissenschaftliches Interesse, Behandlung in Studienprotokollen) das Argument der möglichen Verbesserung der Lebensqualität eine massgebliche

Rolle. In Einzelfällen, z.B. bei Verschwinden metastasenbedingter, massiver Knochenschmerzen unter Hormon-, Chemo- oder Strahlentherapie ist die Verbesserung der Lebensqualität offensichtlich. In anderen Fällen überwiegen die Nebenwirkungen den therapeutischen Nutzen, die Lebensqualität wird verschlechtert. Wie ein bestimmter Patient reagieren wird, ist meist nicht voraussehbar. Das wissenschaftliche Erfassen der Lebensqualität ist ein schwieriges Unterfangen. Einzelne Untersucher haben in den letzten Jahren in sorgfältigen Studien mit psychometrischen Methoden oder wiederholten Gesprächen versucht, diesen Aspekt der onkologischen Therapien zu erfassen in der Hoffnung, Kriterien für den differenzierten Therapieentscheid im Einzelfall zu liefern (z.B. ABELOFF und DEROGATIS 1977). Eindeutige Kriterien konnten bis heute nicht erarbeitet werden, Arzt und Patient bleiben auf ihren gesunden Menschenverstand angewiesen, der bekanntlich nicht immer funktioniert, besonders in so prekären Situationen. MORRIS et al. (1977) konnten auf Grund der psychologischen Untersuchung von Patientinnen vor der Mastektomie voraussagen, welche Frauen mit der Verarbeitung der Brustamputation wegen Karzinom Schwierigkeiten haben würden. Es ergibt sich daraus die Indikation für eine besondere Betreuung einer gefährdeten Gruppe. Andere Aspekte der Lebensqualität unter Therapie in einzelnen Sparten des psychosozialen Funktionierens, wie z.B. Berufsleben (SCHONFIELD 1972) und Partnerbeziehung (LEIBER et al. 1976) wurden analysiert. Aus naheliegenden Gründen fehlen allerdings Kontrollgruppen, also Patienten, die in der gleichen Situation der Krebskrankheit stehen, aber nicht behandelt werden. Es ist ethisch meist kaum vertretbar, nach Randomisation und nicht nach individueller Besprechung mit dem Patienten auf einen Therapieversuch zu verzichten, auch wenn nur geringe Erfolgschancen bestehen. Die Untersuchungsmöglichkeiten sind also von der Problemstellung her begrenzt. Neuerdings wird auch versucht, in grossen, laufenden Therapiestudien eventuelle Unterschiede der Lebensqualität unter verschiedenen Behandlungen festzustellen mittels Fragebogen, die in bestimmten Zeitabständen vom

Patienten und vom behandelnden Onkologen ausgefüllt werden (z.B. Myelomstudie 7761 der CALGB, Cancer and Leukaemia Group B). Ob mit solch grober Untersuchungsmethodik signifikante Resultate zu erwarten sind, ist allerdings fraglich. Die schwierigen methodischen Probleme sollen uns jedoch nicht daran hindern, nach neuen, besseren Möglichkeiten zu suchen, um die wichtige Frage der Lebensqualität unter onkologischer Therapie besser erfassen zu können.

2.6. Zusammenfassung

Das kritische Durcharbeiten eines grossen Teils der Literatur zum Problem des Einflusses psychosozialer Faktoren auf maligne neoplastische Prozesse lässt folgende Feststellungen zu: Verschiedene, vorwiegend retrospektive oder bedingt prospektive Einzeluntersuchungen mit den Methoden des Interviews oder der Psychometrie haben bei Gruppen von Krebspatienten das mögliche Vorhandensein von charakteristischen Persönlichkeitsmustern oder von spezifischen Verhaltensweisen in bestimmten Lebenssituationen aufgezeigt, die von den Kontrollgruppen wesentlich differieren. Es ist aber zur Zeit nicht möglich, mit psychologischen Screeningmethoden potentielle Krebspatienten zu erfassen oder den Krankheitsverlauf definitiv vorauszusagen. Als Tatsache kann gelten, dass schwere persönliche Verluste von erhöhtem Erkrankungs- und Sterberisiko (auch an Krebs!) gefolgt sind, dass aber der Verlust nicht spezifischer Risikofaktor für Krebs ist. Die Zeit der Pionierarbeit auf diesem Gebiet ist eindeutig vorbei. Wie schon PERRIN und PIERCE 1959 und GRINKER 1966 ausgeführt haben, sind methodisch konsequentere, prospektive Studien über längere Zeit mit grösseren Patientenzahlen und adäquaten Kontrollgruppen nötig, um die vorliegenden Hypothesen der prädisponierenden Persönlichkeitsstruktur oder von auslösenden Lebensereignissen zu überprüfen. Solche Studien laufen gegenwärtig (PAFFENBERGER 1977, SHEKELLE 1977), und wir erwarten mit Spannung die Resultate. Unsere Diskussion der möglichen Forschungskonzepte zeigt jedoch, dass die Möglichkeiten der methodisch einwandfreien Beweisführung von Problemstellung und Aufwand her begrenzt sind.

Wir danken Herrn Prof. K. BRUNNER, Leiter der Abt. für Onkologie, Inselspital Bern für die Unterstützung dieser Arbeit. Ch. HÜRNY hat während drei Monaten seiner Onkologie-Assistentenstelle Zeit erhalten, um an diesem Kapitel zu arbeiten.

Literatur

ABELOFF, M.D., DEROGATIS L.R.: Psychologic aspects of the management of primary and metastatic breast cancer. Prog. Clin. Biol. Res. 1977, *12:* 505–516.

ABSE, D.W., WILKINS M.M., WESTON D. et al.: Self-frustration, night-time smoking and lung cancer. Psychosom. Med. 1972, *34:* 395–404.

ABSE, D.W., WILKINS M.M. VAN DE CASTLE R.L. et al.: Personality and behavioral characteristics of lung cancer patients. J. Psychosom. Res. 1974, *18:* 101–113.

ACHTE, K., VAUHKONEN M., VIITAMAKI D.R., JONKIN L.: Cancer and Psyche. Monographs from the psychiatric clinic of the Helsinki University Central Hospital, 1970 Nr. 1.

ADER R., FRIEDMAN S.B.: Social factors affecting emotionality and resistence to disease in animals. V. Early separation from the mother and response to transplanted tumor in the rat. Psychosom. Med. 1965, *27:* 119–125.

ADER R., FRIEDMAN S.B.: Differential early experiences and susceptibility to transplanted tumor in the rat. J. Comp. Physiol. Psychol. 1965, *59:* 361–364.

ADER, R., COHEN N.: Behaviorally Conditioned Immunosuppression. Psychosom. Med. 1975, *37:* 333–340.

ALEXANDER, F.: Psychosomatic Medicine, New York, Norton, 1950.

AMKRAUT, A., SOLOMON G.F.: From the symbolic stimulus to the pathophysiological response: immune mechanisms. Int. J. Psychiatry Med., 1975, *5:* 541–563.

BACON, C.L., RENNECKER R., CUTLER M.: A psychosomatic survey of cancer of the breast. Psychosom. Med. 1952, *14:* 453–460.

BAHNSON, C.B., BAHNSON M.B.: Cancer as an Alternative to Psychosis: A Theoretical Model of Somatic and Psychologic Regression. In: Psychosom. Aspects of Neoplastic Disease. Edited by D.M. KISSEN and L.L. LE SHAN. Pitman Medical Publishing Co. Ltd. 1964, p. 184–202.

BAHNSON, C.B., BAHNSON M.B.: Denial and Repression of Primitive Impulses and Disturbing Emotions in Patients with malignant Neoplasms. In: Psychosom. Aspects of Neoplastic Disease. Edited by D.M. KISSEN and L.L. LE SHAN. Pitman Medical Publishing Co. Ltd., 1964, p. 42–62.

BAHNSON, C.B., BAHNSON M.B.: Role of Ego Defenses: Denial and Repression in the Etiology of Malignant Neoplasms. Ann. N.Y. Acad. Sci. 1966, 129, p. 827–845.

BAHNSON, C.B.: Psycho-physiological Complementarity in Malignancies. Past work and future vistas. Ann. N.Y. Acad. Sci. 1969, *164:* 319–334.

BAHNSON, C.B.: Second Conference on psycho-physiological aspects of Cancer. Ego Defenses in Cancer Patients, Ann. N.Y. Sci. 1969, *164:* 546–557.

BAHNSON, C.B., BAHNSON M.B., WARDELL W.J.: A Psychologic Study of Cancer Patients. Psychosom. Med. 1971, *33:* 466ff.

BAHNSON, M.B., BAHNSON C.B.: Development of a Psychological Screening Questionnaire for Cancer. Presented at Third International Symposium on Detection and Prevention of Cancer. New York 1976. In press Marcel Dekker, Inc. New York.

BAHNSON, C.B.: Krebs in psychosomatischer Dimension. In: TH. v. UEXKÜLL, Lehrbuch der Psychosomatischen Medizin, Urban und Schwarzberg 1979.

BALTRUSCH, H.J.: Psyche – Nervensystem – Neoplastischer Prozess. Psychosomatische Med. 1963, *9:* 221–245.

BALTRUSCH, H.J.: Psychosomatische Beziehungen bei Krebskrankheiten. Psychosomatische Med. 1969, *15:* 31, 196–215.

BALTRUSCH, H.J.: Ergebnisse klinisch-psychosomatischer Krebsforschung. Psychosomatische Med. 1975, *5:* 175–208.

BARTROP, R.W., LAZARUS L., MEKHURST E., KILOH L.G., PENNY R.: Depressed Lymphocyte Function after Bereavement. Lancet 1977, *1:* 834–836.

BELL, E.T.: Carcinoma of the pancreas: 1. Clinical and pathological study of 609 necropsied cases. 2. The relation of carcinoma of the pancreas to diabetes mellitus. Am. J. Pathol. 1957, *33:* 499–523.

BIELIAUSKAS, L. et al.: Psychological depression and cancer mortality. Psychosom. Med. 1979, 41, *1:* 77 (Abstract).

BLUMBERG, E.M., WEST P.M., ELLIS F.W.: A Possible Relationship between Psychological Factors in Human Cancer. Psychosom. Med. 1954, *16:* 277–286.

BOOTH, G.: Krebs und Tuberkulose im Rorschachschen Formdeutungsversuch. Psychosom. Medizin 1964, *10:* S. 167ff.

BOOTH, G.: Irrational complications of the cancer problem. Am J. Psycho. anal. 1965, *25:* 41–55.

BOOTH, G.: General and Organspecific Object Relationship in Cancer. Ann. N.Y. Acad. Sciences 1969, *164:* 568–577.

BOOTH, G.: Psychobiological aspects of «spontaneous» regression of cancer. J. Am. Acad. Psycho anal. 1974, *1:* 303–317.

BOURNE, H.R., LICHTENSTEIN L.M., MELMON K.L. et al.: Modulation of inflammation and immunity by cyclic AMP. Science 1974, *184:* 19–28.

BOYD, W.: The Spontaneous Regression of Cancer. Springfield, Ill.: Thomas 1966.

CAMERON, A., HINTON J.: Delay in seeking treatment for mammary tumors. Cancer 1968, *21:* 1121–1126.

COLE, P.: Epidemiology of human breast cancer. J. Invest. Dermatol. 1974. *63:* 133–137.

COPPEN, A., METCALFE M.: Cancer and extraversion. Br. Med. J. 1963, *2:* 18–19.

Craig, J.J., Abeloff M.D.: Psychiatric Symptomatology Among Hospitalized Cancer Patients. Am. J. Psychiatry 1974, 131, *12:* 1323–1327.

Cramer, I., Blohmke M., Bahnson C.B., Bahnson M.B., Scherz H.: Psychosoziale Faktoren und Krebs: Untersuchung von 80 Frauen mit einem psychosozialen Fragebogen. Münch. Med. Wochenschr. 1977, 119 (43): 1387–1392.

Crisp, H.H.: Some psychosomatic aspects of neoplasia. British Journal of Medical Psychology 1970, *43:* 313–331.

Cutler, M.: The nature of the cancer process in relation to a possible psychosomatic influence. In: The Psychological Variables in Human Cancer pp. 1–12, Edited by J.A. Gengerelli and F.J. Kirkner, Berkeley and Los Angeles: University of California Press. 1954.

Davies, R.K., Quinton D.M., Mc Kegney F.P., Kimball C.P.: Organic Factors and Psychological Adjustment in Advanced Cancer Patients. Psychosom. Med. 1973, *35:* 464–471.

Davis, H.H., Simons M., David J.B.: Cystic disease of the breast – Relationship to cancer. Cancer 1964, *17:* 957–978.

Derogatis, L.R., Abeloff M.D., Melisaratos N.: Psychological Coping Mechanisms and Survival Time in Metastatic Breast Cancer. JAMA 1979, *242:* 1504–1508.

Derogatis M.L., Abeloff M.D., Mc. Beth C.D.: Cancer Patients and their Physicians in the Perception of Psychological Symptoms. Psychosomatics 1976, *17/4:* 197–201.

Earle, M.J.: An Evaluation of the Claim that Psychological Factors are Causally Associated with Cancer. Ph.D. Thesis (Bedford College, University of London 1963).

Engel, G.L.: Selection of Clinical Material in Psychosomatic Medicine. The Need for a New Physiology. Psychosom. Med. 1954, *16:* 368–373.

Engel, G.L.: Is Grief a Disease? A challenge for medical research. Psychosom. Med. 1961, *23:* 18–22.

Engel, G.L.: Clinical observation: The neglected basic method of medicine. JAMA, 1965, *192:* 849–852.

Engel, G.L.: The Need for a New Medical Model: A Challenge for Biomedicine. Science 1977, *196:* 129–136.

Evans, E.: A Psychological Study of Cancer. New York, Dodd, Mead & Co., Inc. 1926, 226 pp.

Evans, R.B. et al.: Some Psychological Characteristics of Men Cancer. Cancer 1964, *17:* 307–313.

Everson, T.C., Cole W.H.: Spontaneous Regression of Cancer. Saunders, Philadelphia 1966.

Fiore, N.: Fighting Cancer – One Patients Perspective. New Engl. J. Med. 1979, *300:* 284–289.

Fisher, S., Cleveland S.E.: Relationship of body image to site of cancer. Psychosom. Med. 1956, *18:* 304–309.

Fox, B.H.: Premorbid Psychological Factors as Related to Cancer Incidence. J. behav. Med. 1978, *1:* 45–133.

Fras, I., Litin E.M., Bartholomew M.D.: Mental Symptoms as an Aid in the Early Diagnosis of Carcinoma of the Pankreas. Gastroenterology 1968 (Aug.), 55 No. *2:* 191–198.

GAGNON, F.: Contribution of the study of the etiology and prevention of cancer of the cervix of the uterus. Am J. Obstet. Observ. Gynec. 1950, *60:* 516–527.

GLADE, P.R., ZALVIDAR N.M., MAYER L., CAHILL L.J.: The role of cellular immunity in neoplasia. Pediat. Res. 1976, *10:* 17–22.

GOTTSCHALK: 1974, Zit. in: SCHMALE A., MORROW G., ADER R.: Cancer, Leukemia and Related Diseases: Psychosomatic Aspects. In: International Encyclopedia of Neurology, Psychiatry, Psychoanalysis and Psychology, New York Van Nostrand Reinhold Co. 1977, p. 11–16.

GREENE, W.A., IKER H.P. et al.: Psychosocial Factors and Immunity: preliminary report. Psychosom. Med. 1978, *40/1:* 87.

GREENE, W.A., SWISHER S.N.: Psychological and Somatic Variables associated with the Development and Course of Monozygotic Twins discordant for Leukemia. Ann. N.Y. Acad. Sci. 1969, *164:* 394–408.

GREENE, W.A. jr.: The psychological setting of the development of Leukemia and Lymphoma. Ann. N.Y. Acad. Sci. 1966, *125:* 794–801.

GREENE, W.A. jr., MILLER G.: Psychological Factors and Reticuloendothelial Disease. IV. Observations on a group of Children and Adolescents with Leukemia: An Interpretation of Disease Development in Terms of the Mother-Child Unit. Psychosom. Med. 1958, *20:* 114–144.

GREENE, W.A. jr., YOUNG L.E., SWISHER S.N.: Psychological Factors and Reticuloendothelial Disease. II. Observations on a Group of Women with Lymphomas and Leukemias. Psychosom. Med. 1956, *18:* 284–303.

GREENE, W.A. jr.: Psychological Factors and Reticuloendothelial Disease. I. Preliminary Observation on a Group of Males with Lymphomas and Leukemias. Psychosom. Med. 1954, *16:* 220–230.

GREER, S., MORRIS T.: Psychological Attributes of Women who Develop Breast Cancer: A Controlled Study. J. Psychosom. Res. 1975, *19:* 147–153.

GREER, S., MORRIS T., Pettingae K.W.: Psychological Response to Breast Cancer: Effect on Outcome. The Lancet 1979, 8146 II: 785–787.

GRINKER, R.: Psychosomatic Aspects of the Cancer Problem. Ann. N.Y. Acad. Sci. 1966, *125:* 876–882.

GRISSOM, J.J., WEINER B.J., WEINER E.A.: Psychological Correlates of Cancer. Journal of Consulting Psychology 1975, *43:* 113.

HADDEN J.W., HADDEN E.M., MIDDLETON E. jr.: Lymphocyte blast transformation: I. Demonstration of adrenergic receptors in human peripheral lymphocytes. J.Cell. Immun. 1970, *1:* 583–595.

HAGNELL, O.: The premorbid personality of persons who develop cancer in a total population investigated in 1947 and 1957. Ann. N.Y. Acad. Sci. 1966, *125:* 846–855.

HARBITZ, T.B., HAUGEN O.A.: Histology of the Prostate in Elderly Men. Analysis in an Autopsy Series. Acta Pathol. Microbiol. Scand. 80 A: 756–768.

HEADLEY, D.B.: Premorbid Psychological Factors of Cancer. Biological Psychology Bulletin 1977, *5/1:* 1–16.

HEINSHEIMER, H.: Best Regards to Aida. Knopf, New York 1968.

HERBERGER, W.: Die Rolle Psychosozialer Faktoren im Rahmen der Rehabilitation Geschwulstkranker. Z. ges. Hygiene 1969, *15:* 67ff.

HINTON, J.M.: The physical and mental distress of the dying. Q.J. med. 1963, *32:* 1–21.

HINTON, J.M.: Dying. Harmondsworth: Penguin Books 1967.
HOLDEN, C.: Cancer and the Mind: How Are They Connected. Science 1978, *200:* 1363–1369.
HOLLAND, J.: Psychologic Aspects of Cancer. In: HOLLAND J.F., FREI E.: Cancer Medicine. Lea and Febiger 1973, 991–1021.
HUGGAN, R.E.: Neuroticism and anxiety among women with cancer. J. Psychosom. Res. Oct. 1968, *12:* 215–221.
HUGGAN, R.E.: Neuroticism, distortion and objective manifestations of anxiety in males with malignant disease. Brit. J. Soc. Clin. Psychol. Dec. 68, *7:* 280–285.
HUGGAN R.E.: A critique and possible reinterpretation of the observed low neuroticism scores of male patients with lung cancer. Br. J. Soc. Clin. Psychol. 1968, *7:* 122–128.
IKEMI, Y., NAGAKAWA S., NAGAKAWA T., SUGITA M.: Psychosomatic consideration on cancer patients who have made a narrow escape from death. Dynam. Psychiat. 1975, *8:* 77–93.
JACOBS, S.L.: Cancer: host-resistance and host-acquiescence. In: The psychological variables in human cancer, edited by Gengerelli J.A. and Kirkner F.J., University of California Press Berkeley 1954.
JACOBS, S., OSTFELD A.: An Epidemiological Review of the Mortality of Bereavement. Psychosom. Med. 1977, 39, *5:* 344–357.
JENKINS, C.D.: Psychologic and social precursors of coronary disease. New. Engl. J. Med. 1971, *284:* 244–255, 307–317.
JENKINS, C.D.: Recent evidence supporting psychologic and social risk factors for coronary disease. New. Engl. J. Med. 1976, *294:* 987–994, 1033–1038.
KATZ, J.L., WEINER H., GALLAGHER T.F. et al.: Stress, Distress and Ego Defenses. Psychoendocrine Response to Impending Breast Tumor Biopsy. Arch. Gen. Psychiat. (Chicago) Aug. 1970, 23: 331–342.
KERSEY, J.H., SPECTOR B.D.: Immune deficiency diseases. In: Fraumeni J.F. jr. (Ed.), Persons at High Risk of Cancer, Academic Press, New York 1975.
KISSEN, D.M., EYSENCK H.J.: Personality in male lung cancer patients. J. Psychosom. Res. 1962, *6:* 123–127.
KISSEN, D.M.: Personality characteristics in males conducive to lung cancer. Br. J. Med. Psychol. 1963, *36:* 27–36.
KISSEN, D.M.: The influence of some environmental factors on personality inventory scores in psychosomatic research. J. Psychosom. Res. 1964, *8:* 145–149.
KISSEN, D.M.: Psychosocial factors, personality and lung cancer in men aged 55–64. Brit. J. Med. Psychol. 1967, *40:* 29–43.
KISSEN, D.M., BROWN R.I., KISSEN M.A.: A further report on personality and psychosocial factors in lung cancer. Ann. N.Y. Acad. Sci. 1969, *164:* 535–545.
KISSEN, D.M., RAO L.G.S.: Steroid Excretion Patterns and Personality in Lung Cancer. Ann. N.Y. Acad. Sci. 1969, *164:* 477–481.
KOWAL, S.J.: Emotions as a Cause of Cancer. 18th and 19th Century Contributions. Psychoanal. Review 1955, *42:* 217–227.
KÖNIG, R., et al.: The emotional state of Cancer patients as measured by a psychological test. J. Chron. Dis. 1967, *20:* 923–930.
KRASNOFF, A.: Psychological variables and human cancer: A cross-validation study. Psychosom. Med. 1959, *21:* 291–295.

KRUG, H., KRUG, F., CUATRECASAS P.: Emergence of insulin receptors on human lymphocytes during in vitro transformation. Proc. Nat. Acad. Sci. USA 1972, *69:* 2604–2608.

KÜBLER-ROSS, E.: Reif werden zum Tode. Kreuz-Verlag Stuttgart 1977.

KÜBLER-ROSS, E.: Was können wir noch tun? Kreuz-Verlag Stuttgart und Berlin 1978.

KÜBLER-ROSS, E.: Interviews mit Sterbenden. Kreuz-Verlag, Stuttgart 1969.

LA BARBA, R.C.: Experimental and environmental factors in cancer: a review of resarch with animals. Psychosom. Med. 1970, *32:* 259–276.

LEIBER,L., PLUMB M.M,. GERSTENZANG M.L., HOLLAND J.: The Communication of Affection Between Cancer Patients and their Sponses. Psychosom. Med. 1976, *38:* 6, 379ff.

LE SHAN, L.L., WORTHINGTON R.E.: Personality as a Factor in the Pathogenesis of Cancer: a Review of the Literature. Brit. J. Med. Psych. 1956, *29:* 49–56.

LE SHAN, L., WORTHINGTON R.E.: Loss of cathexes as a common psychodynamic characteristic of cancer patients. An attempt of a clinical hypothesis. Psychol. Reports 1956, *2:* 183–193.

LE SHAN, L.L.: Psychological states as factors in the development of malignant disease: a critical review. J. Natl. Cancer Inst. 1959, *22:* 1–18.

LESHANL., REZNIKOFF M.: A psychological factor apparently associated with neoplastic disease. J. Abnorm. and Soc. Psychology 1960, *60:* 439–440.

LE SHAN, L.L.,: A Basic Psychological Orientation apparently Associated with malignant Disease. Psychiatric Quarterly 1961, *35:* 314–330.

LE SHAN, L.L.: An Emotional Life-History Pattern Associated with Neoplastic Disease. Ann. N.Y. Acad. Sci. 1966, *125:* 780–793.

LESNIAK, M.A., ROTH J., GORDON P., GAVIN, J.R.: III. Human growth hormone radioreceptor assay using cultured human lymphocytes. Nature (New Biol.) 1973, *241:* 20–22.

LINDENMANN, E.: Symptomatology and management of acute grief. American J. Psychiatry 1944, *101:* 141–148.

LIPPMANN, M., HALTERMANN R., PERRY S. et al.: Glucocorticoid proteins in human Leukaemic Lymphoblasts. Nature (New Biol.) 1973, *242:* 157–158.

LOCKE, S.E., HURST M.W., HEISEL J.S. et al.: The influence of stress on the immune response. Annual Meeting American Psychosom. Soc. Washington D.C., April 1, 1978.

MAC MAHON, B., COLE P., BROWN J.: Etiology of breast cancer: A review. J. Natl. Cancer Inst. 1973, *50:* 21–42.

MARMORSTON, J.: Urinary hormone metabolite levels in patients with cancer of the breast, prostate and lung. Ann. N.Y. Acad. Sci. 1966, 125 *(3):* 959–973.

MARMORSTON, J., GELLER P.J., WEINER J.M.: Pretreatment urinary hormone patterns and survival in patients with breast cancer, prostate cancer or lung cancer. Ann. N.Y. Acad. Sci. 1969, 164 *(2):* 483–493.

MEARES, A.: A Regression of Osteogenic Sarcoma Metastases Associated with Intensive Meditation. Med. J. Austr. 1978 *II:* 433.

MERLOO, J.A.M.: Psychological implications of malignant growth. Brit. J. Med. Psychol. 1954, *27:* 210–215.

MILT, H.: The experience and the disease GRIEF. In: Trends in Psychiatry Merck and Co. Inc. 1966.

Mittra, J., Hayward J.L.: Hypothalamic-pituitary-thyroid axis in breast cancer. Lancet 1974, *I:* 885–889.

Mittra, J., Hayward J.L., Mc. Neilly A.S.: Hypothalamic-pituitary-prolactin axis in breast cancer. Lancet 1974, *I:* 889–891.

Morris, T., Greer H.S., White P.: Psychological and social adjustement to mastectomy: a two year follow up study. Cancer, 1977, 40 *(5):* 2381–2387.

Nagel, E., Staub J.J., Nagel G.A.: Zur Biologie des Mammakarzinoms. Schweiz. med. Wschr. 1978, *51/52:* 2050–2059, 2079–2085.

Németh, G., Mezei A.: Personality traits of cancer patients compared with benign tumors on the basis of the Rorschachtest. In: Kissen D. Le Shan, L.L. (Eds.) Psychosomatic Aspects of Neoplastic Disease, Pitman London 1964.

Neumann, C.: Psychische Besonderheiten bei Krebspatientinnen. Z. psychosom. Med. 1959, *5:* 91–101.

Paffenberger, R.S.: Psychosocial Factors in Students Predictive of Cancer. Grant No. 1 RO 1 CA 225 74–01, National Cancer Institute, Bethesda, Md. 1977.

Paloucek, F.P., Graham J.B.: The influence of psychosocial factors on the prognosis of cancer of the cervix. Ann. N.Y. Acad. Sci. 1966, *125:* 814–816.

Parkes, C.M.: Effects of Bereavement on Physical and Mental Health – a Study of the Medical Record of Widows. Brit. med. J. 1964, *2:* 274–279.

Parkes, C.M., Benjamin B., Fitzgerald R.G.: Broken Hearts: a Statistical Study of Increased Mortality Among Widowers. Brit. med. J. 1969, *1:* 740–743.

Parkes, C.M.: The psychosomatic effects of bereavement. In: O. Hill (ed.), Modern Trends in Psychosomatic Medecine. London, Butterworth, 1970.

Parkes, C.M.: Psychosocial transitions: a field for study. Soc. Sci. Med. 1971, *5:* 101–115.

Parkes, C.M., Brown R.J.: Health after bereavement: a controlled Study of joung Boston widows and widowers. Psychosom. Med. 1972, *34:* 449–461.

Pauli, H.K., Trotnow S.: Zur Epidemiologie des Mammakarzinoms. Arch. Gynäk. 1973, *213:* 271–282.

Perrin, G.M., Pierce L.R.: Psychosomatic aspects of cancer: A review. Psychosom. Med. 1959, *5:* 397–421.

Pierpaoli, W., Sorkin E.: Relationship between thymus and hypophysis. Nature 1973, *246:* 405–409.

Rees, W.D., Lutkins S.G.: Mortality of Bereavement. Brit. med. J. 1967, *4:* 13–16.

Reznikoff. M.: Psychological factors in breast cancer. Psychosom. Med. 1955, *17:* 96–108.

Rogers, M.P., Dubey D., Reich P.: The Influence of the Psyche and the Brain on Immunity and Disease Susceptibility: A Critical Review. Psychosom. Med. 1979, *41:* 147–164.

Rosner, B.L.: The use of valid psychological complaints to screen, minimize or deny serious somatic illness. J. Nerv. Ment. Dis. Sept. 1966, *143:* 234–238.

Rotkin, I.D. et al.: Psychosexual factors and cervical cancer. Arch. Gen. Psychiatr. 1965, *13:* 532–536.

ROTKIN, I.D.: Sexual characteristics of a cervical cancer population. Am. J. Publ. Hlth. 1967, *57:* 815–829.
SHEKELLE, R.B.: A Prospective Study of Personality and Risk of Cancer. Grant No. 1 RO 1 CA 225 36–01 National Cancer Institute, Bethesda, Md. 1977.
SIMONTON, O.C., SIMONTON S.: Belief Systems and the Management of the Emotional Aspects of Malignancy. J. transper. Psychol. 1975, *8:* 29–47.
SMITH, D.C., PRENTICE R., THOMPSON D.J., HERRMANN W.L.: Association of exogenous estrogen and endometrial carcinoma. New Engl. J. Med. 1975, *293:* 1164–1167.
SMITHERS, D.W.: Maturation in human tumors. Lancet II, 1969, 949–952.
SNOW, H.: Cancer and the Cancer Process, Churchill London 1893.
SOLOMON G.F., AMKRANT A.A., KASPER P.: Immunity, emotions and stress (with special reference to the mechanisms of stress effects on the immunity system). Ann. Clin. Res. 1974, *6:* 313–322.
SCHMALE A.H. jr., IKER H.P.: The Affect of Hopelessness and the Development of Cancer. I. Identification of Uterine Cervical Cancer in Women with Atypical Cytology. Psychosom. Med. 1966, *28:* 714–721.
SCHMALE, A.H., IKER H.: The Psychological Setting of Uterine Cervical Cancer. Ann. N.Y. Acad. Sci. 1966, *125:* 807–813.
SCHMALE, A.H., IKER H.: Hopelessness as a predictor of cervical cancer. Soc. Sci. Med. April 1971, *5:* 95–100.
SCHMALE, A.H.: Currenct Concept in Cancer: Metastases and disseminated cancer: General management. Psychological reaction to recurrences, metastases or disseminated cancer. Int. J. Radial. Oncol. Biol. Phys. 1976, *1/5–6:* 515–520.
SCHMALE, A., MORROW G., ADER R.: Cancer Leukemia and related diseases: psychosomatic aspects. In: International Encyclopedia of Neurology, Psychiatry, Psychoanalysis and Psychology. New York Van Nostrand Reinhold Co. and copyrighted by Aesculapius Publishers J. Press 1977.
SCHNECK, S.A., PENN I.: De-novo brain tumors in renal transplant recipients. Lancet 1971, *I:* 983–986.
SCHONFIELD, J.: Psychological factors related to delayed return to an earlier life stile in successfully treated cancer patients. J. Psychosom. Res. 1972, *16:* 41–46.
STAVRAKY, K.H., et al.: Psychological Factors in the Outcome of Human Cancer. J. Psychosom. Res. 1968, *12:* 251–259.
STEELE, R. et al.: Sexual factors in the epidemiology of cancer of the prostate. J. Chron. Dis. 1971, *24:* 29–37.
STEPHENSON J.H., GRACE W.J.: Life stress and cancer of the cervix. Psychosom. Med. 1954, *13:* 117–121.
STERN, E., HOPKINS C.E., WEINER J.M., MARMORSTON J.: Hormone excretion patterns in breast and prostate cancer are abnormal. Science 1964, *145:* 716–719.
STOLL, B.A. (Ed.): Risk Factors in Breast Cancer / Psychosomatic factors and tumor growth. London – Heinemann 1976, 193–203.
TARLAU, M., SMALHEISER I.: Personality patterns in patients with malignant tumors of the breast and cervix: an exploratory study. Psychosom. Med. 1951, *13:* 117–121.
THOMAS, C.B., GREENSTREET R.L.: Psychobiological characteristics in youth as predictors of five disease states: Suicide, mental illness, hypertension

and coronary heart disease. Johns Hopkins Medical Journal 1973, *132:* 16–43.

THOMAS, C.B., DUSZYNSKI K.R.: Closeness to parents and the family constellation in a prospective study of five diseases: suicides, mental illness, malignant tumor, hypertension and coronary heart disease. Johns Hopkins Medical Journal 1974, *134:* 251–270.

THOMAS, C.B.: Precursors of premature disease and death: The predictive potential of habits and family attitudes. Ann. Intern. Med. 1976, *85:* 653–658.

THOMAS, C.B., DUSZYNSKI K.R., SHAFTER J.W.: Family Attitudes Reported in Youth as Potential Predictors of Cancer. Psychosom. Med. 1979, *41:* 287–302.

TREUSCH, J.B., HUNT A.B., ROUSUCK A.A.: Infrequency of carcinoma of the uterine cervix among Jewish women. Am J. Obstet. Gynec. 1946, *52:* 162ff.

TROTNOW, S., PAULI H.K.: Gibt es soziale Unterschiede zwischen Frauen mit gutartigen und bösartigen Tumoren? Geburtshilfe und Frauenheilkunde 1972, *32:* 699–701.

WEINER, H.: Psychobiology and Human Disease. Elsevier North Holland Inc. 1977.

WEISMANN, A.D., WORDEN J.W.: The Existential Plight in Cancer: Significance of the first 100 Days. Int. J. Psychiat. in Med. 1976/77, *7:* 1–15.

WEISMANN, A.D., WORDEN J.W.: Psychosocial Analysis of Cancer Deaths. Omega 1975, 6 *(1):* 61–75.

WHEELER, J.J., CALDWELL B.M.: Psychological evaluations of woman with cancer of the breast and of the cervix. Psychosom. Med. 1955, *17:* 256–268.

WOLFF, J.: Die Lehre von der Krebskrankheit von den ältesten Zeiten bis zur Gegenwart. 1. Auflage Jena 1907, Verlag Gustav Fischer.

YOUNG, M., BENJAMIN B., WALLIS C.: The mortality of widows. Lancet 1963, *2:* 454–456.

ZORN, F.: Mars. Kindler München 1977.

ZIEL, H.K., KINKLE W.D.: Increased risk of endometrial carcinoma among users of conjugated estrogens. New Engl. J. Med. 1975, *293:* 1167–1170.

3. Wahrhaftigkeit am Krankenbett

von H.J. Senn

3.1. Einleitung

Krebs ist ein ausgesprochenes – und oft auch lieber nicht ausgesprochenes Reizwort. Es löst bei den meisten Menschen automatisch eine ganze Welle «negativer» Gefühle aus und wird sowohl von den Betroffenen wie auch deren Umwelt meist unmittelbar mit Vorstellungen von schrecklichen *Schmerzen, Leiden* und *Tod* in Zusammenhang gebracht.

Dieses vorurteilshafte Denken ist nicht nur in der Bevölkerung (den sog. medizinischen Laien) noch weit verbreitet, sondern es greift tief hinein in die Reihen der Ärzteschaft und der Pflegeberufe, was für Krebskranke und deren nächste Bezugspersonen u.U. zu einem schwerwiegenden Kommunikationsproblem werden kann. (Meerwein 1977, Senn 1977, Senn 1978)

Wird im Rahmen der – objektiv betrachtet – oft auch recht limitierten Behandlungsmöglichkeiten anderer schwerwiegender Krankheitsgruppen (wie etwa Myokardinfarkt, zerebrovaskulärer Insult, Nieren- oder Leberinsuffizienz, schwere Unfälle usw.) in erster Linie das «Positive» erlebt und im Gedächtnis festgehalten, so wird im Umgang mit Krebskranken viel eher das «Negative» fixiert: d.h. man zählt sich selbst und anderen dauernd auf, wieviele bekannte oder gar unbekannte Menschen dieses «Scheusal unter den Krankheiten» (Zitat aus der Diplomarbeit einer Schwesternschülerin) kumulativ bereits dahingerafft hat. Die Tatsache, dass im Durchschnitt heute jeder 3. Tumorpatient langfristig «geheilt» werden kann (bei einigen Tumorkrankheiten viel mehr, bei anderen wiederum viel weniger) wird *vorurteilshaft* skotomisiert, und dass allein in der Schweiz viele Tausende ehemalige Tumorkranke gesund und sozial integriert ihr Leben heute vielleicht viel «bewusster» gestalten als früher, wird weitgehend verdrängt.

Auf diesem emotional vorurteilshaften Hintergrund ist es denn auch nicht verwunderlich, dass das Informationsproblem und der Kontakt zwischen Tumorpatient mitbetroffenen Angehörigen, Ärzten und Pflegepersonal eine andere Dimension aufweist als die psychosoziale Erlebniswelt in anderen Bereichen der medizinischen Betreuung. Es ist eine eher traurige Tatsache, dass es mit der Arzt-Patient-Angehörigen-Beziehung bei Tumorkranken in unserer kontinental-europäischen Medizin noch nicht zum Besten bestellt ist. Dabei hätten gerade viele dieser vom Schicksal ohnehin schwer geprüften Patienten und deren mitbetroffene Angehörige eigentlich ein *spezielles Anrecht* auf eine besonders gute psychologische Führung durch den zuständigen Arzt ihrer Wahl.

Immer noch entziehen sich viele Ärzte in Spital und Praxis mit unterschiedlicher, oft wenig einfühlbarer Begründung dieser fraglos zeitraubenden, herausfordernden, jedoch wichtigen und dankbaren Aufgabe, wenn auch im Interesse der betroffenen Patienten glücklicherweise festzustellen ist, dass die Zahl dieser «befangenen» Ärzte in den letzten Jahren stark im Abnehmen begriffen ist (AITKON-SWAN et al. 1979, GILBERTSEN et al. 1977, KELLY et al. 1950, MEERWEIN 1978, SENN 1977).

Viele unserer heute in verantwortlicher Position tätigen Ärzte wurden im Laufe ihres Studiums und ihrer Assistentenjahre noch durch Wort, Weisung und Vorbild mehr dazu erzogen, unangenehmen Gesprächen mit sog. «unheilbaren» Patienten *auszuweichen.* Teilweise wurden sie nicht nur zum Fliehen, sondern sogar zur direkten «gnädigen Lüge» angeleitet – einleuchtenderweise zum Schutz des ohnehin vom Schicksal schwer geprüften Patienten. Nach meiner früheren und auch derzeitigen ärztlichen Erfahrung waren es fast ausschliesslich Tumorpatienten, bei welchen dieses ethisch fragwürdige «Ausweichspiel» praktiziert wurde. Wie schon oben erwähnt, ist dies eigentlich erstaunlich, gibt es doch (zumindest im Kompetenzbereich des Internisten) noch eine ganze

Reihe anderer, z.T. ebenfalls «unheilbarer» Patientengruppen mit stark begrenzter Lebenserwartung.

Es ist auch bekannt und durch wissenschaftliche Untersuchungen belegt, wie z.B. die Zimmer «unheilbarer» Tumorpatienten von ärztlichen Vorgesetzten (aber auch vom zugeteilten Pflegepersonal) *gemieden* werden, und zwar nicht erst in der eigentlichen Sterbephase bei bereits gestörter Kommunikation zwischen Arzt und Patient, sondern bezeichnenderweise *vorher* (für Lit.zitat (Klagsburn 1970, Kübler-Ross 1974, Meerwein 1978)). Oft wird die ärztliche Präsenz an den jungen, an Erfahrung und in der Kunst des ärztlich-seelsorgerlichen Gesprächs meist noch mangelhaft ausgebildeten Stationsarzt oder gar an die oft noch jüngere und unerfahrene Stationsschwester delegiert und man ist froh über jede (willkommene) Zimmerabwesenheit des Patienten im Bad, in der Röntgenabteilung usw.

Es ist deshalb wenig verwunderlich, dass immer noch ein grosser Teil vor allem der älteren Arztkollegen in Spital und Praxis ausgesprochene Kommunikationsschwierigkeiten mit «unheilbar» Kranken haben, insbesondere aber mit Tumorpatienten. Verwunderlich ist lediglich, mit welchen recht eigenartigen Erklärungen und Begründungen heute noch – vor allem in deutschsprachigen Ländern – gegen eine offene, wahrhaftig ärztliche Haltung im Verkehr mit Tumorpatienten Stellung bezogen wird und in welcher vorurteilshaften Verdrängung die Folgen dieses Versagens der Arzt-Patienten-Kommunikation von vielen Ärzten, aber auch Angehörigen anderer Pflegeberufe nicht gesehen werden (wollen).

3.2. Praktische Beispiele falscher Informationstechnik

Das Wesen der gestörten Kommunikation mit Tumorkranken wird am deutlichsten dadurch illustriert, dass immer noch vielen dieser Patienten elementarste Informationen über die Natur und den grundsätzlichen Verlauf der Tumorkrankheit wie auch über den Sinn und Nutzen der getroffenen (oder eben unterlassenen) Therapiemassnahmen vorenthalten werden. Nicht selten übersteigt dieser seltsame Kommunikationsblock das Mass der «Nichtinformation» und begibt sich auf den ethisch und auch juristisch problematischen Boden der «Unwahrhaftigkeit am Krankenbett», indem bestimmte, von ihren Ärzten oft psychologisch völlig falsch eingeschätzte Tumorkranke bis hin zu gefälschten Histologieberichten und Ähnlichem «aktiv belogen werden». Dass dies jeweils alles unter dem dürftigen Deckmantel einer mehr als fragwürdigen «Humanität» geschieht, macht die Angelegenheit für den ärztlichen Berufsstand nicht weniger peinlich.

Aus den zahlreichen, in die Hunderte von eigentlichen Leidensgeschichten gehenden Erfahrungen unseres medizinisch-onkologischen Zentrums (welches jährlich weit über 1000 neue Tumorkranke sieht) seien beispielhaft einige bezüglich «ärztlicher Wahrhaftigkeit» *besonders instruktiver Krankengeschichten* beleuchtet:

Fallbeispiel Nr. 2

(Beispiel einer chronischen Nichtinformation:) 38jähriger, psychisch sehr differenzierter Kaufmann mit leider bereits *fortgeschrittenem, inoperablem Colonkarzinom* (2 bioptisch gesicherte Haut-, palpatorisch und szintigraphisch vermutete Metastasenleber, 1 radiologisch vermutete Lungenmetastase). Der Hausarzt vereinbarte mit dem Chirurgen, den Patienten, der «schon immer ein Hypochonder und Neurotiker gewesen sei» nicht über seine schwere Krankheit zu informieren. Der Patient fragte im Spital auch gar nicht viel und gab sich mit oberflächlichen Aufmunterungen anscheinend zufrieden. Niemand erkannte offenbar seine notvolle Ungewissheit und sein unausgesprochenes Erahnen der Natur seines Leidens. Auch bei sichtlicher Zustandsverschlechterung anlässlich der ambulanten Kontrollen beim Hausarzt und in lockerer Folge beim Chirurgen, erfolgte *kein klärendes Gespräch.* Der Patient sprach mit seinen Ärzten immer weniger, wurde verschlossen und feindselig gegen seinen Hausarzt und begab sich auch nicht mehr in die vorgesehene Nachkontrolle seines Chirurgen. Er meldete sich dann selbständig und in grosser innerer Not bei mir zu einer Aussprache mit den Anfangsworten: «ich hoffe, endlich einmal mit jemandem offen und vertrauensvoll über mein Schicksal reden und meine Zukunft planen zu können. Ich habe doch Krebs. Ich sehe es mir ja selbst im Spiegel an». Der junge Mann fasste nach einer längeren klärenden Aussprache ausserhalb der Sprechstunde wieder Vertrauen, später auch wieder zu seinem Hausarzt und kostete seine «rationierte Zeit» voll aus. Er lebte darnach noch 11 Monate unter temporär erfolgreicher zytostatischer Chemotherapie und reifte (nach seinen eigenen Worten) in diesem letzten Lebensjahr mehr als in den vorangegangenen 38 Jahren zusammen. Unter Führung eines erfahrenen Seelsorgers legte er sein (menschlich gesehen unvollendetes) Leben in Gottes Hand und starb zuversichtlich und in der Überzeugung, «dass es sich dennoch gelohnt habe».

Fallbeispiel Nr. 3

(Beispiel einer krassen Fehlinformation:) Bei einer 54jährigen, offenbar sehr sensiblen Patientin wurde aufgrund einer längerfristigen ungeklärten Oberbauchsymptomatik radiologisch und endoskopisch die Diagnose eines weit *fortgeschrittenen, inoperablen Magenkarzinoms* gestellt. Monatelang hatte ihr Hausarzt sie vertröstet, dass alles nur «nervöser Natur sei». Man vereinbarte ärztlicherseits (zu wessen Schutz wohl?) der Patientin mitzuteilen, sie hätte «lediglich ein grosses Magengeschwür». Die resolute Patientin wollte jedoch umgehend operiert werden, erhielt jedoch zur Antwort, dass «Geschwür und belanglose Verwachsungen jetzt noch keiner Operation bedürften». Die Oberbauchschmerzen nahmen jedoch unangenehm zu. Als Antwort auf ihre grübelnde Skepsis fertigte man der Patientin sogar ein *von einem Dozenten unterzeichnetes falsches Zeugnis samt gefälschtem Histologiebericht* aus und sandte sie zur Erholung in ein Kurhaus. Von dort aus erfolgte wegen zunehmender narkotikaabhängiger Oberbauchschmerzen und unstillbarem Erbrechen die Notfallüberweisung in unsere Klinik. Beim Spitaleintritt war die gequälte Patientin unruhig, fordernd und «schnoddrig» mit dem Pflegepersonal. Sie verstand nicht, weshalb sie überhaupt Schmerzen hatte und machte ihren früheren Ärzten schwerste Vorwürfe, weil sie nicht (gemäss ihres Wunsches) operiert worden war. Trotz fortschreitender Kachexie und immer peinlicher werdender Lage versuchten die begleitenden Angehörigen nach telefonischer Rücksprache mit den früheren Ärzten, diese «fehlinformierte Scheinwelt» aufrechtzuerhalten, um «nicht das Gesicht zu verlieren und der Patientin die letzte Vertrauensbasis zu zerstören» (!), wie man uns von ärztlicher Seite telefonisch mitteilte. Unter dem Druck der unhaltbaren Situation und der fragenden Spannung von Seiten der Patientin wurde sie offen, jedoch taktvoll informiert, und es wurde ihr soweit möglich unsere menschliche Hilfe angeboten. Die Folgen dieses (viel zu späten) Informationsgesprächs waren vorerst eine *verständliche Wut auf ihre Angehörigen und früheren Ärzte* und dann eine mehrtägige Phase ebenfalls einfühlbarer reaktiver Depression. Knapp eine Woche später verliess jedoch die Patientin *ohne weiteren Narkotikabedarf* zu Fuss das Spital: ernster geworden, jedoch völlig ruhig und hatte vor ihrem 3 Monate später zuhause eintretenden Tod im Geschäfts- und Verwandtenkreis noch vieles zu klären und zu ordnen.

Fallbeispiel Nr. 4

(Beispiel einer falschen Informationstechnik:) Bei einer 41jährigen Patientin wurde durch den Frauenarzt anlässlich einer verspäteten Routinekontrolle (Intervall mehr als 3 Jahre) ein leider *fortgeschrittenes Portiokarzinom* mit Infiltration der Parametrien festgestellt. Operation und Nachbestrahlung erfolgten dann überstürzt und – auf dringlichen Wunsch des Ehemanns und des ihn beeinflussenden Hausarztes – *ohne Angabe des wahren Grundes* an die Patientin. Man sprach von «operativem Ausschalten einer sonst gefährlichen Blutungsquelle und eines Gebärmuttervorfalls». Als die Frau nach der Operation kategorisch Bescheid wissen wollte, wichen ihr die Spitalärzte aus und wiederholten die *Scheindiagnose.* Auch der nachbehandelnde Strahlentherapeut wurde angehalten, «mit der Patientin doch dieselbe Sprache zu reden». Doch die intelligente Patientin liess sich nicht mehr länger hinhalten, wurde immer skeptischer und verweigerte nach 10 Bestrahlungssitzungen die Wei-

terbehandlung «falls man ihr nicht klaren Wein einschenke, warum dies alles geschähe». Unter diesem Sachzwang stehend händigte ihr der zuständige gynäkologische Oberarzt im Spital anstelle eines klärenden, wenn auch unangenehmen Gesprächs *ihre Krankengeschichte aus,* mit der Bemerkung: «Wenn Sie es unbedingt wissen wollen, können Sie alles selbst nachlesen». Die Patientin entnahm somit ihren Krankenakten, dass sie ein «weitgehend hoffnungsloser Fall mit leider äusserst schlechter Langzeitprognose sei» (Zitat des operierenden Arztes aus dem Brief an den einweisenden Hausarzt). *Die Patientin lebt aber heute noch, 11 Jahre nach der «hoffnungslosen» Lagebeurteilung durch den Gynäkologen.* Allerdings hat sie nach dem damaligen «totalen Informationsschock» verständlicherweise ihre Ärzte gewechselt.

Fallbeispiel Nr. 5

(Beispiel einer unzweckmässigen Angehörigeninformation:) 47jährige Hausfrau mit peritonealer Aussaat eines leider wie meistens spät diagnostizierten Ovarialkarzinoms samt Aszites. Die Frau hatte ihr ganzes Leben lang hart gearbeitet, war seit 5 Jahren verwitwet und sorgte bis vor kurzem für ihre 5 z.T. noch schulpflichtigen Kinder. Ihr Arzt wagte nicht, offen mit ihr über die Krankheit zu reden, da die Patientin «von früher her schon depressiv veranlagt sei». Man sprach ärztlicherseits im Regionalspital und in der hausärztlichen Praxis von «chronischer Entzündung und Verwachsungen im Bauche». Dennoch erfolgte (um angesichts der Kinder nichts unversucht zu lassen) die konsiliarische Überweisung an den medizinischen Onkologen. Dies war allerdings verbunden mit dem *dringlichen kollegialen Wunsch, der Patientin nichts von der schwerwiegenden Diagnose zu sagen.* Dies sei umso weniger nötig, als der Hausarzt (da der Ehemann der Patientin verstorben war) bereits Bruder und Schwägerin informiert habe, was wohl genügen dürfte. Es «genügte»: 5 Wochen später, anlässlich der Osterfeiertage titulierte die streitbare und *leider nur allzu gut informierte Schwägerin* die Patientin in einer offenbar häufig vorkommenden Familienauseinandersetzung als «eine ohnehin bald abserbelnde Krebstante». Die «Depression» nach dieser unzweckmässigen, nicht-ärztlichen Information war entsprechend ausgeprägt. Es war verständlich, wenn auch in keiner Weise angestrebt und zweckmässig, dass die Patientin dann um Hilfe im geographisch weit entfernten Tumorzentrum suchte, und nicht bei ihrem Hausarzt.

3.3. Für und Wider einer offenen wahrhaftigen Patienteninformation

Auch wenn die medizinischen Onkologen keine Verfechter einer sturen, mechanischen Informationstaktik sind, lässt sich 1979 nicht länger bestreiten, dass der Grossteil der Tumorpatienten unserer Zeit für eine offene, sachliche und hilfreiche Informationstaktik ihrer Ärzte dankbar ist (Bock 1977, Day 1966, Glaus 1977, Koller 1979, Nagel 1979, Senn 1977, 1978, 1979).

Welches sind nun die Gründe, die aus der Sicht des medizinischen Onkologen nebst des unmissverständlich dokumentierten Informationsbedürfnisses von Seiten des Patienten weiter *für* eine offene, wahrhaftige Informationstaktik auch bei Kranken mit sog. «bösartig-unheilbaren» Leiden sprechen?

a. Vermeiden der kommunikativen Isolation des Tumorpatienten von seiner Umgebung (Nicht- sowie Fehlinformation trennt: man muss sich ausweichen, vgl. obige Beispiele).
b. Die ohnehin gesellschaftspolitisch sinkende Glaubwürdigkeit des Arztes nicht noch durch «Unwahrhaftigkeit» aufs Spiel setzen.
c. Den Patienten nicht um wertvolle Lebenszeit betrügen (nötige Konfliktverarbeitung, Reifungs- und Ablösungsprozess, Handlungsfreiheit wahren).
d. Das Verständnis des Patienten für seine Krankheit und deren eventuell nötige, einschneidende Behandlungsschritte erwecken (Kooperation).
e. Medizinische Pflege und seelische Führung des Patienten in der Krise erleichtern (Pflegepersonal, Seelsorge).
f. Keine Illusionen, sondern ehrliche Hoffnung und Trost schenken.

Welches sind die Gründe, die vielfach von ärztlicher Seite (insbesondere von operativ tätigen Ärzten) *gegen* eine offene und wahrhaftige Informationspolitik bei Tumorpatienten geäussert werden:

a. Angst vor den angeblich negativen Folgen einer allzu offenen Informationstaktik (Schutz des Patienten durch Verschweigen bzw. «gnädige Lügen»).
b. Ärztlich vermutete Verarbeitungsschwierigkeiten infolge Intelligenz- und Reifegrad des Patienten (Jugendliche, «einfache Leute», höheres Alter usw.).
c. Angeblich hohe Suizidgefahr bei informierten Krebspatienten.

d. Information der nächsten zuständigen Angehörigen genügt, «leichter» durchzuführen für den Arzt.
e. Therapeutischer Nihilismus, oft basierend auf vorurteilshaft verarbeiteter, einseitiger kasuistischer Erfahrung und mangelnder Weiterbildung (Schema «Krebs = Tod»).

Zu diesen *Gegenargumenten* ist zu sagen, dass die oft ins Feld geführte «Angst vor den Folgen eines allzu offenen Gesprächs» in den meisten Fällen einer nüchternen Betrachtungsweise nicht standhält. Der so Argumentierende frage sich vorerst einmal in der Stille «wahrhaftig» selbst, *wen* er denn mit der vorenthaltenden unangenehmen Information eigentlich schützen will, den angeblich nicht belastbaren Patienten – oder vielleicht in erster Linie sich selbst? Dasselbe gilt wohl auch für entsprechend eingestellte Angehörige des Tumorkranken. Es ist erstaunlich, was in diesbezüglichen eingehenden Gesprächen mit Arztkollegen, Krankenschwestern und Familienangehörigen oft an uneingestandener «Krebsangst» und verdrängter eigener «Todesangst» zum Vorschein kommt (KLAGSBURN 1970, KÜBLER-ROSS 1974, MEERWEIN 1977, 1978, OKEN 1961, SENN 1977, 1978, 1979).

Bezüglich *Suizidgefahr bei Tumorpatienten* steht fest, dass primär wegen des Wissens um die Natur der Krankheit verübte Suizidversuche und geglückte Suizidfälle in dieser schwer geprüften Patientenkategorie prozentual nicht häufiger sind als in der «gesunden» Durchschnittsbevölkerung» (FARBEROW 1970). Zahlenmässig fündige Literaturangaben zu diesem Thema sind bisher allerdings etwas dürftig. Nach unserer eigenen Erfahrung im Umkreis eines grossen regionalen onkologischen Zentrums mit ziemlich lückenloser Konsiliarfunktion in den umgebenden Regionalspitälern ist es immer wieder erstaunlich zu sehen, welch grosser Prozentsatz von hartangefochtenen Patienten mit Tumorleiden im Laufe ihrer Krankheit zu einer *bewundernswert tragfähigen Verarbeitung ihres Leidens heranreifen.* Im direkten Kontakt mit über 10'000 Malignom-Patienten haben wir in den letzten 10 Jahren *nur zweimal von erfolgreichen Suizidfällen* Kenntnis erhalten, wobei nur in *einem Fall* (47jähriger Patient mit inoperablem Larynxkarzinom) eine unzweckmässige ärztliche Informationstaktik am Suizidtentamen mitverantwortlich war. *Das zweite Suizidereignis* betrifft einen 68jährigen Patienten mit inoperablem Magenkarzinom: dieser erschoss sich anlässlich eines erbetenen Spitalurlaubs zuhause, nicht etwa wegen des Wissens um die Ausweglosigkeit seiner ihm wohlbekannten Diagnose, sondern weil ihm tags zuvor sein einziger ihn besuchender Sohn im Affekt erklärt hatte, er solle jetzt lieber möglichst rasch sterben, als noch unnötigerweise viel von seinem mageren Erbe an die Ärzte zu vergeuden (SENN 1977). Unter 125 bezüglich Leitmotiv ausgewerteten *Suizidtentamen* unserer intermedizinischen Intensivstation am Kantonsspital St. Gallen befand sich (nebst vielen jungen und alten anderweitig Gesunden) nur ein *einziger Tumor-Patient,* welcher nebst schweren sozialen Ausweglosigkeiten auch das Mitwissen um die medizinische Ausweglosigkeit seines Plattenepithelcarzinoms der oberen Luftwege als Nebenmotiv angab.

Wie schon im oben erwähnten Beispiel einer «unzweckmässigen Angehörigeninformation» (unter Kap. 3.2.) wird auch in diesen uns bekannten und statistisch extrem seltenen Suizidbeispielen von Tumorpatienten klar, mit wieviel Unverstand und oft Berechnung «Unheilbarkranke» oft von ihren engsten Angehörigen behandelt werden (SENN 1978). Nicht selten sieht sich der verantwortliche Arzt in die beiderseits Verständnis erweckende Rolle eines «Vermittlers zwischen Patient und Umgebung» gedrängt – eine Aufgabe, welcher er nur mit *Offenheit und Wahrhaftigkeit* gewachsen ist.

3.4 Gründe zum Umdenken

Tab. 1 umfasst die wichtigsten Gründe, welche unseres Erachtens ein ärztliches Umdenken bezüglich Offenheit und Wahrhaftigkeit im Umgang mit Tumorpatienten erfordern. Wenn wir Ärzte in Spital und Praxis uns weiterhin zu Komplizen der «Unwahrhaftigkeit am Krankenbett» hergeben, wird der Tumorkranke den unerwünschten Trend hin zum

Tabelle 1 Gründe zum ärztlichen Umdenken bezüglich Offenheit und Wahrhaftigkeit in der Information von Tumorpatienten

1. Echte Therapiefortschritte in den letzten zehn bis zwanzig Jahren bei einer Reihe früher völlig «inkurabler» Tumorkrankheiten: «Unheilbare» Patienten werden innerhalb ein bis zwei Ärzteausbildungsgenerationen «heilbar» wie z.B. akute lymphatische Leukämie bei Jugendlichen, disseminierte maligne Lymphome im Erwachsenenalter, Chorio-Karzinom der Frau, Knochensarkome, Hodenteratokarzinome usw.
2. Eingehendere psychologische Erkenntnisse im Umgang mit überlebenden Tumorkranken sowie Sterbenden (E. KÜBLER-ROSS, P. SPORKEN).
3. «Entmythologisierung» des Tumorproblems bei Ärzten und Pflegeberufen durch Einbau der klinischen Onkologie in den regulären Ausbildungs- und Fortbildungsplan.
4. Dauernde Veränderungen der Arzt-Patienten-Beziehung in Richtung «mündiger» Patient, sowie gesellschaftliche Beeinträchtigung der ärztlichen Glaubwürdigkeit.
5. Fortschreitende, teils erfreulich sachliche Publikumsinformationen über Tumorkrankheiten durch Massenmedien, Presse, Laienvorträge usw.
6. Rechtliche und ökonomische Faktoren (vor allem in der amerikanischen Medizin und Gerichtspraxis weit fortgeschritten)

spezialisierten Onkologiezentrum nicht nur aus fachtechnischen, sondern vor allem auch aus *psychologischen Gründen* noch ausgeprägter entwickeln. Weiter wird der Krebspatient so in noch vermehrtem Masse in die längst offenen Arme (und Geldbeutel) psychologisch geschickter agierender *Scharlatane* getrieben.

3.5. Was meint der Tumorpatient zur Wahrhaftigkeit seiner Ärzte?

Im Gegensatz zur hausärztlichen Praxis, zum Regionalspital und zu anderen Fachkliniken grosser Spitalzentren (wo Patienten mit Neoplasien seltener und deshalb «etwas anderes sind»), begegnet der internistische Onkologe jährlich vielen Hunderten dieser medizinisch und psychisch oft recht schwierigen und anspruchsvollen Tumorkranken. Es entwickelt sich daraus zwangsläufig zu diesen Patienten eine *vertief-*

te Einstellung, welche nicht zuletzt Frucht vieler eingehender Gespräche ist – Schicksalsgemeinschaften, welche oft bis in die Sterbephase hinein weitergehen. Vielfach ist der medizinische Onkologe im Spital, Tumorambulatorium oder neuerdings auch in der freien internistischen Praxis nicht so sehr kraft seiner «besseren» moderneren Therapiemöglichkeiten als kraft seiner *grösseren Erfahrung im Umgang mit Tumorkranken* eine Art von «Ombudsmann», welcher in der verständlichen Verzweiflungssituation des Patienten zwischen diesem, seinen oft zu hektischer paramedizinischer Polypragmasie ratenden Angehörigen, dem vielleicht überlasteten Hausarzt und dem am Problem nicht länger interessierten früheren Chirurgen vermitteln soll.

Das Ausmass des *Informations- und Kommunikationsnotstands* im Umgang mit Tumorkranken in Praxis und Allgemeinspital kann nur ermessen, wer gewohnt – und auch bereit – ist, sich mit diesen Menschen und ihren Sorgen zusammenzusetzen. *Tab. 2* umfasst einige der häufigsten *Klagen-Kategorien* vieler bezüglich ihrer Patienten-Arzt-Beziehungen frustrierter Tumorkranker. Es handelt sich dabei nicht um mittels der didaktischen Lupe zusammengesuchte Raritäten, sondern um *Prototypen* von Antworten und Gesprächen Hunderter von Krebspatienten aus unserem grossen

Tabelle 2 Häufigste Klagen-Kategorien schlecht oder nicht informierter Tumorkranker

- «Ich glaube, mein Arzt hat Angst vor mir. Er lässt mich während der kurzen Zeit in der Sprechstunde nie zu Wort kommen und geht mir wo immer möglich aus dem Weg.»
- «Ich bin froh, wieder einmal ins Spital (Tumorambulatorium) kommen zu dürfen. Hier kann ich endlich wieder offen über meine Krankheit und Probleme reden.»
- «Ich komme mir vor wie aussätzig oder ausgestossen. Man tuschelt mit meinen Angehörigen und weicht mir aus. Alle sind so komisch.»
- «Mein Arzt meint zwar, ich wüsste nicht, dass ich Krebs habe. Ich möchte ihn damit nicht auch noch belasten und rede darüber lieber mit Ihnen im Spital.»
- «Warum hat man mir das nicht alles viel früher gesagt? Man hat mich um eine wichtige Zeit meines Lebens betrogen. Die Ärzte sind alle Lügner.»

Einzugsgebiet (darunter viele aus den Grenzgebieten des nahen deutschen und österreichischen Auslandes).

Diese Patientenaussagen sind es wert, sine ira et studio ernst genommen und überdacht zu werden. An dieser Kommunikationsnotlage ändert sich auch dann nichts Wesentliches, wenn einige Arztkollegen in Praxis und Spital vereinzelte traumatisierende Beispiele unheilvoller Effekte eines allzu offenen Umgangs mit «unheilbaren» Patienten zitieren. Dass es ausnahmsweise und nicht einmal unbedingt voraussehbar zu solchen (bei guter Patientenführung meist temporären) negativen Informationsfolgen kommen kann, ist kaum zu bestreiten. Das dadurch in Einzelfällen betrüblicherweise gestiftete echte oder angebliche «Unheil» dürfte aber erfahrungsgemäss in keinem Verhältnis stehen zur inneren Not einer grossen Zahl nicht oder falsch informierter und damit von ihrer pflegenden Umgebung irgendwie isolierter Tumorkranker.

3.6. Das Wahrheitsproblem in seiner Beziehung zur Begegnung des Arztes mit dem Tod

Erfahrungsgemäss haben bestimmte Fachgruppen von Ärzten in Spital und Praxis – und eigenartigerweise auch viele Hausärzte – offenbar besondere Mühe mit der «Wahrhaftigkeit am Krankenbett». Dies könnte nebst den bisher fragmentarisch dargelegten Gründen auch mit einer recht unterschiedlichen «quantitativen» sowie «qualitativen» Exposition diverser ärztlicher Spezialistengruppen zum Problem des Sterbevorgangs und zum Tod ihrer Patienten zu tun haben. *Abbildung 1* veranschaulicht einen Versuch, die Wahrscheinlichkeit der Sterbekonfrontation der Ärzte diverser Kliniken des Kantonsspitals St. Gallen anhand der prozentualen Anteile von Todesfällen am Gesamtkrankengut der jeweiligen Klinik graphisch darzustellen. Selbstverständlich lässt eine solche «Berechnung» Wünsche übrig: so wird beispielsweise nur die Zahl der Todesfälle, nicht aber die für unsere Fragestellung wahrscheinlich ebenso wichtige Sterbe-

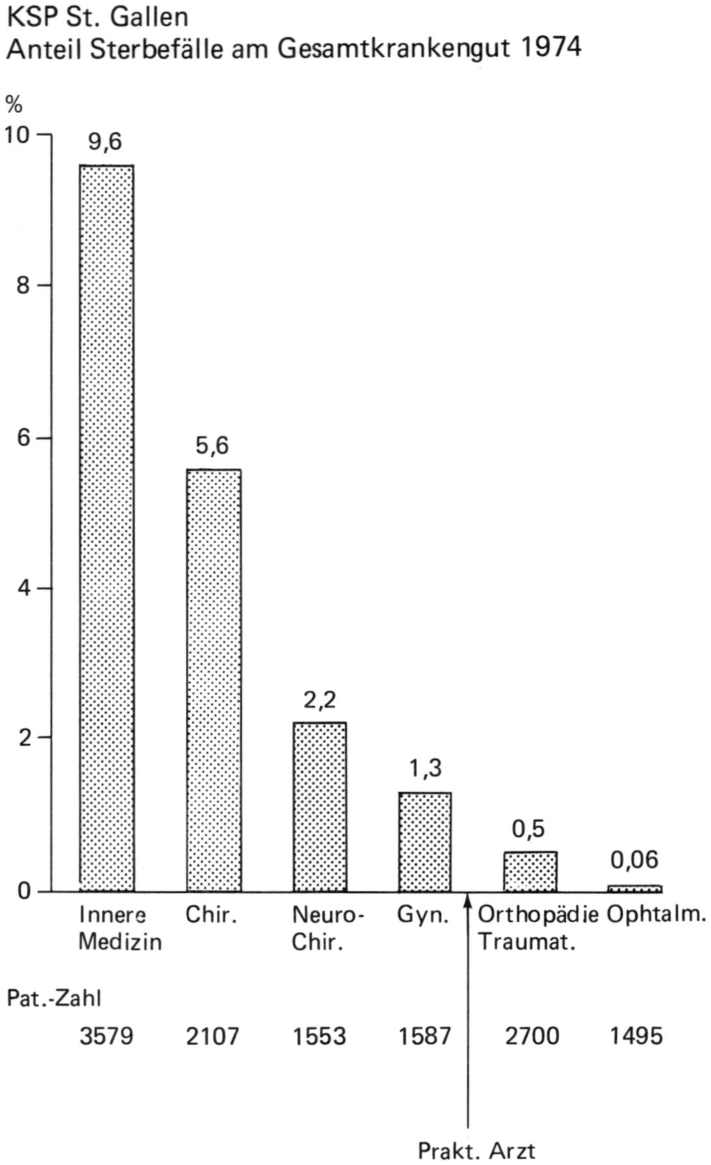

Abbildung 1 Anteil Sterbefälle am stationären Gesamtkrankengut der einzelnen Fachkliniken des Kantonsspitals St. Gallen im Jahre 1974.

phase, d.h. die *Intensität und Dauer der effektiven Konfrontation von Ärzten und Pflegepersonal mit sterbenden Patienten* berücksichtigt (18).

Aus *Abbildung 1* wird deutlich, dass (zumindest im Spitalbereich) der *Internist* weitaus am häufigsten mit Sterben und Tod seiner Patienten konfrontiert ist, sieht er doch ca. 10% seiner eingewiesenen Patienten ad exitum kommen. Man darf wohl erfahrungsgemäss annehmen, dass die meisten dieser Patienten durch das Personal internistischer Kliniken auf diesen Zeitpunkt hin längerfristig und intensiv zu betreuen waren. Die Unterteilung nach bestimmten internmedizinischen Fachabteilungen (im Kantonsspital St. Gallen z.B. 3 medizinische Kliniken mit unterschiedlichen Fachschwerpunkten) spielt dabei für das Ausmass der «Sterbekonfrontation» des Personals eine untergeordnete Rolle.

Auffallend hoch ist auch noch der Anteil Sterbefälle der *Allgemeinchirurgie* (im Fall von Abb. 1 vorwiegend Viszeral- und Thoraxchirurgie). Dabei ist zu beachten, dass dieser Prozentsatz in andern, insbesondere kleineren Spitälern mit integrierter chirurgischer Abteilung (d.h. inkl. Orthopädie, Traumatologie, Urologie etc.) erheblich kleiner sein dürfte. Bereits *deutlich seltener* ist das patientenbezogene «Sterbeerlebnis» für den Neurochirurgen, HNO-Spezialisten, Gynäkologen und Orthopäden und für den Ophthalmologen ist ein Todesfall eine ausgesprochene Rarität.

Wo steht nun in diesem «Todeskonfrontationsdiagramm» der *praktizierende Arzt?* Nicht selten hört man als Klinikleiter gerade inbezug auf das Informationsproblem bei Tumorkranken den Vorwurf aus der Praxis, die Spitalärzte hätten gut reden, da schliesslich dann doch der Hausarzt den Patienten in der Sterbevorbereitungs- und Todesphase zuhause allein verkraften müsse. Angesichts der Tatsache, dass sich heute weit über 50 % – in Grossstädten oft bis 80 % – der Sterbefälle *in Spitälern und Heimen* ereignen, wo sich das Patienten-Todeserlebnis auf relativ wenig Ärzte und Schwestern bestimmter Fachrichtungen (meist Internisten) konzentriert, ist jedoch diese Argumentation überprüfungswürdig. Bei einer derzeitigen Sterberate von rund 10 von 1000 Lebenden pro

Jahr und einem mittleren Anteil von 50–60% Spitaltodesfällen, sieht der praktizierende Arzt in einem Dorf (Teil) mit ca. 1000 Einwohnern im Mittel jährlich höchstens noch 4–5 Todesfälle zuhause. Wenn ungefähr 1/3 der nominellen Einwohner seines Praxiskreises zu seinen «Patienten» zählt, entspricht dies einem prozentualen Anteil Todesfällen an den Krankenzahlen von 1–2%, wobei wahrscheinlich je nach Landesgegend und ärztlicher Tätigkeit (wie auch im Spital) wieder erhebliche Unterschiede bestehen dürften (SENN 1977).

Einmal davon abgesehen ist jedoch unverkennbar, *dass die Begegnung mit dem sterbenden Patienten in der Praxis heute recht klein geworden ist* und der durchschnittliche praktizierende Arzt deshalb im «Todeskonfrontationsdiagramm» in der Abbildung weit rechts aussen angesiedelt werden müsste, etwa im Bereiche der gynäkologischen und orthopädisch-traumatologischen Spitalärzte. Es ist durchaus wahrscheinlich, dass der Anteil an «Todeskonfrontation» in der Praxis noch vor 20–30 Jahren *anders* ausgesehen hätte, indem der unverkennbare Drang zur Einlieferung potentiell terminaler Patienten ins Spital aus sozialer Notwendigkeit oder medizinischer Übererwartung eine recht moderne Erscheinung ist.

Wenn auch in diesen quantitativen Überlegungen die *qualitative Auseinandersetzung* mit dem «Wie» bzw. dem «Wie lange» des Sterbens der jeweiligen Patientengruppe nicht berücksichtigt bleibt, gibt doch diese Darstellung vielleicht etwas Einblick in die Schwierigkeiten, welche bestimmte Ärztegruppen angesichts des Problems der Offenheit und Wahrhaftigkeit am Krankenbett «unheilbarer Patienten» befallen. Könnte diese in den letzten Jahrzehnten fraglos geschwundene Auseinandersetzung vor allem des praktizierenden Arztes mit dem Sterben und Tod seiner Patienten eventuell auch mitschuldig sein an gewissen Kommunikationsschwierigkeiten bezüglich der «Wahrhaftigkeit am Krankenbett»?

3.7. Vom «Wie» der geeigneten Patienteninformation bei Tumorkranken

Das Problem einer zweckmässigen Information und Gesprächsführung bei echt oder vermeintlich «unheilbaren» Tumorkranken ist im Laufe der therapeutischen Entwicklungen der letzten Jahre erst recht komplex geworden, indem sich unvermeidlich ausser dem meist zuerst konsultierten Hausarzt *eine ganze Reihe anderer Ärzte und Pflegepersonen* phasenweise oder alternierend um den betreffenden Patienten kümmern: der Chirurg, postoperativ eventuell der Strahlentherapeut, dann vielleicht der Sanatoriumsarzt bei einer «Nachkur», später beim Tumorrezidiv meist der medizinische Onkologe und – für das Informationsproblem nicht unerheblich – dazwischen eine ganze Schar Pflegepersonal von der Krankenhaus- bis zur Gemeindeschwester, nebst Sozialarbeitern, Krebsliga-Fürsorgeschwestern, Seelsorgern, Laienhelfern und anderen.

Als *medizinische Onkologen* sind wir gezwungenermassen meist erst die dritte oder vierte ärztliche Instanz, welcher der Patient zugewiesen wird, dies auch informatorisch und bezüglich psychologischer Führung im Krankheitsverlauf. *Das Problem der «Wahrhaftigkeit am Krankenbett» kann deshalb letztlich nicht durch den internistischen Onkologen gelöst werden, sondern nur durch eine vorurteilslose und zweckmässige Begegnung zwischen Patient und Arzt in den sog. «ersten Anlaufstellen», d.h. in der hausärztlichen Praxis und insbesondere bei den operativ tätigen Kollegen im Allgemeinspital.*

Auch wenn wir medizinische Onkologen keine Verfechter einer sturen, mechanischen Informationspolitik sind, lässt sich 1979 nicht länger bestreiten, dass der Grossteil der Tumorpatienten von heute für eine offene, sachliche und hilfreiche Informations- und Gesprächstaktik ihrer Ärzte dankbar ist. Ärzte, welche dieses *Patientenbedürfnis* unter dem dürftigen und oft fragwürdigen Deckmantel der Humanität zu unterlaufen versuchen, mögen doch einmal bedenken, welchen irreparablen Schaden sie gerade in der heutigen, zunehmend ärztefeindlichen Zeit ihrer eigenen Glaubwürdigkeit und derjenigen der gesamten Berufsgruppe der Ärzte zufügen.

Hier ist noch ein Wort am Platz zur *Technik der sog. «schrittweisen Information» des Tumorpatienten.* Solange damit ein behutsames, schrittweises und sich über mehrere Arzt-Patienten-Begegnungen hinziehendes Einführen des Kranken in seine wirkliche Lage gemeint ist, ist gegen die Technik nicht das Geringste einzuwenden – sie ist im Gegenteil sehr empfehlenswert. Oft lassen uns jedoch die vielen, durch die Medienpublizität «vororientierten» Patienten dazu leider *kaum mehr Zeit.* Wenn jedoch (was unserer Erfahrung nach eher die Regel ist) unter «schrittweiser Information» vorerst einmal verstanden wird, den Patienten nach der Resektion des Primärtumors *nicht* oder *falsch zu informieren,* um ihn dann beim späteren Rezidiv selbst oder durch andere Ärzte «die Wahrheit herausfinden zu lassen», so hat diese Taktik wohl eher mit unwürdigem Fliehen vor der Verantwortung als mit weiser Ethik zu tun. Eine Notlüge als Basis trägt auch die bestgemeinten späteren, korrigierenden Informationsschritte nicht mehr: für den ohnehin schwergeprüften Patienten, welcher sich durch die spätere Krankheitsentwicklung geprellt fühlt, haben sich seine früheren Ärzte zu Komplizen der «Unwahrhaftigkeit am Krankenbett» gemacht. *Es ist in diesem Zusammenhang auch auffallend, dass eigentlich immer dieselben Ärzte über schlechte Erfahrungen mit einer offenen Patienteninformation klagen und vor deren unheilvollen Folgen warnen.* Diese «ärztliche Selektion» mag darauf hindeuten, dass es wahrscheinlich nicht so sehr darum geht, «ob» Wahrhaftigkeit am Krankenbett herrschen soll oder nicht, sondern vielmehr um die Frage des «Wie».

Wenn ich mir zum Abschluss dieses Kapitels erlaube, bezüglich Offenheit und Wahrhaftigkeit im Umgang mit Krebspatienten einige allgemeine Ratschläge zu vermitteln, so geschieht dies nicht in der leidigen Verblendung, der medizinische Onkologe als «Krebsspezialist» hätte für diese schwierigen, individuellen Probleme unfehlbare Patentrezepte anzu-

Tabelle 3 Praktische Hinweise für eine «wahrhftigere» Informations- und Betreuungspolitik bei Tumorkranken

1. Den Patienten vorerst kennenlernen und zu ihm ein persönliches Vertrauensverhältnis schaffen (womit sich «Lügen» z.B. schlecht vertragen!) In der Regel nicht anlässlich der ersten Konsultation oder beim Spitaleintritt informieren.
2. Den subjektiven Informationsstand des Patienten ergründen durch «abholende» informative Gegenfragen (z.B.: Was meinen Sie zu Ihrer Krankheit? Haben Sie sich auch schon Gedanken über Ihre Zukunft gemacht?). Über 90% aller Tumorpatienten ahnen ihre Diagnose.
3. Sich durch Indifferenz und Schweigen gewisser Patienten nicht täuschen lassen, die klärende Gesprächsmöglichkeit zumindest anbieten (z.B.: Ist es Ihnen ein Bedürfnis, einmal mit mir oder einer anderen Ihnen vertrauten Person über Ihre Krankheitssituation und Ihre Zukunft zu sprechen?). Sich als Arzt nicht scheuen, eventuell geeignetere Gesprächspartner wie den Seelsorger, einen Kollegen oder eine erfahrene Krankenschwester einzusetzen.
4. Taktvoll und dem Verständnis des Patienten angepasst informieren und dabei eher von «bösartigem Tumor» als von «Krebs» sprechen. «Den Krebs» gibt es nicht, dafür Dutzende prognostisch ganz unterschiedlich verlaufende Tumorkrankheiten; auch sind nicht alle Tumoren wie z.B. Lymphome und Leukämien «Krebs».
5. Das Tumorleiden des Patienten in den Kontext anderer ernsthafter Krankheiten stellen und dafür sachliche und verständliche Quervergleiche brauchen (Patienten mit einer ganzen Reihe von Tumorkrankheiten wie Mammakarzinom, colo-rektale Karzinome, maligne Lymphome usw. haben heute eine höhere Lebenserwartung als viele andere internistische Leiden wie z.B. Herzinfarkt, Leberzirrhose, Niereninsuffizienz, gewisse Kollagenosen usw.).
6. Immer Hoffnung offenlassen, auch in sogenannten «hoffnungslosen» Situationen, jedoch keine Illusionen züchten. Wenn immer möglich, einen (evt. auch nur symptomatischen) Therapieplan konzipieren: Auch «bösartige» Tumorkrankheiten verlaufen für den einzelnen Patienten in einer individuell nicht voraussehbaren prognostischen Bandbreite (man kann auch mit inoperablem Pankreaskarzinom sowie mit behandelter akuter myeloischer Leukämie unter Umständen jahrelang weitgehend beschwerdefrei überleben usw.).
7. *Nach* Absprache mit dem Patienten (= mitbestimmender Hauptbetroffener!) engste Angehörige und eventuell Drittpersonen informieren, unter Umständen gemeinsam mit dem Patienten. Das umgekehrte Vorgehen ist nach unserer Erfahrung gefährlich und wenig empfehlenswert: oft brechen nahe Angehörige unter der Last der (heimlichen) Information und in Antizipation des möglicherweise bevorstehenden Verlusts eher zusammen als der Kranke selbst und «verraten» durch ungeeignetes Verhalten die u.U. unheilvolle Wahrheit. Bei der nötigen Angehörigeninformation die soziale Tragfähigkeit und Integrität einer Ehe, Familie, Freundschaft usw. beachten, um dem Patienten und seiner Umgebung

nicht unbedachterweise Schaden zuzufügen (Erbschaftshändel, Suizidversuche überforderter Angehöriger usw.).

8. Alle am Patienten mitwirkenden Ärzte und Pflegepersonen gleichsinnig informieren, das heisst Absprache eines einheitlichen Therapie- und Pflegeplans. Wichtige Rückinformationen von seiten des Pflegepersonals berücksichtigen und die seelische Betreuung und Führung des Patienten im weiteren Krankheitsverlauf durch Einschaltung tragfähiger Kontaktpersonen (Seelsorger, erfahrene Schwestern, eventuell geeignete Angehörige und Freunde usw.) einleiten.

9. Den Patienten weiter akzeptieren, wenn er das Wissen um sein Leiden phasenweise verdrängt und ihn auch verstehen, wenn er in Verzweiflung ausgerechnet gegen seine ihm vertrauten Ärzte und weitere pflegende Bezugspersonen Aggressionen entwickelt.

10 Den Patienten bei Bedarf gegen die hektischen Ratschläge zu paramedizinischen Polypragmasie ratender Angehöriger schützen und wiederholt klärend informieren (Krebsseren, Krebsdiät, Krebswundermittel usw.).

---

bieten. *Tabelle 3* enthält einige praktische Hinweise, gedacht für Arztkollegen und Pflegepersonal, denen neben der fachtechnisch-onkologischen Weiterbildung insbesondere auch die «Entmystifizierung des Krebsproblems» und die Normalisierung der ärztlichen und pflegerischen Beziehung zum Tumorkranken ein inneres Anliegen bedeutet. Es versteht sich von selbst, dass ohne diesen ausgewogenen, aufeinander abgestimmten Dualismus von modernem onkologischem Fachwissen einerseits und ethischer Verantwortung andererseits eine optimale Führung und Betreuung des Tumorkranken nicht realisierbar ist – weder durch den Hausarzt noch im Tumorzentrum (Senn 1979).

Über dem Hauptportal des Wiener Allgemeinen Krankenhauses steht die bedeutsame Stiftungsinschrift: Saluti et solatio aegrorum. Das *Trösten* der Kranken scheint dem Spitalstifter offenbar ebenso wichtig gewesen zu sein wie das *Heilen.* Zum «Trösten» Tumorkranker (potentiell Schwerkranker, oft Chronischkranker) gehört wohl in erster Linie eine gehörige Portion «Wahrhaftigkeit». Die aufgezeigten Kommunikationsschwierigkeiten, insbesondere bei Patienten mit «Leben auf Zeit» lassen auch auf ernsthafte *Mängel in unserer ärztlichen Ausbildung* schliessen. Es bleibt zu hoffen, dass diese Aus- und Fortbildungslücke in unserer ärztlichen Erfahrung möglichst umfassend erkannt und zweckmässig ergänzt wird.

Literatur

1. AHNSON E.: Wahrheit am Krankenbett. Verlag Anton Pustet, Salzburg München, 1979.
2. AITKON-SWAN J., EASSON E.C.: Reaction of cancer patients being told their diagnosis. Brit. Med. J. I, 1979, 779.
3. BOCK H.E.: Ärztliche Ethik am Krankenbett aus internistischer Sicht. in Gross R. et al. herausgeber, Symposium Köln, 1977, F.K. Schattauer Verlag Stuttgart-New York, p. 89.
4. DAY E.: The patient with cancer and the family. New. Engl. J. Med. *274,* 883, 1966.
5. FARBEROW N.L., SHEIDMAN E.S., LONARD C.V.: Suicide among patients with malignant neoplasms. In: The psychology of Suicide, New York Science House, New York City, 1970, p. 325.
6. GILBERTSEN V.A., WANGENSTEEN O.H.: Should the doctor tell the patient that the disease is cancer? In: The physician and the total care of cancer patients. American Cancer Society, New York City, 1972, p. 80.
7. GLAUS AGNES: Spitalexterne Betreuung von Tumorpatienten. Zeitschrift für Krankenpflege *7,* 217, 1977.
8. KELLY W.D., FRIESEN S.R.: Do cancer patients want to be told? Surgery *27,* 822, 1950.
9. KLAGSBURN S.C.: Cancer, emotion and nurses. Am J. Psychiatry *126,* 1237, 1970.
10. KOLLER A.: Informationsbedürfnis und -verarbeitung bei 100 Ostschweizer Tumorpatienten. Diss. Zürich, 1979.
11. KÜBLER-ROSS E.: Interviews mit Sterbenden. Kreuz-Verlag, Zürich, 1974.
12. MEERWEIN F.: Psychologische Probleme in der Onkologie. SAZ, *40,* 716, 1977.
13. MEERWEIN F.: Die Psychologie des Krebskranken. Folia Psychopraktika. F. Hoffmann-La Roche & Co. AG, Basel, 1978.
14. MEURET G.: Organisation der medizinischen Onkologie in der Schweiz. Deutsches Ärzteblatt *26,* 1719, 1977.
15. NAGEL G.A., OBRECHT J.P., SARTORIUS J.: Die optimale Betreuung des ambulanten Krebskranken. Onkologie *1,* 45, 1978.
16. NAGEL G.A.: Psychologische Probleme in der Tumortherapie, in: BRUNNER K.W., NAGEL G.A.: Internistische Krebstherapie, 2. Aufl., Springer Verlag, Berlin-Heidelberg-New York, 1979, 166.
17. OKEN D.: What to tell the cancer patients? A study of medical attitudes. JAMA *155,* 1120, 1961.
18. SENN H.J.: Wahrhaftigkeit am Krankenbett aus der Sicht des medizinischen Onkologen. SAZ *58,* 234, 1977.
19. SENN H.J.: Der Mensch und die Krebskrankheiten – Eine Standortbestimmung 1978, Reformatio *27,* 525–528, 1978.
20. SENN H.J.: Führung und Betreuung des Krebspatienten durch Hausarzt und Tumorzentrum. Zeitschr. Allg. Med. *55,* 284, 1979.
21. SPORKEN P.: Menschlich sterben. Patmos Verlag, Düsseldorf, 2. Aufl. 1973, p. 55ff.

4. Die Arzt-Patientenbeziehung des Krebskranken

von FRITZ MEERWEIN

4.1. Der Arzt

4.1.1. Persönlichkeitsprobleme

Eine gute Arzt-Patientenbeziehung ist an die Fähigkeit des Arztes, sich in den Patienten einfühlen und aus dieser Einfühlung die notwendigen Schlüsse ziehen zu können, also an die ärztliche Empathie, gebunden. Empathie fordert vom Behandlungsteam die Wahrnehmung der ihm vom Patienten entgegengebrachten Wünsche, seiner Phantasien über Krankheitsentstehung und Krankheitsverlauf, seiner Behandlungserwartungen und Befürchtungen, aber auch das Entgegennehmen seiner Äusserung von Enttäuschung, Kränkung, Unmut oder Zorn, wenn Rückfälle auftreten, Progredienz sich einstellt, Spannungen im Pflegeteam entstehen oder Schmerzen überhand nehmen. Gerade die Annahme negativer Gefühls- und Affektäusserungen und die Bereitschaft, den Patienten auch unter diesen Umständen zu «halten», stellt an Ärzte und Behandlungsteam hohe Anforderungen. Die Erfüllung dieser Leistung erleichtert dem Patienten den Eintritt in die von ihm teils gewünschte, teils gefürchtete, durch die meist langfristig angelegten Behandlungspläne notwendig gewordene tiefe Abhängigkeit von Arzt und Behandlungsteam (Regression). Sie ist allerdings oft nicht nur vom guten Willen, sondern ebenso sehr von der Persönlichkeitsstruktur des Arztes abhängig. Mit dieser Persönlichkeitsstruktur verbundene, dem Arzt meist unbewusste, Abwehrhaltungen gegenüber dem Patienten können zu ernsten Trübungen des Arzt-Patientenverhältnisses Anlass geben.

Über die Persönlichkeitsstrukturen der Ärzte wissen wir bis heute allerdings weniger umfassend Bescheid als über diejenigen mancher Patientengruppen. KASPER und FEIFEL (1965) weisen darauf hin, dass latente, d.h. stark abgewehrte und meist unbewusste Todesangst zur Motivation, den Arztberuf zu ergreifen, beitragen kann. Menschen mit offener Todesangst oder offenen hypochondrischen Problemen und Präoccupationen meiden aus phobischen Gründen in der Regel den Gedanken an eine medizinische Berufswahl. Hintergründige fortdauernde Gefühle physischer Beeinträchtigung und chronische Beängstigung betr. die Funktionen des eigenen Körpers, d.h. also latente Todesängste, können dazu aber geradezu prädisponieren. KASPER erwägt, ob diese Beunruhigung mindestens teilweise einer ungesicherten psychosexuellen Identität mancher Ärzte entspringt. Ärzte sollen ja gleichzeitig väterlich, männlich und aktiv, sowie mütterlich, weiblich und passiv sein können, was oft zur Verunsicherung ihres gesamten Selbstgefühles und damit ihres manifesten Verhaltens führen kann. Allerdings bedarf KASPER's Hypothese, eine starke Mutterbindung und ein ambivalentes Verhältnis zum oft betont männlichen und starken Vater bilde die biographische Grundlage dieser ungesicherten, bedrohten, persönlichen Identität mancher Ärzte der genaueren Nachprüfung. Sie kann jedenfalls nicht verallgemeinert werden. Unbestreitbar erscheint jedoch FEIFEL's an 81 Ärzten und zwei Kontrollgruppen von Patienten und von Gesunden Nichtärzten gewonnener Nachweis höherer latenter Todesangst mancher Ärzte gegenüber Nichtärzten (1969).

Zweifellos trägt diese Neigung zur Verleugnung eigener, stark vorhandener Todesangst zum Aufbau eines beruflichen Selbstbildes bei, das den Kampf gegen den Tod in den Mittelpunkt allen ärztlichen Tuns stellt und das jeweilen dann in Gefahr gerät, wenn dieser Kampf zu misslingen droht. Die Konfrontation mit einem trotz intensiver therapeutischer Massnahmen progredient schwer Kranken oder sterbenden Patienten kann dann zu einer doppelten Bedrohung des Arztes werden: einerseits bildet sie einen Angriff auf sein berufliches Selbstbild, andererseits reaktiviert sie seine eigene, bisher in Schach gehaltene Todesangst. Abwehrreaktionen, die das Selbstbild wieder herstellen und die Todesangst wieder verdrängen sollen, können dann notwendig werden, deren Opfer der Patient werden kann. Jedenfalls muss diese Gefahr vom Arzt erkannt und rechtzeitig reflektiert werden, wenn die Kommunikation zwischen Arzt und Patient nicht unterbrochen werden soll.

Allerdings ist das ärztliche Selbstbild des «omnipotenten Heilers» nicht ausschliesslich eine persönliche Schöpfung des Arztes. Es wird ebensosehr von der Gesellschaft wie vom Individuum auf den Arzt übertragen, die zunächst dieses Bild ebenso benötigen wie der Arzt selber. Diese Übertragung garantiert dem Arzt die Liebe und Zuneigung seiner Patienten, sowie seine Macht und schliesslich sein soziales Prestige. Ihre Grundlage ist eine allgemeine Idealisierungsbereitschaft von Gesellschaft und Individuum gegenüber dem Arzt, die aber wie alle Idealisierungen einen doppelten Aspekt hat. Der zunächst idealisierungsbereite Patient erwartet nämlich vom Arzt, dass dieser sein Idealbild nicht auch dann noch mit allen Kräften zu verteidigen sucht, wenn die Enttäuschungen und Begrenzungen dieses Bildes für den Patienten längst offensichtlich geworden sind. «Menschlichkeit» des Arztes bedeutet für den Patienten dann dessen Fähigkeit, seiner Entidealisierung durch den Kranken keinen irrationalen Widerstand entgegenzusetzen und fordert dessen andauernde Bereitschaft auch auf der Ebene der Entidealisierung, d.h. also der Erkenntnis der Begrenztheit ärztlichen Tuns, jeweilen eine neue Kommunikation mit dem Kranken suchen und finden zu können. Allzuoft ziehen sich nämlich Ärzte gekränkt und bedrückt von ihren Kranken zurück, wenn sie sich in ihrer omnipotenten ärztlichen Funktion bedroht fühlen. Heftige öffentliche und private Angriffe auf die Ärzte auf vielen Ebenen können die Folgen einer solchen Entwicklung sein.

Zweifellos trägt das berufliche Selbstbild des möglichst omnipotenten Heilers viel zur Erhaltung der seelischen Gesundheit des Arztes und seiner ärztlichen Funktionsfähigkeit bei. Seine Erfüllung oder annähernde Erfüllung ist für ihn eine wesentliche Quelle seiner beruflichen Befriedigung und damit seines eigenen Wohlbefindens. Allerdings kann es gelegentlich auch für den Arzt belastende Folgen haben, nämlich dann, wenn der Arzt selber erkrankt. Kranke Ärzte werden als Ärzte oft unglaubwürdig für ihre Umgebung und leiden deshalb an ihrer Krankheit oft stärker als manche ihrer Patienten. Sie sind sprichwörtlicherweise schwierige oder schlechte Patienten, da die Diskrepanz zwischen ihrem omnipotenten Selbstbild und ihrem tatsächlichen Zustand für sie zu einer zusätzlichen Leidensquelle werden kann, die die Krankheit zur doppelten Bedrohung werden lässt. So behandeln sie sich selber deshalb oft in der Krankheit verleugnender, irrationaler und unvernünftiger als sie die meisten ihrer Kranken in ähnlicher Lage behandeln würden, ein Verhalten, das sich oft auch auf ihre Familienmitglieder ausweiten kann, falls auch diese in irgendeiner Form erkranken. Die weitverbreitete ärztliche Regel, innerhalb der engeren Familie nicht ärztlich tätig zu sein, nimmt in dieser Erfahrungstatsache ihren Ursprung.

Menschliche Motivationen und menschliches Verhalten sind meist mehrfach determiniert. Die Reduktion der Motivation zur ärztlichen Tätigkeit auf das Motiv der Abwehr latenter Todesangst sowie auf den Aufbau einer omnipotenten Heilerfunktion muss und darf deshalb als einseitig erscheinen. Dass sie im Rahmen dieser Darstellung so sehr ins Zentrum gestellt wurde, ist darauf zurückzuführen, dass es gerade diese Determinanten ärztlicher Tätigkeit sind, die im Umgang mit dem Krebskranken in Gefahr geraten und darum Abwehrreaktionen hervorrufen können. Andere mögliche Motivationen zur ärztlichen Berufswahl (Helferwille, Solidarisierung mit den gesellschaftlichen Randgruppen der Schwachen und Kranken, anthropologische und biologische Forschungsinteressen usw.) werden durch die Konfrontation mit dem Krebskranken weniger bedroht. Sie sind deshalb hier nicht besonders herausgearbeitet worden.

4.1.2. Die Einfühlung in den Patienten und Formen der Abwehr

Die Notwendigkeit der Einfühlung (Empathie) des Arztes in den Kranken zur Etablierung einer guten Arzt-Patientenbeziehung ist bereits betont worden. Durch den Akt der Einfühlung nimmt der Arzt nicht nur die Gefühle des Kranken, dessen seelische Verwundungen, Ängste, Wünsche und Aggressionen wahr. Die Einfühlung hat also nicht nur diagnostische Funktion. Sie dient ebensosehr dazu, dem Kranken das Gefühl zu vermitteln, verstanden, angenommen und in seiner Krankheit vom Arzt innerlich «gehalten» zu sein. Je intensiver Angst, Panik und das Gefühl der Hilflosigkeit beim Patienten sind, umso stärker wird dessen Wunsch werden, in der Beziehung zum Arzt Ruhe, Sicherheit und ein intaktes Selbstgefühl wiederzufinden. Verständnisvolle Präsenz am Krankenbett ist deshalb wie kaum eine andere «Droge» geeignet, dieses Gefühl dort zu schaffen, wo es verloren gegangen oder dort zu kräftigen, wo es beeinträchtigt worden ist. In ganz besonderer Weise gilt dies für die Beziehung des Arztes zum Krebskranken.

Die Einfühlung des Arztes in seinen Kranken kann allerdings auf mannigfache Schwierigkeiten stossen, die erkannt werden müssen, wenn sie nicht zum ernsten Hindernis in der Beziehung werden sollen. Auf die Bedeutung der Beeinträchtigung ärztlichen Omnipotenzdenkens durch den Krebskranken sowie die Funktion der latenten Todesangst des Arztes als Störungsquelle ärztlicher Einfühlung wurde bereits hingewiesen. Einfühlungsstörungen können folgende klinische Formen annehmen:

a. Die mit Hilfe der Einfühlung wahrgenommenen Gefühle und Ängste des Kranken können von den eigenen Gefühlen nicht mehr unterschieden werden oder der Arzt hält seine eigenen Gefühle und Ängste für diejenigen seiner Patienten und behandelt diese so, als ob in ihnen dieselben Gefühle und Ängste vorhanden seien wie in ihm selbst. Aus solchen Gründen kann bereits der Gebrauch des Wortes «Krebs» für den

Arzt weit schwieriger sein als für den Patienten, da der Arzt fälschlicherweise als selbstverständlich annimmt, dass die «Metapher Krebs» für den Kranken mit denselben Phantasien, Vorstellungen und Erfahrungen verbunden ist wie für den Arzt.

b. Die Einfühlung in den Kranken überwältigt den Arzt und löst in ihm Gefühle der Angst und der Depression aus, die er nicht mehr verarbeiten kann und durch welche er in seiner Funktion als Arzt beeinträchtigt wird, was die Angst des Patienten wiederum verstärkt. Der Arzt erlebt sich dadurch in einem Augenblick als nutz-, wert- oder hilflos, da er für den Kranken zu einer der wichtigsten und bedeutsamsten Beziehungsperson geworden ist, wodurch der Kranke zusätzlich verunsichert wird. Stehen Arzt und Patient an einem vergleichbaren Zeitpunkt ihres Lebenszyklus (z.B. jüngere Assistenzärzte und jüngere Leukämie- oder Carcinomkranke), wird die Gefahr einer derartigen Entwicklung besonders gross sein. Ältere Kranke werden jüngere Ärzte allerdings seltener in diese Lage bringen. Hingegen übertragen jüngere Ärzte auf ältere Patienten betr. deren Krankheitsverhalten häufig die Erwartungen, die sie ihren eigenen elterlichen Idealbildern entgegenbringen. Werden diese durch den Patienten enttäuscht, *können* auf Seiten des Arztes ebenfalls Empathiestörungen auftreten, die aber weniger den Charakter von Angst und Depression, als von Gereiztheit und Auflehnung annehmen.

c. Die Angst vor innerer Überwältigung durch die Einfühlung setzt beim Arzt Abwehrhaltungen in Gang, die er als solche nicht erkennt und deren Opfer der Patient werden kann. Lüge, Verleugnung, betonte Sachlichkeit im Umgang mit dem Patienten, Polypragmasie aus Schuldgefühl über den inneren Rückzug vom Kranken, kürzeres Verweilen am Krankenbett, längeres Wartenlassen auf Klingelzeichen, aber auch auf diagnostische und therapeutische Massnahmen, Vermeidung des Gespräches, ja schliesslich in die Form der «Hoffnung auf baldige Erlösung des Kranken» gekleidete Todeswünsche können Ausdruck solcher Abwehrhaltungen des Arztes oder ganzer Behandlungsteams gegenüber dem Patienten sein. Die Erkenntnis, den Kranken im medizinischen Sinne nicht retten zu können, kann auch im Arzt und im Behandlungsteam die Vorstellung des rettungslos Verlorengehens reaktivieren und für die Mobilisierung derartiger Abwehrformen verantwortlich sein. Sie sind vor allem von GLASER und STRAUSS in klinischen Verhältnissen eingehend untersucht und ausführlich beschrieben worden (1974).

d. Schliesslich kann der Arzt eigene Insuffizienängste und -vorstellungen auf den Patienten projizieren. Ärzte, die Krebspatienten behandeln, können leicht der Täuschung verfallen, die Abwendung der Todesgefahr oder die Heilung bilde die einzige, ihnen vom Patienten entgegengebrachte Erwartung. Sie erkennen dabei oft nicht, dass es sich hier um ihre eigenen Erwartungen handelt, die sie beim Patienten als ebenso selbstverständlich voraussetzen. Die diese Projektion begleitende «Entdifferenzierung» des Denkens über den Kranken, die sich einzig an der Alternative «Überleben oder Sterben» orientiert und dessen Persönlichkeit, ihre persistierenden Ängste, Beeinträchtigungen und Beschwerden nicht mitberücksichtigt, kann den Patienten tief kränken und die Arzt-Patientenbeziehung schwer belasten (SIMONS 1977). Tatsächlich sind aber die Erwartungen des Krebspatienten an seinen Arzt meist weit differenzierter, komplexerer Natur, als es den auf den Patienten projizierten Erwartungen mancher Ärzte entspricht.

Abwehrhaltungen der Ärzte gegenüber den Krebskranken bleiben diesen oft weitgehend unbewusst oder werden durch Scheinbegründung (sog. Rationalisierung) untermauert. Zeitmangel, Beanspruchung durch Notfälle, die Notwendigkeit zum Beizug eines Spezialisten (z.B. eines Psychiaters zur Behandlung einer Depression), vorgeschützte psychologische Inkompetenz, die Furcht, den Patienten in seinem inneren Verarbeitungsprozess zu beeinträchtigen oder ihn geradezu zu stören, bilden häufige Rationalisierungen eines die Begegnung mit dem Kranken vermeidenden Verhaltens. Oft persistiert beim Arzt als Folge derartiger Vermeidungen allerdings ein diffuses Unbehagen, das als Indikator einer Beeinträchtigung der Arzt-Patientenbeziehung betrachtet werden muss. Die Abhaltung regelmässiger Teamgruppen onkologischer Behandlungsteams oder die regelmässige Teilnahme an Balint-Gruppen ist geeignet, ein derartiges Unbehagen zu klären und in einen konstruktiven Dialog mit dem Kranken überzuführen.

Schwerkranke Patienten – und viele Tumorkranke gehören dazu – unterliegen dem mehr oder weniger deutlich zum Ausdruck gebrachten Bedürfnis nach enger Anlehnung an ihren Arzt und nach seiner intensiven Inanspruchnahme. Die Einhaltung einer gewissen inneren Distanz zwischen Arzt und Patient kann deshalb dem Arzt einen wirksamen Schutz vor einer «Invasion» durch die Persönlichkeit des Patienten und damit vor dem Verlust seiner klinischen Urteils- und ärztlichen Handlungsfähigkeit bedeuten. Sie bildet zudem eine wesentliche Voraussetzung für die Möglichkeit der Anwendung stark «aggressiver» Behandlungsmethoden (Chirurgie, Radiotherapie, Chemotherapie), die das therapeutische Instrumentarium des Onkologen bilden, und deren Applikation durch eine vollständige Identifikation des Arztes mit seinen Patienten beträchtlich erschwert würde. «Abwehr» als Ausdruck einer gewissen Distanzierung von Arzt und Patient darf deshalb nicht nur unter einem negativen Aspekt gesehen werden. «Problematisierung» der Abwehr wird jedoch dann unerlässlich, wenn Arzt oder Patient an ihr leiden und der Dialog zwischen beiden zu erlöschen droht. Das Beispiel einer gelungenen und einer misslungenen ärztlichen Einfühlung soll dies verdeutlichen:

Fallbeispiel Nr. 6

Ein 17jähriges Mädchen ist wegen einer akuten lymphatischen Leukämie hospitalisiert. Seine Mutter weilt von früh bis spät an seinem Bett und hält das in ihren Augen sterbende «Kind» buchstäblich andauernd in ihren Armen. Der behandelnde Arzt identifiziert sich nun aber nicht mit der behandelnden Mutter, was nahe lag und ihm zudem erlaubt hätte, sich angesichts seiner eigenen Ohnmachtsgefühle diskret im Hintergrund zu halten. Sich in die Patientin selber einfühlend nimmt er demgegenüber wahr, wie durch diese forcierte Regression das ohnehin bedrohte «Selbst» der Patientin in noch grössere Gefahr gerät und sich eine Panik ausbreitet. Es ist ihm zudem klar, dass Kränkungsangst und Schuldgefühl es der Patientin verunmöglichen, die Mutter aufzufordern, von ihr abzulassen. Durch geschicktes Eingreifen konnte er jedoch erreichen, dass sich die Mutter von ihrem Kinde etwas distanzierte, worauf es noch einmal zu einer deutlichen Remission und vorübergehenden Erholung der Patientin kam.

Fallbeispiel Nr. 7

Ein 20jähriger Mann steht in der Terminalphase einer akuten Leukämie. Eine Ärztegruppe betritt sein Zimmer zur täglichen Krankenvisite. Trotz der bereits mimisch deutlich zum Ausdruck gebrachten panischen Angst des Patienten nehmen die Ärzte keinen verbalen Kontakt mit ihm auf. Sie beschränken sich auf die Feststellung der ungenügenden Luftbefeuchtung und schlechten Lüftung des Zimmers, woran sich, immer in Gegenwart des Kranken, unwillige Äusserungen über die fehlerhafte Ausrüstung der Krankenzimmer und das Versagen der Klinikdirektion anschliessen. Es ist offensichtlich, dass die Einfühlung in den Kranken hier aus identifikatorisch wahrgenommener Panik nicht durchgehalten, sondern aus eigener Abwehr des Ärzteams sofort wieder aufgegeben worden ist, indem die Ärzte ihre eigenen Ohnmachts- und Insuffizienzgefühle projektiv an eine übergeordnete, aber abwesende Instanz weitergaben und daraufhin das Krankenzimmer wieder verliessen. Aus einer solchen Situation kann für den Patienten nur eine Vertiefung der Depression und eine Vervollständigung der Isolation mit beschleunigter Angstüberflutung mit allen ihren negativen Konsequenzen für den Behandlungsverlauf resultieren.

4.1.3. Teamgruppen

Die Behandlung des Krebskranken in der ersten Behandlungsphase bereitet, sofern die Information des Patienten über Diagnose und voraussichtlichen Behandlungsverlauf lege artis, d.h. entsprechend den Patienteninteressen, erfolgt ist, in der Regel keine besonderen Schwierigkeiten. Arzt und Patient haben sich auf ein gemeinsames therapeutisches Vorgehen geeinigt, durch das weder die traditionelle, aktive Arzt- noch die passiv-kooperative Patientenrolle in Frage gestellt wird. Schwierigkeiten der Arzt-Patientenbeziehung können sich jedoch bemerkbar machen, sobald der Behandlungs- und Krankheitsverlauf nicht mehr den vorhergesehenen Kurs einhalten kann und Ängste, Zweifel, Depressionen, erneut auftretende selektive Verleugnungen, Gereiztheiten, passive

Rückzüge oder Pseudobetriebsamkeiten beiderseits die Beziehung zu belasten beginnen. Soll sich die weitere Beziehung dann nicht, mit allen schwerwiegenden Konsequenzen für den Patienten, ad malum entwickeln, müssen von Seiten des Arztes und des Behandlungsteams rasch Veränderungen der inneren Selbsteinstellung und der Einstellung gegenüber dem Patienten einsetzen, damit sich der Patient von seinem Arzt wieder gehalten und geführt wissen kann. Arzt und Behandlungsteam müssen sich bereit finden, die Bedeutung der manifesten Verhaltensweisen und Anpassungsmechanismen der Patienten neu zu überdenken und der Möglichkeit eines Missverständnisses des Patienten durch das Behandlungsteam grösseren Platz einräumen. Regelmässige Zusammenkünfte zu Gruppengesprächen mit Kollegen und dem ganzen Behandlungsteam können dabei wirksame Hilfe leisten. In der freien Praxis kann die Teilnahme an einer Balintgruppe denselben Dienst erfüllen.

Es ist zweckmässig, dass sich solche Gruppen in etwa 2wöchigen Intervallen für eine 1 1/2 stündige Zusammenkunft treffen. Sie sollen durch einen psychoanalytisch ausgebildeten Leiter und eventuell einen Co-Leiter moderiert werden. Nur wenn diese Bedingungen erfüllt sind, kann bei den Teilnehmern solcher Gruppen ein innerer Lernprozess in Gang kommen, der zu einer fortschreitenden Sensibilisierung für die unbewussten Verhaltensweisen des Patienten und die eigenen unbewussten Gegenreaktionen des Behandlungsteams gegenüber dem Patienten führt. Die Gruppenarbeit soll dabei fall-zentriert sein, d.h. ein bis zwei Gruppenteilnehmer sollen pro Sitzung einen sog. «Problemfall» zur Sprache bringen. Die bei der nachfolgenden Diskussion entstehenden Gruppenphänomene werden dabei nur insofern aufgegriffen, als sie dem Verständnis des Falles dienen. So können Spaltungen des Patienten (z.B. betont unabhängiges, herablassendes Auftreten bei gleichzeitiger Provokation immer weiterer, die Abhängigkeit vom Arzt verlängernder therapeutischer Massnahmen) als Spaltungen der Gruppe wieder erscheinen (Eintreten für eine «harte» Behandlung durch einige Gruppenteilnehmer gegenüber einem solchen für «weiche», entgegenkommende, die Abhängigkeit fördernde Behandlung durch andere Teilnehmer) und in der Gruppe gedeutet werden. Die Deutung solcher Spaltungen (sog. «Prismaphänomen») als Spiegelung des Konfliktes des Patienten in der Gruppe durch den Leiter kann dann zu einer unmittelbaren Einstellungsänderung der Gruppe gegenüber dem Patienten führen.

Verleugnungshaltungen gegenüber Patienten können auch in der Gruppe auftreten. Die Mitteilung von Gruppenteilnehmern, an der heutigen Sitzung keine Probleme vorbringen zu können, das Vorschützen von Überbeschäftigung, zu langes Reden über Einzelfragen, fortwährendes Schweigen usw. können als Verleugnungsphänomene gegenüber dem Gruppenziel betrachtet und, fallbezogen, in die Diskussion eingeführt werden. Plötzliche Projektionen von Zorn und Auflehnung nach Aussen, z.B. auf abwesende Kollegen, oder nach innen, z.B. auf die anwesenden Psychiater, können als Ausdruck eigener Hilflosigkeit den zu diskutierenden Patientenproblemen gegenüber betrachtet und dementsprechend, wiederum fallbezogen, als Aspekt unbewussten Verhaltens gegenüber dem Patienten diskutiert und geklärt werden. So können z.B. in besonders schwierigen Fällen Omnipotenzerwartungen des Teams an den teilnehmenden medizinischen Psychologen delegiert und dieser, wenn er den Erwartungen nicht entsprechen kann, projektiv zum Träger der abgewehrten Insuffizienzgefühle der übrigen Gruppenteilnehmer werden.

Insgesamt soll die Gruppe die Funktion einer «guten Mutter», d.h. eines «guten Objektes» übernehmen, das dem emotional stark belasteten onkologischen Behandlungsteam Schutz vor eigener Angst und Depression und damit einen freieren Umgang mit dem Carcinom-Kranken ermöglicht. Langdauernde Teilnahme an solchen Gruppen kann schliesslich zu einer Veränderung der Einstellung zu sich selber, zum Sinn der täglichen Arbeit mit Tumorkranken, ja, letztlich zur eigenen Sterblichkeit führen (ARTISS und LEVINE 1973). Häufiger Wechsel der Teilnehmer oder zu lange Sitzungsabstände beeinträchtigen allerdings diesen Gruppenprozess. Sie bringen die Gefahr der Regression der Gruppe auf eine «orale» Erwartungshaltung, d.h. nach passiver Forderung praktischer Handlungsanweisungen durch den Gruppenleiter mit sich, wodurch der Fortschritt des Lernprozesses in der Gruppe immer wieder neu verzögert werden kann.

Fallbeispiel Nr. 8

Eine Krankenschwester wirft den Fall einer alleinstehenden 42jährigen Frau auf, die an einem metastasierenden Mamma-Carcinom leidet. Die Patientin verursacht dem Behandlungsteam «Probleme». Sie flösst vor allem den Schwestern eine diesen nicht erklärbare Angst ein. Bei einigen von ihnen haben Zweifel am Sinn der cytostatischen Therapie, der die Patientin ausgesetzt ist, um sich gegriffen. Viele Schwestern wünschen, die Leiden der Patientin müssten nicht auf diese Weise verlängert werden, sondern der Kranken würde vielmehr ein rascher Tod ermöglicht. Der behandelnde Arzt bestreitet jedoch, mit der Patientin irgendwelche «Probleme» zu haben. Insbesondere kann er von der Angst, die die Patientin angeblich im Behandlungsteam verbreitet, nichts warhnehmen. Er hält die Patientin im Gegenteil für «vorbildlich». Nicht nur hat sie in ihrem Beruf gearbeitet, so lange ihr dies überhaupt möglich war. In klarer Voraussicht ihres baldigen Todes hat sie bereits ihren Hausrat verkauft und ihre Wohnung gekündigt. Es liegt ein deutliches Stadium der «Annahme» vor, das keinerlei Probleme verursacht.

In der Diskussion des Falles wird erwogen, ob nicht bereits diese Diskrepanz des Erlebens der Kranken durch ihre Umgebung etwas über ihren inneren Zustand aussagen kann. Möchte die Patientin einerseits vorbildlich erscheinen, hat dabei aber gleichzeitig auch Angst vor ihrem eigenen Mut, die sie projektiv abwehrt und die dann bei den weiblichen Mitgliedern der Teamgruppe wieder erscheint? Warum aber bei den weiblichen, in diesem Falle den Krankenschwestern, und nicht bei den männlichen, den Ärzten? Anscheinend provoziert die an einem Mamma-Carcinom leidende Frau andere Frauen eher als Männer zu einem latenten Rivalisieren. Eine Krankenschwester meint, wenn sie selber so krank wäre wie diese Patientin, hätte sie sich wohl schon längst umgebracht. Anscheinend kann also die Identifizierung mit der Kranken Selbsttötungsimpulse aktivieren, denen die Kranke selber offensichtlich nicht nachgibt. Liegt hierin die Möglichkeit einer Kränkung weiblicher Mitglieder des Behandlungsteams, die dann, unbewusst, die identifikatorisch wahrgenommenen Selbsttötungsimpulse gegen die Patientin richten? Eine andere Krankenschwester meint, die Patientin gebe darum ihren Selbsttötungsimpulsen nicht nach, weil sie einen sehr starken Glauben habe. Gerade dies wird aber von anderen Gruppenangehörigen wieder bestritten. Die Glaubensbezeugungen der Patientin wirkten «falsch» und «unecht», es gehe nichts Ergreifendes, Ansteckendes von ihnen aus. Schliesslich wird es möglich, den inneren Konflikt und damit die Ursachen der Angst des Behandlungsteams zu erkennen. Die Kranke untersteht inneren Konflikten zwischen dem Bedürfnis nach mutiger, keine Probleme verursachenden Haltung und dem Wunsch nach Inanspruchnahme, besonders der Krankenschwester, zwischen Selbsttötungsimpulsen und aggressiven Impulsen gegenüber den «überlebenden» Schwestern, zwischen dem Wunsch nach Regression auf «gute innere Erbauungsinhalte» eines tragenden Glaubens und der

Angst, dabei keine echten, wirklich tragenden Inhalte finden zu können. In diesem Konflikt ist die Patientin völlig allein. Er ist ihr unbewusst, und dennoch erwartet sie dessen Lösung von den Mitgliedern des Behandlungsteams. Tiefste Quelle der Angst im Team ist wahrscheinlich die unbewusst wahrgenommene Isolation und Einsamkeit der Patientin. Diese Deutung erlaubt ein Umdenken im Hinblick auf die Patientin. Einerseits verschwinden bei den weiblichen Teilnehmern Angst und latente Todeswünsche für die Patientin, während auf Seiten der Ärzte ein erhöhtes Problembewusstsein möglich wird.

Fallbeispiel Nr. 9

Die Behandlung eines 32jährigen, kinderlos verheirateten, an Hodgkin-Lymphom leidenden Mannes wurde vor 2 Jahren mit gutem Erfolg abgeschlossen. Nun sind bei einer Kontrolle neuerdings Symptome einer Erythroleukaemie aufgetreten, die eine infauste Prognose voraussehen lassen. Der behandelnde Arzt bringt dieses Problem in der Gruppe zur Sprache, weil er sich, entgegen seiner sonstigen Praxis, unfähig fühlt, dem Patienten die Tatsache einer neuen malignen Erkrankung adäquat zur Kenntnis zu bringen. Darüber und ob der Vorstellung, die neue Krankheit durch die Therapie der früheren mitverschuldet zu haben, äussert er Schuldgefühle, die er sich nicht erklären kann. Die Diskussion dieses Problems ergibt folgende Interpretation des Schuldgefühls dieses Arztes.

Weil die Ehe des Patienten kinderlos geblieben war, wurde von ihm und seiner, bereits einmal verheirateten Frau, langfristig ein Pflegekind angenommen. Nach der Rückkehr dieses Pflegekindes zu seinen eigenen Eltern war beim Patienten die Hodgkin'sche Krankheit klinisch manifest geworden. Seit dem Verlust dieses Kindes sind die beiden Ehegatten enger als je aneinander gebunden und reagieren auf die Möglichkeit auch nur kurzer vorübergehender Trennungen oder gar Verlust mit panischen Ängsten. Offensichtlich hatte dieses Pflegekind den Charakter eines sog. Übergangsobjektes (WINNICOTT, siehe S. 118), d.h. beide Ehegatten konnten an dieses Kind ihre eigenen passiven Abhängigkeitsgefühle delegieren, diese dort befriedigen und auf diese Weise gegenseitig eine gewisse Autonomie dem Ehepartner gegenüber bewahren. Mit dem Verlust dieses Kindes ist diese Autonomie wieder verloren gegangen, beide Ehegatten regredieren auf eine Ebene fast völliger Verschmelzungsängste und -wünsche, was der Manifestation der Krankheit Vorschub leistete. Der Rückfall oder die Neuerkrankung schafft in der Behandlungssituation einen Rollenwechsel. Der Patient ist nun mit dem verlorenen Pflegekind identifiziert, während der Arzt mit der früheren Rolle des Patienten seinem Pflegekind gegenüber identifiziert ist. Diese Funktion möchte er besser als der Patient erfüllen, um so nicht einen erneuten Verlust eines «Pflegekindes» mit allen schweren Konsequenzen für ihn selber und für den Patienten zu riskieren. Folge dieser Einsicht ist eine deutliche Reduktion des Schuldgefühles des Arztes.

4.2 Der Patient

4.2.1. Fallbeispiel Nr. 10

Die psychologischen Probleme, die sich den Tumorpatienten stellen können, sollen zunächst an einem typischen Krankheitsverlauf casuistisch dargestellt und anschliessend eingehend diskutiert werden. Zwar können – wie bereits mehrfach betont – bei rechtzeitiger Diagnostik und geeigneter Therapie ca. ein Drittel aller Tumorkranken heute geheilt werden. Unter diesem Gesichtspunkt ist die nachfolgende, letal endende Krankengeschichte nur bedingt als typisch zu betrachten. Sie wurde dennoch für diese Darstellung gewählt, da sich an ihr ein mögliches Schicksal einer Carcinomkranken besonders eindrücklich darstellen lässt.

Eine 32jährige, unverheiratete Frau sucht wegen eines etwa erbsengrossen Knotens in der linken Brust einen Arzt auf. Da sie 20jährig ihre Mutter an den Folgen eines Mamma-Carcinoms verloren hat, ist sie über den Befund beunruhigt. Der Arzt zerstreut jedoch ihre Bedenken unter Hinweis auf ihr junges Lebensalter, in welchem Carcinome äusserst selten seien. Immerhin empfiehlt er, den Knoten weiterhin zu beobachten und in etwa einem Jahr wieder bei ihm vorzusprechen. Die Unruhe der Patientin dauert jedoch an und sie konsultiert einen Gynäkologen, der eine Biopsie vorschlägt. Diese ergibt das Bestehen eines Carcinoms, weswegen es zur Ablatio Mammae unter Einbezug der ebenfalls befallenen axillären Lymphknoten kommt. Die Patientin wird dabei voll über ihren Krankheitszustand informiert. Nach einer anschliessenden Radiotherapie fühlt sie sich während 6 Jahren beschwerdefrei. Ihrem erstbehandelnden Arzt gegenüber behält sie jedoch eine feindselige Einstellung und sucht ihn in der Folge nicht mehr auf. Ihre emotional unbefriedigende innere und äussere Lebenslage dauert dabei unverändert an (siehe S. 130).

6 Jahre später zeigen sich Symptome eines Ovarialcarcinoms (histologisch wahrscheinlich 2. Primärtumor, Stadium III). Es muss eine subtotale Hysterektomie mitAdnexektomie bdsts. und partieller Resektion des grossen Netzes wegen Metastasen vorgenommen werden. Wiederum wird Radiotherapie angeschlossen, sowie später eine adjuvante Chemotherapie eingeleitet.

Die Nebenwirkungen der Radiotherapie (Übelkeit, Abgeschlagenheit, Müdigkeit, später Durchfall und vaginale Soorinfektion) sowie der cytostatischen Chemotherapie (Übelkeit, in späteren Phasen Haarausfall) können durch symptomatische Therapie und gute Kooperation der Patientin leicht aufgefangen werden. Parallel zu diesen Behandlungen erwacht in der Patientin jedoch der Wunsch, sich in einer Behandlungspause in USA einer speziellen Diätkur (fleisch-, kochsalz- und zuckerarme, aber vitamin- und mineralsalzreiche Ernährung) zu unterziehen, die ihr von einer ebenfalls an Carcinom erkrankten Bekannten empfohlen worden ist. Dazu beginnt sie das Studium der Laetril-Literatur, wagt es jedoch nicht, einen entsprechenden Behandlungswunsch ihren Ärzten zu unterbreiten, aus Furcht, deswegen verlacht und verspottet zu werden.

1 1/2 Jahre später treten wiederum Netzmetastasen auf, die eine Ileotransversostomie und eine Omentektomie erfordern. Wenig später muss wegen Dünndarmbridenileus («Strahlenbauch»?) erneut eine Laparotomie durchgeführt werden. Die Patientin wird nun zunehmend depressiv, weswegen von den behandelnden Ärzten erstmals ein Psychiater[1] in den Behandlungsplan eingeführt wird. Erste Gespräche ergeben das Vorliegen einer erheblichen Konfliktsituation (siehe S. 131). Möglichkeiten ihrer Lösung werden diskutiert, worauf sich die Depression der Patientin aufhellt. Kurze Zeit darauf treten wieder Subileus-Beschwerden auf und nach einer erneuten Laparotomie, die ein mit Metastasen durchsetztes kleines Becken zeigt, wird eine endständige Sigmoidostomie (Anus praeter) angelegt. Obschon die Patientin bis zu diesem Zeitpunkt jeweilen voll über Befunde und Zustand informiert wurde, greifen die operierenden Ärzte nun erstmals zur «selektiven Verleugnung» (siehe S. 120), indem sie der Patientin mitteilen, der starken Verwachsungen wegen seien bei diesem Eingriff keine Metastasen sichtbar geworden. Ausserdem könne der Anus praeter (obwohl bei der als «terminal» betrachteten Patientin endgültig angelegt) voraussichtlich in Zukunft wieder geschlossen werden. Begründet wurde dieses Vorgehen mit der Gefahr der Suizidalität der Patientin bei voller Information (siehe S.124).

Die Patientin steht nun in Behandlung eines Onkologen- und eines Chirurgenteams sowie eines Psychiaters. Die Onkologen vertreten die Meinung, in dieser Krankheits- und Behandlungsphase sei die Information der Patientin Sache der operierenden Chirurgen, die jedoch ihrerseits eine volle Information der Patientin verweigern. Der Psychiater, an den die Patientin deshalb ihre Fragen nach dem Operationsbefund richtet, gerät dadurch in einen Konflikt: einerseits kann er die behandelnden Chirurgen nicht desavouieren, andererseits fühlt er sich der Patientin gegenüber zur Wahrhaftigkeit verpflichtet. Das Chirurgenteam teilt zunächst seine Auffassung, dass die Suizidalität der Kranken nach wahrheitsgetreuer Information abklingen werde, nur teilweise (zwei Chirurgen sprechen sich gegen, einer für die Information der Patientin aus), und besteht darauf, der Patientin den vollen Tatbestand weiterhin vorzuenthalten. Erst als rasch wachsende Metastasen im Thoraxbereich auftreten, wird das Chirurgenteam schliesslich gezwungen, die selektive Verleugnung aufzugeben und der Patientin mitzuteilen, dass sich die Krankheit weiter ausbreite.

Entgegen den gehegten Erwartungen stellt sich bei der Patientin daraufhin jedoch keine erhöhte Suizidgefahr ein. Gelegentliche Suizidgedanken schwinden völlig, nachdem der behandelnde Onkologe ihr in einem Gespräch, das sie als ein «gutes, persönliches» Gespräch bezeichnet, vermitteln konnte, dass er ihre Suizidgedanken als Ausdruck eines verständlichen Wunsches nach Erlösung von ihrem unheilbaren Leiden verstehe (Empathie). Die Patientin, die

1 Viele grössere Kliniken verfügen heute über in die Klinik-Organisation integrierte sog. «Liaison»-Psychiater, sowie über ärztliche oder nicht-ärztliche medizinische Psychologen zur Durchführung besonderer diagnostischer, therapeutischer oder gruppenpsychologischer Aufgaben.

sich anfänglich geweigert hatte, sich an ihrer Stomapflege zu beteiligen und dadurch das Pflegeteam emotional erheblich belastete, nimmt nun an derselben regen und erfolgreichen Anteil. Ihr körperlicher und seelischer Zustand bessert sich rasch. Die jetzt auch oberflächlich sichtbaren Metastasen bilden sich unter erneuter cytostatischer Therapie zurück. Die Patientin kann wieder in ihre Wohnung übersiedeln und ihren Haushalt selber besorgen. Eine nach einigen Wochen auftretende Recurrensparese bleibt in ihrer Ätiologie allerdings unklar und Beunruhigung schafft der Patientin eine immer wieder auftretende Makrohaematurie bei Strahlencystitis. Ihre Stomapflege beherrscht sie jedoch ohne Schwierigkeiten.

Während dieser Zeit behält die Patientin den Kontakt mit ihrem inzwischen zum Psychotherapeuten gewordenen «Liaison»-Psychiater aufrecht. Die Konsultationen finden zunächst ein-, zweimal wöchentlich anlässlich der Konsultationen auf der Abteilung für Onkologie, später einmal wöchentlich in ihrer Wohnung und schliesslich, als nach erneuter Metastasenausbreitung wiederum Hospitalisation notwendig wurde, bis zu ihrem 8 1/2 Jahre nach ihrer Ersterkrankung an Blasentamponade und Uraemie erfolgten Tode täglich statt (siehe S. 161). Ihr Tod erfolgt in voller sog. «acceptance» (siehe S. 159). In den letzten Wochen vor der terminalen Hospitalisation wurde die Patientin in enger Zusammenarbeit mit der Abteilung für Onkologie von ihrem Hausarzt betreut.

Diese Krankengeschichte wirft die Frage nach den Stadien des Krankheitsverlaufes, nach den psychologischen Aspekten therapeutischer Massnahmen, nach Angst, Verleugnung, Depression, Aggression und Projektion, nach Schuld, nach Wunsch nach Abhängigkeit oder Autonomie sowie schliesslich nach der Möglichkeit der Wiederbelebung guter innerer Erfahrungen auf, wie sie sich jedem Krebskranken während seiner Krankheitszeit stellen. Sie sollen nun im Einzelnen besprochen werden.

4.2.2. Stadien des Krankheitsverlaufes

Der meist chronische Verlauf der malignen Erkrankungen setzt nicht nur die Patienten und ihre Angehörigen, sondern auch Ärzte und Pflegepersonal erheblichen emotionalen Belastungen aus. Oft wird diese Belastung vom Pflegeteam als innere Ambivalenz erlebt. Tendenzen zu voller Übernahme der Pflege- und Abhängigkeitswünsche der Patienten alternieren mit solchen des Rückzuges und der Distanzierung oder können gleichzeitig mit diesen vorhanden sein. Die Einteilung des Krankheitsverlaufes in die Abfolge von Stadien kommt dieser Ambivalenz entgegen. Sie ermöglicht dem Arzt einerseits seinen Standort innerhalb der Arzt-Patientenbeziehung zu bestimmen und so besser auf den Kranken eingehen zu können, andererseits aber auch, eine klinisch-objektivierende Distanz zum Ablauf des Geschehens beizubehalten, die er zur Verhinderung einer vollen, seine Handlungsfähigkeit beeinträchtigenden Identifizierung mit dem Kranken benötigt. Einteilungen des Krankheitsverlaufes in Stadien können der Beschreibung des klinischen Krankheitsverhaltens (z.B. nach KARNOFSKY), der Beschreibung der Korrelation des körperlichen und des psychischen Verlaufes (z.B. Initialstadium, fortschreitendes Stadium, Terminalstadium n. ABRAMS) oder derjenigen der durch die Krankheit in Gang gesetzten Trauerarbeit (Isolation, Auflehnung, Feilschen, Depression und Annahme n. KUEBLER-ROSS) folgen. Wir folgen hier zunächst weitgehend der Einteilung von ABRAMS.

a. Prädiagnostische Phase

In der prädiagnostischen Phase wird der Arzt von Patienten konsultiert, die sich entweder einer Routineuntersuchung unterziehen wollen (sog. «check-up») oder aber bestimmte Symptome präsentieren, die subjektiv oder objektiv carcinomverdächtig sind. Auch bei Kontrolluntersuchungen Gesunder soll bei der Anamneseerhebung nach Anlass und Zeitpunkt dieses Untersuchungswunsches gefragt werden («Warum gerade jetzt?»). Häufig kann sich hinter solchen Untersuchungswünschen eine heimliche, vom Patienten verleugnete, eventuell auf diskrete Symptome zurückgehende Krebsangst verbergen, die aufgedeckt und entsprechend behandelt werden muss. Carcinophobe können daran erkannt werden, dass sie in ihrer Anamnese eine lange Reihe von konsultierten Ärzten aufweisen, deren negative Untersuchungsergebnisse ihnen immer nur ganz vorübergehend Beruhigung verschafft haben. Allerdings kann die weitverbreitete, fälschliche Auffassung, Carcinophobe könnten nicht an Carcinomen erkranken, keine Richtschnur für das weitere Vorgehen des

Arztes abgeben. Bei gesicherter Diagnose einer Carcinophobie ist jedoch eine in geeigneter Form vorgenommene Überweisung an einen Psychotherapeuten indiziert. Die Behandlungsergebnisse sind in vielen Fällen günstig.

Die psychologische Hauptaufgabe des Arztes in der prädiagnostischen Phase besteht darin, seinerseits nicht zur Verzögerung von Diagnose und Therapie beizutragen. Die Gründe, die seitens der Patienten zur Verzögerung der Erstkonsultation wegen Krebsverdachtes führen können, können folgende sein: Angst vor krebspositiver Diagnose, belastende Erfahrungen mit tumorkranken Familienangehörigen, Schmerzlosigkeit der Symptome (weil nach gewissen populären Vorstellungen Schmerz Krebs bedeutet und Schmerzlosigkeit Krebs ausschliesst), Depression und latente Suicidalität bei fortgeschrittenem Alter, schlechter Versicherungsschutz und Angst vor hohen Kosten, Scheu und Scham vor körperlicher Untersuchung, Furcht vor Spitälern und Operationen sowie masochistisches Vorschieben der Interessen fremder Personen gegenüber der eigenen (HENDERSON 1966).

Über die Frage, wie häufig Ärzte zur Verzögerung der Diagnosestellung beitragen, gehen die Ansichten verschiedener Autoren auseinander und schwanken zwischen Null und 1/6 bis 1/3 aller Fälle von Verzögerungen. Trotz allseitig verbesserter Aufklärung des Publikums über die Notwendigkeit der Früherfassung haben sich aber, mindestens in nordamerikanischen Verhältnissen, die entsprechenden Zahlenverhältnisse von 1923 bis 1973 nicht verbessert (HACKETT et al. 1973). In höheren sozialen Schichten ist die Neigung zur Verzögerung allerdings etwas weniger ausgeprägt als in niedrigen. Beim Mamma-Carcinom ist sie am geringsten, beim Rectum-Carcinom am ausgeprägtesten. ACHTÉ (1979) glaubt allerdings vor allem bei Mamma-Carcinomkranken in den letzten Jahren dank verbesserter Aufklärung einen Rückgang der Verzögerungsneigung feststellen zu können.

Wie hoch auch immer der ärztliche Anteil am Zustandekommen von Verzögerungen in Diagnostik und Therapie sein mag, so darf er jedenfalls nicht vernachlässigt werden. Liegen ihm psychologische Motive zugrunde, so können sie in der Abwehr von Identifikationen mit dem Patienten erkannt werden. Junge, vitale Menschen, die an Genital- oder Mamma-Carcinomen leiden, können den Arzt leicht dazu verleiten, mit ihren eigenen Verzögerungswünschen zu konspirieren. Die Vorstellung verstümmelnder Eingriffe an Organen mit hoher libidinöser Funktion kann auch beim Arzt unbewusste «Kastrationsphantasien» und «-ängste» mobilisieren, deren Abwehr dann der Patient zum Opfer fällt (z.B. eine 32jährige, unverheiratete Patientin: «Ich verspüre in der linken Brust einen kleinen Knoten, aber er wächst nicht, er wird eher kleiner. Ich mache mir keine Sorgen, wollte mich aber doch vergewissern, dass es nichts schlimmes ist». Arzt: «Ich bin froh, dass sie sich keine Sorgen machen. Ich halte die Sache in ihrem Alter auch für harmlos. Ich möchte sie aber in drei Monaten wieder kontrollieren.»)

Die Neigung zur Verzögerung ist jedenfalls auch der ärztlichen Psyche nicht fremd. ROBBINS et al. (1953) haben anhand einer Studie an 229 krebskranken Ärzten nachweisen können, dass auch Ärzte, welche erste Symptome spüren, eine ebenso ausgeprägte Neigung zur Verzögerung wie die Durchschnittsbevölkerung aufweisen und oft den ungeeignetsten Kollegen zur Untersuchung aufsuchen. Es ist deshalb naheliegend, dass diese Neigung vor allem im Gefolge der Identifikation mit gleichaltrigen oder jüngeren Patienten zum Nachteil derselben aktualisiert werden kann. Jedenfalls muss der Arzt, wenn er sich bei Malignomverdacht negativ entscheidet, über gute Kenntnisse auch seiner eigenen psychologischen Funktionen verfügen, damit er sich zwischen der Scylla der Verzögerung und der Charybdis der eventuell wiederholten Anwendung eingreifender Massnahmen (z.B. Mammographie) erfolgreich behaupten will. In Zweifelsfällen kann die Reflexion des eigenen Verhaltens und Urteilens in einer Balint-Gruppe zur Klärung der Situation beitragen.

b. Initialstadium (diagnostische und erste Behandlungsphase)

Im Initialstadium herrscht sowohl beim Patienten wie beim Arzt oft ein gewisser Optimismus vor. Beide haben zunächst meist guten Grund zur Annahme, die Krankheit heilen oder ihren Verlauf aufhalten zu können. Die von den meisten Kranken gewünschte volle Information ist unter der Voraussetzung empathischen Vorgehens in der Regel ohne grössere Schwierigkeiten nötig und möglich. Die heutzutage fast allgemeine Anerkennung der Informationspflicht des Arztes hat wesentlich dazu beigetragen, die Gefahr einer Unter- oder Falsch-Information der Patienten in diesem Stadium zu reduzieren. Allerdings ist mancherorts die Gefahr der Überinformation an ihre Stelle getreten, deren psychologische Folgen ebenso schädlich sein können wie diejenigen der Unter- oder Falsch-Information. Als Leitlinie gelten hier Grad und Ausmass des Informationswunsches des Patienten und nicht das Mitteilungs- und Belehrungsbedürfnis des Arztes. In einer kurz nach der Erstinformation anberaumten zweiten Konsultation soll dem Patienten in der Regel Gelegenheit gegeben werden, Ängste, Befürchtungen und Phantasien, die sich an die Information angeschlossen haben, eingehend mit dem erstbehandelnden Arzt zu besprechen.

Fallbeispiel No. 11

Eine 39jährige Frau, die sich zur Biopsie wegen Verdachts auf Mamma-Carcinom in der Klinik befindet, erfährt auf der Abendvisite von ihrem Arzt folgendes: «Bevor ich morgen, Samstag, in die Ferien fahre, muss ich Ihnen leider mitteilen, dass der Biopsie-Befund auf Krebs lautet. Kollege X wird Sie am Dienstag operieren. Wir müssen rasch operieren, da wir glauben, dass die Gefahr der Metastasenbildung in den axillären Lymphknoten bereits gross ist». Das Heraufbeschwören der Metastasierungs-Gefahr ist in diesem Stadium eine unnötige Überinformation. Ausserdem zieht sich der Arzt unmittelbar nach der Überinformation zurück und lässt die Patientin über das Wochenende allein.

Bei sorgfältiger Handhabung der Informationspflicht entwickelt sich der Kontakt zwischen Patient und Arzt im Initialstadium meist offen und wahrhaftig. Unter dem Eindruck der nun einzuleitenden therapeutischen Massnahmen und der Erläuterung der Therapiemöglichkeiten und -ziele durch den Arzt kann der Patient den initialen Schock und das psychische Isolations- oder Weltuntergangsgefühl, die die Diagnose «Krebs» in ihm ausgelöst haben, oft gut überwinden. Eine häufig sich einstellende Verleugnungsabwehr («vielleicht ist doch alles nicht so schlimm oder vielleicht hat sich der Arzt in der Diagnose doch getäuscht») muss in diesem Stadium als adaptiv bezeichnet werden. Sie dient der Anpassung an die tatsächlich vorhandenen curativen Möglichkeiten und erleichtert dem Patienten die Beteiligung an den Behandlungsmassnahmen.

Trotz des das Initialstadium meist kennzeichnenden Optimismus, wissen aber die meisten Patienten, dass die Beobachtung des Verlaufes die einzige klinische Methode darstellt, Stillstand oder Heilung des malignen Prozesses zu attestieren. Viele Patienten werden sich deshalb auch nach erfolgreichem Durchgang durch dieses Initialstadium nicht für «krebsfrei» halten, selbst wenn ihnen dies vom Arzt suggeriert wird und sie ihre diesbezügliche Angst im ärztlichen Gespräch verleugnen. Wird diese Angst vom Arzt nicht empathisch berücksichtigt oder gar daraus ein an den Patient gerichteter Vorwurf abgeleitet, können sich ernste Trübungen des Arzt-Patientenverhältnisses anschliessen.

c. *Stadium der Progredienz* (Metastasierung und 2. Behandlungsphase)

Im Stadium der Progredienz tritt im Verhalten des Patienten oft eine merkliche Änderung ein. Verzögerung erneuter ärztlicher Konsultationen ist häufig. Die anfängliche Hoffnung auf Heilung schwindet, Misstrauen in die bis jetzt angewandten Behandlungsmethoden stellt sich ein. Isolations-, Trennungs- und Verlustängste exacerbieren. Der einst geäusserte Wunsch des Patienten nach voller Information («Ich möchte die ganze Wahrheit wissen») kann vorübergehend zurücktreten oder nur bezüglich Teilinformationen erhalten bleiben (ABRAMS 1966).

Auch der Arzt kann in diesem Stadium in seinem Umgang mit dem Patienten erneut verunsichert werden. Trotz anfänglicher Bereitschaft zur Wahrhaftigkeit im Gespräch kann er beginnen, immer häufiger zu selektiven Verleugnungen, d.h. zur Mitteilung von Teilwahrheiten zu greifen. Als Begründung für dieses Vorgehen wird häufig die Gefahr eines «Zusammenbruchs» oder der Suicidgefahr bei voller Information des Patienten gegeben (siehe Fallbeispiel Nr. 10). Nicht immer ist diese Gefahr beim Patienten aber auch tatsächlich gegeben. Sie ist vor allem unter den Bedingungen der guten, konstanten und offenen Kommunikation des Patienten mit dem Behandlungsteam relativ gering. Viel häufiger liegt derartigen Befürchtungen durch die Ärzte das auf den Patienten projizierte Erfahren eigener Machtlosigkeit und Selbstentwertung angesichts der «ausweglosen Situation» zugrunde. Durch diesen Projektionsvorgang wird der Patient anstelle des Arztes zum Träger von dem Arzt unbewussten Selbstzerstörungsimpulsen und dadurch erst jetzt – und häufig fälschlicherweise – zum «Suizidalen». Gerade durch derartige, seinen bewussten Absichten widersprechenden Abwehrhaltungen (selektive Verleugnung anstelle voller Information) kann der Arzt dem ihn jetzt besonders aufmerksam beobachtenden Patienten signalisieren, was er eigentlich zu vermeiden hoffte: dass sich der Verlauf der Krankheit ärztlicher Kontrolle entzogen hat. Angst und Verzweiflung, die der Arzt durch sein Verhalten verhindern wollte, werden schliesslich dadurch im Gegenteil verstärkt.

Im Stadium der Progredienz nimmt die Abhängigkeit des Patienten von seinem Arzt zu, da sich der geängstigte Kranke immer enger an seinen Arzt anklammert und dessen Schutz und Unterstützung immer dringender bedarf. Diese Abhängigkeit hat allerdings zwiespältigen Charakter. Sie verstärkt sowohl die Erwartung zugewandten Verhaltens und positiver Mitteilungen und Massnahmen des Arztes wie auch diejenige des ärztlichen Rückzuges, des Fallengelassenwerdens wegen «Unheilbarkeit» und der negativen, schlechten und «bösen» Nachrichten durch den Arzt. Auf dem Boden dieser Ambivalenz wächst die Scheu das Patienten, dem Arzt direkte Fragen zu stellen, denn er möchte diesen nicht mit unangenehmen Fragen belasten und damit die Gefahr des ärztlichen, inneren Rückzuges vom Patienten zusätzlich erhöhen. «Ich weiss, wie stark mein Arzt unter meinem Rückfall leidet. Ich möchte ihn jetzt nicht mit meinen Fragen belästigen, seine knappe Zeit in Anspruch nehmen oder als aufdringlicher oder undankbarer Patient erscheinen. Er hat sich grosse Mühe um mich gegeben und er ist nicht schuld daran, dass es mir nicht besser geht», – so oder ähnlich kann in diesem Stadium die Zurückhaltung des Patienten gegenüber dem Arzt begründet werden. An die Stelle direkter Fragen tritt dann ein stilles, fortgesetztes Beobachten des ärztlichen Verhaltens, Tuns und Lassens. Aus dem Resultat dieser Beobachtungen leitet der Patient die Regeln für sein eigenes Verhalten ab.

Fallbeispiel Nr. 12:

Ein 36jähriger Patient befindet sich zur Relaparotomie nach vor 2 Jahren erfolgter chirurgischer Behandlung eines Rectum-Carcinoms in der chirurgischen Klinik. Er erwartet den Besuch des Chefarztes, der ihm den Operationsbefund mitteilen soll. Entgegen der sonstigen Gewohnheit betritt der Chefarzt das Krankenzimmer ohne Begleitung der Ober- und Assistenzärzte. Der Patient reagiert mit Panik, da er weiss, dass diese Verhaltensänderung des Chefarztes nichts Gutes bedeuten kann.

Die Angst vor dem inneren Rückzug und dem Aufgegebenwerden bestimmt im Stadium der Progredienz, welche Fragen der Patient an den Arzt richtet und welche er verschweigt. Erst wenn sich im Verlaufe des nun einsetzenden Sich-Abtastens von Patient und Arzt Wahrhaftigkeit, innere Präsenz und Verfügbarkeit des Arztes wieder eingestellt haben, kann sich der Kranke diesem wieder anvertrauen, von ihm erneut offen abhängig werden und die therapeutischen Massnahmen weiterhin annehmen. Jeder neue ärztliche Kontakt kann dann zu einer neuen Quelle der Hoffnung werden, die der Kranke mit Ungeduld erwartet.

d. Terminales Stadium

Die Besonderheiten des terminalen Stadiums werden in einem späteren Kapitel noch eingehender diskutiert. Für Abrams (1966) bildet das Schweigen die Sprache des terminalen Stadiums.

Dieses Schweigen ist aber nicht als *Ver*schweigen, sondern als averbale Kommunikation zu verstehen, die das Reden überflüssig macht. Es erstreckt sich vor allem auf jene Bereiche, in denen der Patient die stärkste Angst empfindet und bringt stillschweigendes Verständnis dieser Ängste durch den Arzt zum Ausdruck. Weiss sich der Kranke in einer solchen averbalen Kommunikation «gehalten» und wird dieses Gehaltensein auch durch regelmässige Besuche ihm nahestehender Menschen dokumentiert, kann seine Trennungsangst, die oft schwieriger als die Todesangst zu ertragen ist, wirksam bekämpft werden.

4.2.3. Psychologische Aspekte der therapeutischen Massnahmen

Fast alle, den Onkologen zur Verfügung stehenden, therapeutischen Massnahmen (Chirurgie, Radiotherapie, Chemotherapie, Life-Island-Isolation) haben einen eingreifenden, «aggressiven» Charakter und werden von den Patienten ihrer Begleitumstände, Neben- und Nachwirkungen wegen, gefürchtet. Ausserdem werden sie häufig nicht von bekannten erst-, sondern von unbekannten zweit- oder drittbehandelnden Ärzten durchgeführt, was die mit ihnen verbundene Angst des Patienten vor passiver Auslieferung an unbekannte, teils destruktive, teils konstruktive Mächte noch potenziert. Sorgfältige psychologische Vorbereitung, Hinweise auf Nebenwirkungen und deren Behandlung und auf geeignete Rehabilitationsmassnahmen müssen deshalb den Patienten während der Durchführung therapeutischer Programme angeboten werden. Sind mehrere Ärzte oder Ärzteteams an diesen Programmen beteiligt, muss darauf geachtet werden, dass dem Patienten während der ganzen Behandlungszeit einer derselben als immer verfügbare, aufklärende und beratende ärztliche Bezugsperson zur Verfügung steht. In den meisten Fällen wird es sich hierbei mit Vorteil um den Hausarzt handeln.

a. Chirurgie

Komplikationslose chirurgische Massnahmen werden von den Patienten psychisch im allgemeinen gut ertragen. Im Unterschied zu radio- oder chemotherapeutischen Massnahmen stellt sich der Erfolg meist unmittelbar und auch für den Patienten deutlich sichtbar ein. Vorbereitung und Nachsorge folgen den in der Chirurgie üblichen Regeln und Erfahrungen.

Ist der Eingriff mit dem Verlust von Körperteilen oder mit körperlicher Entstellung verbunden, ist allerdings anschliessend an den Eingriff mit erheblichen depressiven Nachreaktionen zu rechnen. Diese können sich unmittelbar im Anschluss an den Eingriff oder aber erst mit einer Latenz von einigen Wochen (z.B. nach Mastektomie) einstellen. Es ist wichtig, die Patienten schon vor dem Eingriff auf diese Reaktion aufmerksam zu machen und Massnahmen zu ihrer Behebung zu besprechen (siehe Kapitel 4.4.).

b. Radiotherapie

Im Gegensatz zu chirurgischen Eingriffen haften radiotherapeutischen Massnahmen für viele Patienten (70–80% aller Carcinomkranken werden radiotherapeutisch behandelt) vermehrt hoch angstbesetzte, unheimliche und «unmenschliche» Phantasien an. Bereits die Indikation zur Radiotherapie signalisiert dem Patienten oft Unvollständigkeit der chirurgischen Massnahmen oder Ausbreitung der Krankheit. Es ist deshalb wichtig, dass die Patienten frühzeitig über Wesen und Nebenwirkungen der Radiotherapie aufgeklärt werden. Sie müssen verstehen lernen, dass Radiotherapie nur die pathologischen Zellen zerstört, dass sich aber die gesunden Zellen rasch wieder von den Wirkungen der Behandlung erholen. Sie sollen den Ablauf der Therapie genau kennen und auch über die Sicherheitsmassnahmen, die für sie und die Umgebung getroffen werden, informiert werden. Auf die möglichen Nebenwirkungen der Strahleneinwirkung (Nausea, Schwindel, Müdigkeit, Erbrechen, Durchfall, Obstipation und Hautreizungen) müssen sie sorgfältig vorbereitet und ermutigt werden, diese Nebenwirkungen dem Arzt zur Kenntnis zu bringen, wenn sie unerträglich erscheinen.

Der spätere Aufenthalt in den Wartezimmern der radiotherapeutischen Stationen weckt erneut kaum überwundene Isolations- und Untergangsgefühle des Patienten. Nicht nur ist ihm die ganze Umgebung neu, «technisch», fremd und unheimlich. Er selbst ist dort ebensosehr ein Unbekannter. Die ihn in Empfang nehmenden Röntgen-Assistentinnen wissen über ihn oft wenig mehr als die Tatsache, dass ihm soundsoviele Strahleneinheiten während soundsovielen Tagen an einem bestimmten Ort zu applizieren seien. Die Identifikation mit anderen, wartenden und schwerkranken Mitpatienten kann die Angst zur Verzweiflung eskalieren lassen. Die applizierten radiotherapeutischen Massnahmen sind schwer erfass- und verstehbar. Der Patient fühlt, hört oder sieht nichts von ihnen. Der mächtigen «Kobaltbombe» fühlt er sich wehrlos unterworfen. Die Aufrechterhaltung eines emotionalen, sprachlichen, mit Aufklärung und Information verbundenen Kontaktes ist deshalb nicht nur während der Wartezeit, sondern während des gesamten radiotherapeutischen Eingriffes von hervorragender Bedeutung (mittels Fernsehkameras und Sprechanlagen). Nur so können die mit den radiotherapeutischen Eingriffen naturgemäss verbundenen, oftmals überbordenden Isolations- und Zerstörungsängste der Kranken wirksam behoben werden. Die Delegation eines speziell hierfür ausgebildeten medizinischen Psychologen in den Warteraum der Station oder die stationäre Aufnahme besonders regressionsbereiter und -bedürftiger Patienten während der Radiotherapie kann hier oftmals zusätzliche Erleichterung bringen.

c. Chemotherapie

Für die psychologische Führung chemotherapeutisch behandelter Tumorkranker gelten dieselben Grundsätze, die bereits bezüglich Radiotherapie festgehalten worden sind: Berücksichtigung der Belastung durch die Wartezimmer-Situation, Aufklärung über Nebenwirkungen und Folgezustände der Chemotherapie (Nausea, Haarausfall, Amenorrhoe usw.),

Zusicherung palliativer Massnahmen (Antiemetika usw.), Beratung bei der Rehabilitation (Perücken, Prothesen usw.) sowie verbale und emotionale Verfügbarkeit des behandelnden, möglichst selten durch Stellvertreter ersetzten Arztes.

Der Tumorpatient unterliegt meist der Vorstellung, in der Qualität seiner vitalen Substanz geschädigt zu sein. Verschiedene Autoren unterstreichen deshalb die Notwendigkeit, durch genaue Information des Patienten über den Wirkungsmechanismus der verordneten Cytostatica zu erreichen, dass sich der Patient mit diesen Substanzen als mit «guten» und nicht «bösen» Wirkstoffen identifiziert. FIORE (1979), medizinischer Psychologe und selbst geheilter Carcinompatient, schlägt hierfür z.B. folgende Formulierung vor:

«Sie erhalten jetzt sehr stark wirksame Medikamente, die sich schnell vermehrende Zellen töten können. Krebszellen sind die am schnellsten sich vermehrenden Zellen, aber auch Haarzellen vermehren sich schnell. Da das Medikament den Unterschied zwischen Krebszellen und Haarzellen nicht kennt, werden Sie vorübergehend Haare verlieren. Glücklicherweise können sich aber Ihre normalen, gesunden Zellen von der Einwirkung der Medikamente wieder erholen und sich wieder zu teilen beginnen, aber den schwachen und primitiven Krebszellen ist dies nicht möglich».

SIMONTON, Onkologe und Radiotherapeut, und SIMONTON Psychologin, empfehlen (1978), alle therapeutischen Programme mit derartigen Suggestionen zu unterstützen. Sie fordern ihre Patienten auf, sich bildhaft vorzustellen, wie die körpereigenen, zahllosen und kräftigen Leukocyten die Krebszellen erkennen und aktiv angreifen können. Sie suggerieren ihnen, dass die Krebsgeschwulst nicht darum wächst, weil der Körper den Krebs nicht zu zerstören vermag, sondern weil die Leukocyten ihre Angriffslust als Folge einer Depression des Immunsystems, die der psychischen Depression des Patienten ähnlich sei, verloren haben. SIMONTON und SIMONTON haben auf der Grundlage derartiger Autosuggestionen ein mit Bildvorstellungen («mental Imagery») arbeitendes Entspannungsprogramm aufgestellt, das vielen Kranken erlaubt, mit der weit verbreiteten Vorstellung, an der zerstörenden Wirkung von Radio- und Chemotherapie früher als am Krebsleiden zugrunde zu gehen, besser fertig zu werden. Sie berichten über erstaunliche Erfolge ihres seit 1971 betriebenen Therapieprogrammes.

d. «Life-Island»-Isolation

Verschiedene klinische Zustandsbilder (Leukämien, Agranulocytosen, Knochenmarkstransplantationen usw.) können zur Reduktion exogener Infektionswege die Behandlung in sog. Sterilpflege-Einheiten erfordern. Diese, aus durchsichtigem Plastikmaterial bestehenden, rechteckigen Kabinen haben die Grösse von ungefähr drei Spitalbetten. In ihnen wird der Patient einer erheblichen Einschränkung seiner Autonomie sowie einer weitgehenden bis vollständigen Berührungs- und Bewegungs-Deprivation ausgesetzt (HOLLAND et al. 1977). Die Sicht- und Sprachverbindung mit der Aussenwelt ist zwar nicht aufgehoben und kann durch Telephon-, Radio- und Fernsehanschlüsse in den Einheiten verstärkt werden. Sämtliche, in die Einheit eingegebenen Gegenstände sind jedoch sterilisiert und können dem Patienten nicht direkt sondern nur durch in die Seitenwände eingelassene Armstulpen mit Handschuhen übergeben werden. Während somit einerseits viele dem täglichen Leben zugehörenden Reizangebote an den Kranken vermindert sind, schafft andererseits die Behandlungssituation eine Fülle anderer Stimulationen, die den durch seine Krankheit ohnehin sich isoliert fühlenden Patienten zusätzlichen Belastungen aussetzen können. Das Behandlungsteam muss mit den gegen diese Belastungen angewandten Abwehr- und Adaptationshaltungen des Kranken vertraut sein, wenn die «Life-Island»-Behandlung erfolgreich sein soll.

Eine medizinpsychologische Voruntersuchung kann Aufschluss darüber erteilen, bei welchen Kranken u.U. eine Kontraindikation gegen die Aufnahme in diese Einheiten besteht (Psychosen, schwere Depressionen, Angstneurosen, Panik-Reaktionen) oder aber welche Komplikationen gegenüber der Isolierungssituation bei bestimmten Patienten zu erwarten sind (KÖHLE et al. 1971).

Die bei fast allen Kranken vor Eintritt in die Sterilpflege-Einheit auftretende Angstspannung verschwindet in der Regel bei einer Grosszahl von ihnen nach der Aufnahme in die Einheit rasch. Eine gute diagnostische und therapeutische Information, das Eingehen fester Bindungen mit dem Pflegeteam und die aktive Teilnahme am Behandlungsplan tragen zur Vermittlung von Vertrauen des Patienten in den Sinn der neuen Situation bei. Die Vertrauensentwicklung wird erleichtert, wenn die Pflegegruppe relativ klein gehalten wird und in ihr nicht allzuhäufige Wechsel stattfinden. (HAENEL et al., 1975). LOCHER und NAGEL regen an, Patienten zu motivieren, während des Aufenthaltes in den Einheiten Tagebücher zu verfassen, um so deren Eigenaktivität in der Auseinandersetzung mit der Krankheit zu fördern, und legen hiefür eindrückliche Beispiele vor (1978).

Störungen der Adaptation an die dem Patienten zwangshaft auferlegte Deprivations- und Extremsituation sind aber nicht selten. Bewusst oder unbewusst verstärkt die Situation des sich ohnehin bereits bedroht wissenden Patienten dessen Vernichtungs- und Todesängste. Patienten mit einer wenig flexiblen und anpassungsfähigen Struktur ihres «Selbst» können darunter ausserordentlich leiden. Tiefe regressive Reaktionen als dessen Folge schaffen in der Regel pflegerisch keine besonderen Schwierigkeiten. Der Patient unterwirft sich dabei völlig der neuen Situation, stellt seine Eigenaktivität fast ganz ein und zieht sich in die Einheit gewissermassen wie in einen Mutterleib zurück. Er kann dadurch allerdings Ärger im Behandlungsteam auslösen, das durch die Abhängigkeitshaltung des Kranken zusätzlich belastet wird. Auch fällt solchen Patienten der spätere Austritt aus der Einheit besonders schwer (sog. «Nabelschnurphänomen», (HAENEL et al. 1975)).

Aggressive oder paranoide Reaktionen der Patienten sind demgegenüber schwieriger zu handhaben. Der sich in der Einheit in seinem Selbstgefühl verletzt fühlende Kranke entwickelt dem Behandlungsteam gegenüber manchmal feindselige Gefühle, da er die Verantwortung für seine Situation diesem zuschiebt und sich so durch das Team direkt bedroht fühlt. Andauernde Aufmerksamkeitsforderungen, fortgesetzte Kritik an den Massnahmen des Behandlungsteams oder unkooperativer Rückzug können die Folge solcher Reaktionen sein. Allerdings haben manche Patienten Bedenken, feindliche Gefühle dem Behandlungsteam gegenüber direkt zu äussern, da sie von diesem ja abhängig sind und dessen Wohlwollen nicht aufs Spiel setzen möchten. In solchen Fällen werden sich eher klaustrophobe oder Zustände maniformer Erregung als aggressive oder paranoide Reaktionen einstellen.

Feindlichkeitsprojektionen werden meist in erster Linie auf die Krankenschwestern gerichtet. Diese unterstehen dadurch in ihrer schweren Aufgabe oft einem zusätzlichen Stress, da Aggression des Patienten oft Gegenaggression auslöst, deren Äusserung jedoch dem Berufs- und Selbstbild der Krankenschwester stark widerspricht. Die Mithilfe eines medizinischen Psychologen kann in derartigen Situationen besonders nützlich sein. Er kann als aussenstehender Dritter sowohl dem Patienten wie dem Behandlungsteam ermöglichen, abgewehrte negative Gefühle zu äussern, auf ihre Ursache hin verständlich werden zu lassen und dadurch zur Entspannung der Behandlungssituation beitragen (GORDON 1975). Bei dieser Aufgabe muss der medizinische Psychologe allerdings mit viel Taktgefühl vorgehen. Er muss verhindern, in der Beziehung zwischen Pflegeteam und Patient seinerseits als ungewünschter Eindringling zu erscheinen, der einen Angriff auf die Kompetenz des Fachpersonals vortragen oder diesem vertrauliche Äusserungen des Patienten heimlich hinterbringen will. Patienten schliesslich, die nach ihrer Behandlung die regressive Situation des «Life-Island» (mit der durch diese Namengebung implizierten Suggestion, nur auf dieser «Insel» lebensfähig zu sein) nur mit Angst und Zögern aufgeben können, wird er gegenüber allzu forcierten Rehabilitationsforderungen durch die Umwelt in Schutz nehmen können.

4.2.4. *Angst*

Die Funktion der Angst des Tumorkranken besteht in der Signalisierung eines drohenden oder eingetretenen Verlustes äusserer oder innerer, körperlicher oder seelischer Integrität und der Mobilisierung derjenigen psychischen Funktionen, die geeignet sind, diese Integrität wieder herzustellen. Meist stammt sie aus verschiedenen Quellen und stellt eine Mischung früher, neurotischer Residualängste, von Realängsten und von Todesangst dar. Sie beinhaltet in der Regel sämtliche Vorstellungen, die mit der «Metapher Krebs» verbunden sind: Angst vor Verlassenwerden, Trennung und soziale Isolation, Angst vor innerer oder äusserer Verfolgung und Schuld, Angst vor passiver Auslieferung und Überwältigung durch unkontrollierbare Kräfte, Angst vor Neid und Eifersucht auf die Gesunden, Angst vor verstümmelnden chirurgischen Eingriffen, Angst vor narzisstischer Verletzung als Behandlungsfolge, Angst vor Verlust von Autonomie und Lebensqualität, Angst vor dem eigenen, inneren «Bösen», Angst vor Schmerz, maligner Regression, Rückfällen und Unheilbarkeit. Todesangst, insofern sie bewusst geäussert wird, nimmt allerdings selten die Gestalt der Angst vor physischer, als vielmehr die Angst vor psychischer Vernichtung an: Angst vor psychischer Desintegration, vor dem inneren «Absturz», vor dem Verlust der Besetzung des Körper-Selbstes, dem Verlust der Realitätskontrolle und dem Verlust der mitmenschlichen Beziehungsfähigkeit. Die mit dieser Angst verbundene «Enthumanisierung» des Menschen ist bei Krebspatienten oft vordergründiger als die Angst vor dem tatsächlichen, psychischen und irreversiblen Tod. Sie geht einher mit einer alles überschattenden, quälenden und oft unentrinnbaren Scham über den psychophysischen Zerfall und den dadurch in der Umgebung hervorgerufenen Ekel, gegen den oft nur der Abbruch aller Beziehungen und der Rückzug des Kranken auf das eigene «Selbst», den er gleichzeitig fürchtet und zu vermeiden trachtet, einen wirksamen Schutz gewähren kann.

Diesen Ängsten steht der Kranke zunächst allerdings nicht völlig hilflos gegenüber. Verleugnung, Rationalisierung, Vermeidung, Identifikation mit dem Aggressor, Projektion, contraphobische Abwehr, phallische Abwehr und Verkehrung ins Gegenteil stellen die häufigsten normalpsychologischen Möglichkeiten Krebskranker dar, die Integrität des «Selbst» zu schützen oder wieder herzustellen. Klinisch können diese sog. «Abwehrmechanismen» in folgender Weise in Erscheinung treten:

Verleugnung:	«Ich habe keine Angst und bin auf alles vorbereitet.»
Rationalisierung:	«Die Krankheit als solche macht mir keine Angst. Hingegen fürchte ich die Einnahme der Medikamente. Wenn ich gelegentlich Angst verspüre, so sind die starken Medikamente daran schuld.»
Vermeidung:	«Ich möchte über meine Krankheit nicht reden und vermeide alle Gedanken daran. So komme ich am besten darüber hinweg.»
Identifikation mit dem Aggressor:	«In meiner Krankheit kommt all das Böse, das mir in meinem Leben angetan worden ist, zum Ausdruck. Deshalb fühle ich mich jetzt selber böse und flösse andern Menschen dadurch Angst ein.»
Projektion:	«Meine Frau macht sich über meinen Zustand grosse Sorgen. Ich bitte Sie, ihr beizustehen, denn ihre Angst belastet mich mehr als alles andere.»
Contraphobische Abwehr:	«Meines Wissens beträgt die Gefahr der Erkrankung der zweiten Brust nach Brustkrebs etwa 15%. Ich schlage vor, dass Sie mir sofort beide Brüste amputieren, damit ich mich als endgültig geheilt betrachten kann.»
Phallische Abwehr:	«Ich brauche keine Hilfe und kann mit meiner Krankheit selber fertig werden. Ich kann mich ohnehin auf niemanden verlassen. Niemand ist mächtiger als ich selber.»
Verkehrung ins Gegenteil:	«Noch nie fühlte ich mich so gut, wie seit ich krank bin. Mein Leben ist intensiver und gefühlsmässig reicher geworden.»

Allerdings sind diese Abwehrmechanismen nur in den seltensten Fällen geeignet, die Angst des Patienten vollständig unter Kontrolle zu halten. Meist persistiert ein Anteil sog. freiflottierender Angst trotz und neben den beschriebenen Abwehrfunktionen weiter. Ärztliche Aufgabe muss es daher sein, unter Berücksichtigung und Würdigung der Abwehrleistungen des Kranken diese freie Angst zu erkennen, ohne sie zu übernehmen und gemeinsam mit dem Patienten Anstrengungen zu unternehmen, auch diese Angstanteile unter Kontrolle zu bringen. Der Patient erwartet in der Regel den Einbezug des Kampfes gegen die Angst in seinen Behandlungsplan. Er ist überzeugt, dass nur eine «heile», d.h. weitgehend angstfreie Persönlichkeit den Abwehrkampf gegen die maligne Erkrankung gewinnen kann. Diese Erwartung ist Teil einer ganzheitlichen Krankheitsauffassung, die unter Patienten oft verbreiteter ist als unter Ärzten. Antizipatorisches Ansprechen möglicher Angstquellen, Offenheit, Aufklärung, Verfügbarkeit und Verlässlichkeit sowie frühzeitige Aktivierung und Beteiligung des Patienten an den Rehabilitationsmassnahmen stellen die wirksamsten Mittel des Behandlungsteams zur Bekämpfung der Angst des Tumorpatienten dar. Die Verordnung von Anxiolytica ist in schweren Fällen allerdings oft nicht zu umgehen.

Angstprobleme besonderer Art stellen sich bei vielen *Leukämie-Kranken.* Bei ihnen ist die Angstüberflutung im akuten Stadium oft besonders intensiv. Verschiedene Faktoren sind dafür verantwortlich zu machen.

Leukämie-Kranke gelten oft schon prämorbid als besonders sensitive Persönlichkeiten. Während Kranke mit soliden Tumoren diese meist im Körper-Selbst lokalisieren und dadurch eine gewisse objektivierende Distanz zum Krankheitsvorgang gewinnen können («Nicht ich bin krank, meine Lunge ist krank»), ist – mindestens im akuten Stadium – der Leib des Leukämikers als Ganzes zum «bösen», kranken, gefährlichen Objekt geworden. Schwer gestörtes Allgemeinbefinden und hohes Fieber unterstützen diese Vorstellung. Verleugnungen und Rationalisierungen der Angst werden dadurch unmöglich. Die drohende psychische Desintegration als Folge der Angst schafft – sofern sie nicht schon vorbestanden haben – das Gefühl schwacher, durchlässiger Persönlichkeitsgrenzen mit den entsprechenden, ambivalenten Wünschen nach psychischer Vereinigung (sog. «Verschmelzung») mit den verlorenen, guten oder schlechten «Objekten», d.h. den schützenden, sichernden Beziehungspersonen der Umwelt.

Fallbeispiel Nr. 13:

Eine 34jährige Frau wird wegen Stomatitis und hohen Fiebers in die Klinik eingewiesen. Als ihr die Diagnose einer akuten lymphatischen Leukämie mitgeteilt wurde, antwortete sie: «Schon lange habe ich darauf gewartet. Meine beiden Eltern sind an Krebs gestorben». Im Rahmen eines Maltherapieprogrammes zeichnete sie auf die Aufforderung, irgendetwas für sie Typisches zu zeichnen, ein an einem Flusse stehendes Haus. Am gegenüberliegenden Ufer, nur durch ein Schiff erreichbar, stehen zwei identische Häuser. Sie stellte sich so auf Charon und auf Wiedervereinigung mit den Eltern wartend dar. Die Patientin starb, unbeeinflusst durch die Chemotherapie, nachdem ihr Arzt, den sie sofort in bedrängender Weise an die Stelle ihres verlorenen Freundes gesetzt hatte («Sie sprechen und verhalten sich wie mein ehemaliger Geliebter») während dreier Tage von der Klinik abwesend war.

Der starke emotionale Anspruch des Leukämikers an seinen Arzt, sein Wunsch, sein eigenes, verlorenes, gesundes «Selbst» im Arzt wiederzufinden (sog. «Selbst-Objekt») und es sich durch «Verschmelzung» mit dem Arzt wieder anzueignen, kann diesem als Drohung des Einbezugs in die kranke Welt des Patienten erscheinen und in ihm seinerseits Angst, Widerwillen, Befremden und letztlich Abwehr auslösen. Es ist wohl kein Zufall, dass gerade bei leukämiekranken Kindern (BACH, BÜRGIN, KIEPENHEUER) und Erwachsenen (DREIFUSS) der Gedanke sich einstellte, durch das Angebot von Malpsychotherapie ein entlastendes Medium in die Behandlung einzuführen. Die bildliche Darstellung innerseelischer Vorgänge befreit nicht nur den Patienten vom inneren Andrang stärkster Emotionen, sie entlastet durch die Belebung des sog. «intermediären Raumes» (WINNICOTT) zwischen Patient und Pflegepersonen durch ein gemeinsames, therapeutisches Tun auch die Beziehung zu den Pflegepersonen und wirkt der psychischen Desintegration des Patienten durch die Stimulierung seiner creativen (und dadurch die sog. «Kohärenz des Selbst» fördernden) Fähigkeiten entgegen. Im Bild, das den Charakter eines sog. «Übergangsobjektes» (WINNICOTT) hat («Das Bild bin ich selber und doch nicht ich selber, da es ja ausserhalb mir ist») kann der Patient eine gewisse Distanz von sich selber und damit gleichzeitig von seinen Verschmelzungswünschen und -ängsten mit seinen «Selbst-Objekten» gewinnen, sich dadurch beruhigen und ein angstfreieres Verhältnis zu sich selber gewinnen.

E. DREIFUSS (1978) schildert das Wesen einer derartigen, bis jetzt meist mit Erfolg (DREIFUSS und MEERWEIN 1979) angewandten Malpsychotherapie folgendermassen:

«WINNICOTT hat den Begriff des Übergangsobjektes geschaffen. Er beobachtete, dass das Kind zwischen dem 4. und 6. Monat die Fähigkeit entwickelt, sich ein Objekt zu erschaffen, zu erdenken und zu erfinden, das als Ersatz für die Mutter (Brust) bestimmt und das Ergebnis seiner eigenen schöpferischen Illusion ist. Das Kind lernt also ein liebloses Objekt, z.B. den Zipfel seiner Decke, den Teddybär, mit Leben zu besetzen, welches ihm ermöglicht, auf der Grundlage einer Illusion sich seiner abwesenden Mutter zu versichern. Dieses «Übergangsobjekt» gehört also nicht der Aussenwelt an, anderseits gehört es auch nicht ganz zu der Innenwelt. Es ist vom Kinde erschaffen, doch gleichzeitig aus seiner Umgebung hervorgekommen. Es gehört zum «intermediären Erfahrungsbereich» und wird aus dem Bedürfnis des Kindes immer wieder neu erschaffen. Es stellt somit einen Akt der «primären Kreativität» (WINNICOTT) dar. Es ist der erste «nicht-Ich» (not-me) Besitz des Kindes, der ihm gestattet, depressive Ängste abzuwehren. Und es ist der Umgang mit diesen Übergangsobjekten, welcher es dem Kinde ermöglicht, sich aus dem Stadium der primären narzisstischen Einheit mit der Mutter zu entfernen und sein reales «Selbst» zu suchen, das eigentlich von seiner Mutter getrennt ist.

Wir erkennen in der Kunsttherapie einen analogen Prozess. Der Patient erschafft sich ein Objekt, das Bild, das ebenfalls das Ergebnis seiner eigenen schöpferischen Illusion ist. Das Bild befindet sich also im Raum zwischen der subjektiven Welt des Patienten und der äusseren Realität, die durch den Kunsttherapeuten repräsentiert wird. Das Bild hilft dem Patienten seine innere Welt von der äusseren zu trennen, aber doch zu verbinden. Im Bild treffen sich innere und äussere Welt. Wie Otto RANK meint, verbindet die Kunst und das Spiel die Welt der subjektiven Unwirklichkeit mit der objektiven Wirklichkeit, dabei den Konturen die Schärfe nehmend, ohne sie zu verwischen. In diesem intermediären Erfahrungsbereich, im Bilde, ist somit die Trennung zwischen «Selbst» und «Objekt» aufgehoben, bzw. in ihrer Widersprüchlichkeit vereint.

In diesem Zusammenhang meint S. FREUD über die Kunst, dass es das Ziel des Künstlers sei, in uns dieselbe Geisteseinstellung zu erwecken wie diejenige, die dem Künstler den Ansporn zur schöpferischen Tätigkeit gab. Wir rekonstruieren also intuitiv des Künstlers geistigen und emotionalen Zustand. Wir versuchen ihn nachzuerleben.

Im Akt des Malens gibt der Patient seinen inneren Gefühlen eine äussere Form. Er veranschaulicht damit einen Teil seiner Gefühle in Symbolen. Kann der Kranke seine Gefühle auf diese Art mit jemandem teilen, wird der Therapeut Zeuge der gezeichneten Gefühle. Nimmt der Therapeut diese Bilder an, ist es für den Patienten als ob er/sie einen Teil seiner selbst annehmen würde. Der Patient hat auf diese Weise die Möglichkeit, mit dem Therapeuten Verbindung aufzunehmen und mit ihm in eine Beziehung zu treten. Eine «ursprüngliche, natürliche Interessen-Gemeinschaft» kann sich somit bilden. Aus dieser kreativen Beziehung kann ein Zauber eines gemeinsamen Spieles erwachsen, als ob sich zwei Geister im Spiele treffen würden (WINNICOTT). Die spielerische Unterstützung bestätigt ein Gefühl der Gemeinsamkeit ähnlich wie bei zwei Schauspielern in einem dramatischen Spiel. Durch das in die Therapie gesetzte Vertrauen wird das Dramatische spielbar.

Marcel Proust meint, der Künstler müsse aus einem inneren Drang kreieren, um seine verlorene Vergangenheit wiederzugewinnen. Wir ermöglichen also durch das Malen dem Patienten eine «Heimkehr» des Selbst. Wir geben ihm einen Kanal, um Liebesfähigkeiten auszudrücken, die durch die Bedrohung des Objektverlustes (Tod) frei geworden sind. Wir geben dem Patienten ein Werkzeug, seine Welt so zu erschaffen, dass sie es ihm erlaubt, seine reale Situation (bedrohliche Realität) so gut wie möglich zu ertragen und tragen somit direkt zur Bekämpfung seiner Angst bei.

4.2.5. Verleugnung

Die Verleugnung, d.h. das Nicht-Wahr-Haben-Wollen, ist eine der wirksamsten Abwehrhaltungen des Tumorkranken gegenüber den mit der Diagnosestellung verbundenen Angsteinbrüchen und bedarf deshalb noch einer ausführlichen Darstellung. Sie tritt bei vielen Carcinompatienten klinisch zu irgendeinem Zeitpunkt des Krankheitsverlaufes in Erscheinung. Verleugnende Patienten leben, reden und handeln so, als ob sie die Tatsache ihrer Krebserkrankung nicht oder nur rational, unter Abspaltung der damit einhergehenden affektiven Reaktionen, zur Kenntnis genommen hätten, und zwar auch dann, wenn sie darüber in durchaus wahrhaftiger Weise aufgeklärt worden sind. So haben z.B. Weisman und Worden (1976–1977) festgestellt, dass von 120 frisch erkrankten Krebspatienten, die am Massachusetts General Hospital sorgfältig über Befund und Diagnose informiert worden sind, ca. 10 Tage später 10% von ihnen behaupteten, ihre Diagnose nicht zu kennen!

Verleugnende Kranke erwecken klinisch den Eindruck einer Art «doppelten Buchführung», d.h. einer zwischen «Wissen» und «Nichtwissen» pendelnder, innerer und äusserer Haltung. Die Verleugnung kann sich nach dem initialen, auf die Eröffnung der Diagnose folgenden psychischen Schock oft rasch einstellen. Einfache Formen der Verleugnung äussern sich in einer Tendenz zur Verharmlosung oder überbetonter Neigung zu einer optimistischen Einstellung gegenüber den einzuleitenden therapeutischen Massnahmen.

Komplizierteren Formen der Verleugnung im Initialstadium können aber irrationalere Vorstellungen zugrunde liegen, wie z.B. der Arzt habe sich in der Diagnostik getäuscht, Laborbefunde seien verwechselt worden usw. Das «Selbst» des Kranken schützt sich durch diese Verleugnung vor den Folgen des inneren Isolations- und Diskriminationsgefühles oder des «Weltverlustes», die durch das Bewusstsein, Krebspatient zu sein, oftmals akut auftreten können. Ausserdem verschafft es sich dadurch die Kooperationsbereitschaft für die nun einzuleitende, meist chirurgische, oft aber auch radio- oder chemotherapeutische Behandlung der Initialphase. Die Verleugnungsneigung des Kranken hat zu diesem Zeitpunkt des Krankheitsverlaufes und in der beschriebenen klinischen Form deshalb meist den Charakter einer *adaptiven* Verleugnung. In der Regel wird diese Verleugnung in der familiären und klinischen Umgebung des Kranken in dieser adaptiven Funktion richtig verstanden und unterstützt. Ihre Etablierung soll nicht aktiv verhindert werden.

Möglicherweise kommt einer starken initialen adaptiven Verleugnung eine Bedeutung für die Verbesserung der Prognose zu. So sollen mastektomierte Frauen, die 3 Monate nach der Operation eine gute adaptive Verleugnung und ausgesprochenen Willen zeigten, gegen ihre Krankheit zu kämpfen, nach 5 Jahren eine höhere Überlebensrate aufweisen, als Frauen, die ihrer Krankheit gegenüber hilf- und hoffnungslos resignieren (Greer et al. 1979). Verleugnung heisst aber auch bei diesen Frauen nicht einfach Nicht-wahr-haben-wollen der Tatsache der Erkrankung, sondern positive, adaptive Grundeinstellung betr. den Erfolg der curativen Massnahmen und der Prognose.

Die vollständige adaptive Verleugnung wird bei guter ärztlicher Führung im Verlaufe der Krankheit vom Patienten jedoch meist gelockert und von selektiveren, sich auf einzelne Aspekte der Krankheit und nicht die Krankheit als Ganzes beziehende Formen der Verleugnung abgelöst (z.B. «Ich habe zwar Krebs, jedoch ist der Verlauf bei mir besonders günstig und es besteht keine Metastasierungsgefahr. Meine Rückenschmerzen sind Ausdruck meines chronischen Rheumatismus»). Häufig wird die Verleugnung gegenüber einzelnen, besonders vertrauenswürdigen Beziehungspersonen im Verlaufe der Krankheitsentwicklung aufgegeben, gegenüber anderen aufrechterhalten («Meine Frau weiss nichts von meinen Ängsten und Befürchtungen. Mit Ihnen kann ich aber offen reden»). Wird eine vollständige Verleugnung vom Kranken bis weit in das Stadium der Progredienz oder aber ins Terminalstadium vorgenommen, muss darin ein Fehler der ärztlichen Führung erblickt werden. Die in ihr zum Ausdruck kommende Bewusstseinsspaltung des sich immer kränker fühlenden Patienten ist mit derartigem Angst- und Leidensgefühl verbunden, dass die Verleugnung in diesen Krankheitsphasen als *maladaptiv* bezeichnet werden muss und psychische Hilfe dringend notwendig geworden ist. Eine solche Entwicklung soll unter keinen Umständen gefördert werden. Entdeckt nämlich der Patient, dass er Opfer einer durch den Arzt geförderten maladaptiven Verleugnung geworden ist (etwa durch den Hinweis «Wir haben nun alles in Ordnung gebracht» nach Laparotomie bei inoperablem Rektum-Carcinom), ist die Arzt-Patientenbeziehung meist rettungslos gestört und der Patient in seinem Selbstgefühl schwer verletzt. Der Arzt wird zum Ziel allen Hasses, der als Ausdruck dieser Verletzung vom Patienten geäussert werden muss und wird in der Regel aus dem Team der behandelnden Ärzte ausscheiden müssen.

Wie jeder Mensch, steht auch der Carcinomkranke in einem Geflecht mitmenschlicher Beziehungen zu Familienangehörigen, Ärzten, Krankenschwestern und Mitpatienten. Innerhalb dieses Geflechtes kommt deshalb der Verleugnung auch eine *soziale Funktion* zu. Der verleugnende Kranke schützt durch die Verleugnung nämlich meist nicht nur sein eigenes «Selbst», sondern ebensosehr dasjenige seiner Familienangehörigen, seiner Pflegepersonen und seines Arztes. Funktion der Verleugnung ist es deshalb meist auch, das Bild eines zuversichtlichen, angstfreien, kooperativen Menschen vorzustellen, der Angehörige und Ärzte nicht mit unangenehmen, beunruhigenden Fragen bedrängt, und sich dadurch deren benötigte affektive Präsenz und Verfügbarkeit sichert.

Fallbeispiel Nr. 14:

Ein 18jähriges, an akuter lymphatischer Leukämie leidendes Mädchen fällt auf der Abteilung durch sein fröhliches, stets lachendes und unbekümmertes Wesen auf. Ausserdem meiden die zu Besuch erscheinenden Eltern regelmässig jeden Kontakt mit den behandelnden Ärzten. Daraufhin durch ihren Arzt angesprochen, berichtet die Patientin mit Verzweiflung von ihrer Anstrengung, ihre Eltern bei guter Laune zu erhalten und von ihren Bemühungen, diese von den Ärzten fernzuhalten. Sie fürchtete, bei Aufgabe ihrer Verleugnung und voller Information ihrer Eltern von diesen zu einem Zeitpunkt, da sie deren Stütze und Halt besonders benötigte, aus Angst und Schwäche emotional im Stich gelassen zu werden.

Durch die Verleugnung sollen also die Umgebungspersonen bei guter Gestimmtheit erhalten und am inneren Rückzug vom Patienten gehindert werden. Der Arzt soll im verleugnenden Kranken einen angenehmen, nicht einen Angst und Verlegenheit verbreitenden Kranken vorfinden. Umgebungspersonen, die unter der weit verbreiteten Vorstellung leiden, Krebs sei übertragbar, sollen durch die Verleugnung geschützt und ebenfalls an der Aufgabe des Kontaktes mit dem Kranken gehindert werden.

Auch diese soziale Funktion der Verleugnung kann den Kranken selbst unbewusst bleiben. Umso wichtiger ist es, dass der Arzt mit ihrer Möglichkeit rechnet. Wird sie nämlich, vor allem innerhalb der Arzt-Patientenbeziehung, nicht rechtzeitig erkannt, kann sich zwischen Arzt und Patient leicht die jeden weiteren Dialog blockierende Situation der sog. Kollusion ergeben: Arzt und Patient halten dabei beide eine Verleugnung aufrecht, jeder aber in der fälschlichen Meinung, der andere benötige sie. Tiefe Ängste, Isolationsgefühle und Depressionen sowohl des Patienten wie des Arztes können die Folgen solcher Kollusionen sein (Meerwein et al. 1976).

Verleugnungskollusion von Arzt und Patient:

Patient:

«Ich weiss, dass ich Krebs habe, spreche aber nicht davon, um meinen Arzt nicht zu beunruhigen und in Verlegenheit zu bringen. Ich muss verhindern, dass er sich von mir zurückzieht.»

Arzt:

«Er hat Krebs. Ich sage es ihm aber nicht, um ihn nicht zu beunruhigen und seinen Lebenswillen nicht zu lähmen. Dass er nicht davon spricht und nicht danach fragt, beweist, dass er die Wahrheit nicht wissen will.»

4.2.6. Depression

Depressionen sind eine regelmässige Begleiterscheinung maligner Erkrankungen. Sie bringen zum Ausdruck, dass die nach innen gewendete, zum Selbstschutz aufgerichtete Verleugnung nicht mehr aufrecht erhalten werden kann und der Patient sich sagen muss: «Ja, es lässt sich nicht wegleugnen, ich bin es wirklich, der an Krebs erkrankt ist». Depressionen sind somit auch notwendige Phasen der Krankheitsverarbeitung. Liegt dem depressiven Erleben vor allem das Gefühl der Isolation und des tatsächlichen oder vermeintlichen Verlustes tragender mitmenschlicher Beziehungen zugrunde, wird die Depression als *anaklitische Depression* bezeichnet. Depressionen, die sich auf der Grundlage des Schwindens jeglichen guten Selbstgefühles entwickeln, haben den Charakter der *reaktiv-neurotischen Depression.* Meist sind bei Krebskranken beide Depressionsformen gemischt.

Depressionen können bereits im Initialstadium auftreten, oder aber erst nach Abschluss der Behandlung der Ersterkrankung (Operation, Radiotherapie), wenn der Patient vor der Aufgabe seiner psychosozialen Rehabilitation steht, voll zum Ausbruch kommen. Fast regelmässige und schwere Depressionen können sich im Stadium der Progredienz entwickeln. Der depressive Kranke hat sich nun aufgegeben und resigniert. Zorn und Hader richtet er jetzt gegen sich selber, gegen jenen Teil seines «Selbst», dem es nicht gelungen ist, sich vor dem Einbruch des bösartigen Geschehens zu bewahren und dem er sich nun hilf- und wehrlos ausgeliefert fühlt. Das subjektive Leidensgefühl steigert sich zur Unerträglichkeit.

In dieser Zeit ist es besonders wichtig, dass die Beziehung zwischen Arzt und Patient offen, frei und stabil ist. Manche Ärzte hoffen, durch selektive oder totale Verleugnung des Krankheitszustandes das Auftreten solcher Depressionen zu verhindern oder zu ihrer Behandlung beitragen zu können. Meist wird dadurch aber das Gegenteil, nämlich eine Vertiefung der Depression bewirkt, da die Verleugnung durch den Arzt das Isolationsgefühl des Kranken verstärkt (siehe Fallbeispiel Nr. 10). Kann der depressive Kranke mit seinem Arzt hingegen offen und frei kommunizieren, klingt die Depression oft rasch ab. Aufgabe des Arztes kann es somit nicht sein, derartige Depressionen zu verhindern, als sie vielmehr, wenn sie sich entwickelt haben, mitzutragen und zu behandeln. Die Verordnung antidepressiver Psychopharmaka kann in schweren Fällen allerdings notwendig werden (sedierende Antidepressiva bei agitierten, anregende Antidepressiva bei gehemmten Depressionen). Man weiss, dass depressive Kranke oft einen ungünstigeren Krankheitsverlauf haben als solche, deren Depression auf der Grundlage einer tragfähigen, durch keine Lügen und falschen Hoffnungen beeinträchtigten Arzt-Patientenbeziehung abklingt.

Die Frage der *Suizidalität* von Patienten mit malignen Erkrankungen ist äusserst komplex und bis heute weder psychologisch noch statistisch befriedigend beantwortet. Die Erfahrungen onkologischer Abteilungen zeigen, dass Suicide von Carcinom-Patienten bei guter psychologischer und therapeutischer Führung jedenfalls äusserst selten sind. LOUHIVUORI und HAKAMA haben (1979) an 28'857 im finnischen Krebsregister festgestellten Krebskranken nach 5–15 Jahren Krankheit bei denjenigen Kranken eine leicht erhöhte Suicidalität gegenüber der Durchschnittsbevölkerung festgestellt, die nicht oder nur ungenügend behandelt worden sind. Jedenfalls scheint die Suicidalität Krebskranker stark von der Qualität der Arzt-Patientenbeziehung abzuhängen. Die Vermutung, dass bestimmten Lokalisationen des Malignoms eine erhöhte Suicidalität zukommt (Tumoren des Gastrointestinaltraktes, Kehlkopftumoren oder jugendliche Hodentumoren) bedarf ebenfalls noch der Nachprüfung und kann nicht als gesichert betrachtet werden (FARBEROW et al. 1970).

Fallbeispiel Nr. 15:

Eine 45jährige Patientin wird wegen carcinomverdächtiger Polyposis des Sigmoids und Rectums laparotomiert. Obschon sich der Befund als carcinonatös erweist, wird der Patientin nach der Operation mitgeteilt, der Befund sei benigne gewesen. Kurze Zeit später kommt es zu einer massiven Metastasierung und einem rapiden Kräftezerfall der Patientin. Mit ihrer Wut und ihrer Enttäuschung über die sie belügenden und damit an der Verarbeitung ihres

Schicksals hindernden Ärzte kann sie nicht mehr fertig werden. Die Patientin begeht Suizid durch Einnahme einer Überdosis von Hyponotika. Dieser Suizid muss als Folge einer falschen ärztlichen Führung der Patientin verstanden werden.

4.2.7. Aggression und Projektion

Das Phänomen der Aggression ist mit den malignen Erkrankungen eng verbunden. Bereits die Metapher «Krebs», unter deren Einfluss der Tumorkranke steht, enthält ja ausgesprochen aggressive Wesenszüge. So äusserte beispielsweise einmal die Ehefrau eines Tumorkranken: «Ein Krebskranker, der in sich eine böse Geschwulst trägt, fürchtet, selber böse zu sein und setzt alles daran, seine Umgebung zu überzeugen, dass dem nicht so sei»!

Psychologische und experimentelle Studien haben immer wieder darauf hingewiesen, dass Fehlverarbeitungen aggressiver Affekte möglicherweise im biographischen Vorfeld der Erkrankungsmanifestation von einer gewissen Bedeutung sein können (siehe S. 36f.). Die Möglichkeit, negative Emotionen wie Zorn, Hass, Ärger usw. zu äussern oder die inneren Folgen von Frustrations- und Enttäuschungserlebnissen zum Ausdruck zu bringen, soll bei Tumorkranken nach gewissen Autoren jedenfalls mit einer längeren Überlebenszeit verbunden sein, während die Neigung, immer nur positive Gefühlsäusserungen zu zeigen, die Überlebenszeit verringern soll (Baltrusch 1969, Derogatis 1978).

Aggression kann grundsätzlich auf zwei verschiedene Weisen verarbeitet werden, introjektiv oder projektiv. Introjektive Verarbeitung vermittelt dem Kranken das Gefühl, selber böse und schlecht zu sein, was sich klinisch in depressiver Verstimmung äussern kann. Durch die projektive Verarbeitung erscheint die Umwelt böse, schlecht und feindlich und löst dadurch den Impuls aus, angegriffen, entwertet, bekämpft oder gar zerstört zu werden. Wahrscheinlich entsprechen die im biographischen Vorfeld Tumorkranker oft beschriebenen Affekte der Hoffnungs- und Hilflosigkeit (siehe auch S. 24f.) einer introjektiven Verarbeitung fehlgeleiteter aggressiver Affekte. Projektive Verarbeitungsweisen treten demgegenüber eher in späteren Krankheitsstadien auf. Sie entsprechen dann dem von E. KUEBLER-ROSS beschriebenen Stadium der Auflehnung. Das «Selbst» des Patienten fühlt sich dabei vom es infiltrierenden Krankheitsprozess in seiner Integrität derart bedroht, dass es darauf mit heftigsten Wut- und Zornäusserungen antworten muss, die die Beziehung zur Umwelt erheblich belasten. Diese Wut- und Zornesäusserungen werden sich vor allem gegen jene Umgebungspersonen (Familienangehörige, Ärzte, Krankenschwestern usw.) richten, die den Forderungen des «Selbst» nach Mitgefühl und Einfühlung, also nach Empathie, am wenigsten entsprechen und die auf sie gerichteten Erwartungen des Patienten enttäuschen (siehe z.B. die Autobiographie «Mars» von FRITZ ZORN). Da dieser Art von Wut eine Verletzung des Selbstgefühles des Patienten zugrunde liegt, wird sie als *narzisstische Wut* bezeichnet.

Aggressionsäusserungen seitens des Patienten können auch dann zu einer besonderen Belastung der Arzt-Patientenbeziehung werden, wenn sie dem *Neid* des Kranken auf den überlebenden gesunden Arzt entspringen. Besonders quälend für Arzt und Patient ist dieser Neid dann, wenn beide, Arzt und Patient, derselben Generation angehören und die Krankheit des Patienten progredient verläuft. So hat sich beispielsweise eine 37jährige, an metastasierendem Mamma-Carcinom leidende Frau im terminalen Stadium völlig von einer sie besonders empathisch betreuenden, 30jährigen Ärztin zurückgezogen, weil sie fürchtete, diese Ärztin, an der sie besonders hing, durch ihren Neid auf deren Schönheit und Lebensglück innerlich zu zerstören. Dieser Gefahr konnte sie sich nur dadurch entziehen, dass sie sich jede Kontakte mit der Ärztin im terminalen Stadium verbat, was beide Partner dieser besonders engen Beziehung erheblichen emotionalen Belastungen aussetzte. Erst das offene Ansprechen dieses Neides durch die behandelnde Ärztin konnte zu einer gewissen Entspannung und Entlastung des Verhältnisses führen. Für die Ärztin war es besonders wesentlich, zu erkennen, dass das Verhalten der Patientin nicht Ablehnung, sondern das Bedürfnis zum Ausdruck brachte, die gute, positive Seite ihrer gegenseitigen Beziehung zu schützen, indem sie diese in demjenigen Augenblick abbrach, als sie fürchtete, sie durch ihren Neid zu zerstören. Sie zog sich dabei auf eine sog. phallische Abwehr (siehe S. 115) zurück, deren Aufbau ihr allerdings erst durch die Kooperation mit dieser Ärztin möglich geworden war.

In schweren Fällen kann dieser Neid allerdings geradezu zu Todeswünschen gegenüber den Überlebenden und zur Absicht führen, diese mit in den Tod zu nehmen:

Fallbeispiel Nr. 16:

Eine 63jährige Patientin leidet an einem metastasierenden Cervix-Carcinom. Mit dem von ihr dominierten Ehemann hat sie zeitlebens fleissig gearbeitet, um sich nach dem Eintritt in den Ruhestand ein Häuschen kaufen zu können. Nun kann sie diesen Lebenstraum nicht mehr verwirklichen. Sie verspürt Impulse, ihren Ehemann mit in den Tod zu nehmen, also erweiterten Suizid zu begehen. Diese Impulse begründet sie damit, dass ihr Ehemann seines hilflosen Wesens wegen ohne sie verloren sei. In Tat und Wahrheit handelt es sich bei ihm jedoch um einen kräftigen, lebenstüchtigen Mann, der seine Fähigkeiten im Laufe seines Lebens vielfach unter Beweis gestellt hat. Die auf ihn gerichteten Todeswünsche sind Ausdruck ihrer narzisstischen Wut und ihres Neides auf den überlebenden Ehepartner.

Selbstverständlich treten derartige Äusserungen von Aggression, narzisstischer Wut, Neid und Destruktionswünschen nicht bei allen Tumorkranken auf. Treten sie klinisch aber in Erscheinung, werden sie sowohl von den Patienten wie von den Umgebungspersonen sehr gefürchtet. Ihre Beantwortung durch Gegenaggression wird nach allgemeiner Übereinkunft durch die ärztliche Ethik verunmöglicht. Dennoch muss die Umgebung mit den durch sie ausgelösten Ängsten und Insuffizienzgefühlen adäquat umgehen können. Hilfreich ist in jedem Falle die Einfühlung, d.h. die Empathie, in die Ursache der Aggressionsäusserung. Der Arzt wird dann erkennen, dass die Aggression nicht ihm persönlich gilt, sondern notwendiger Ausdruck der Persönlichkeitsverletzung ist, die dem Patienten durch sein Tumorleiden zugefügt wird. Er wird die Aggression also als eine Art Notruf verstehen. Sog. Reaktionsbildungen, d.h. Aufrechterhaltung freundlichen, zuvorkommenden und zugewandten Umganges mit dem Kranken kann ebenfalls zur Entspannung führen. Verfällt der Arzt in solcher Lage aber selbst einer Depression, oder verspürt er nur schwer kontrollierbare Todeswünsche gegenüber dem schwierigen Kranken, kann eine Teamgruppenbesprechung (siehe S. 92f.) zu wesentlicher Entlastung führen.

4.2.8. Schuld

Die Frage der Mitbeteiligung psychischer Faktoren an der klinischen Manifestation maligner Erkrankungen wurde bereits erörtert (siehe Kapitel 2). Ungeachtet ihrer wissenschaftlichen Objektivierbarkeit sind sie im subjektiven Krankheitserleben vieler Tumorkranker von besonderer Bedeutung. Eine Verknüpfung belastender Konflikte oder Lebensumstände mit der Tatsache der malignen Erkrankung entspricht dem sog. Causalitätsbedürfnis des Menschen, d.h. der Erfahrung der durchgehenden Determinierung psychischer und somatischer Lebenserscheinungen. Innere Übereinstimmung dieser Faktoren mit den Idealen und Zielen der betreffenden Persönlichkeit verleiht ihnen einen *ichsyntonen,* innere Gegensätzlichkeit gegenüber diesen Idealen aber einen *ichdystonen* Charakter. Diese Unterscheidung ist zur Beurteilung des Umgangs mit diesen Faktoren im ärztlichen Gespräch von Wichtigkeit.

«Ich habe meine ganze Lebensaufgabe in der Förderung der Karriere meines einzigen Sohnes gesehen. Als dieser scheiterte, betrachtete ich mich ebenfalls als gescheitert. Darum habe ich meinen Brustkrebs bekommen». Diese Äusserung einer 54jährigen Frau bringt zum Ausdruck, dass sie glaubt, erkrankt zu sein, weil sie als Mutter ihr Bestes hergegeben hat und ihr selber nur noch Schlechtes (das Carcinom) übrig bleibt. Ihre Vorstellung entspricht ihren mütterlichen Idealen und hat darum ichsyntonen Charakter. Zorn und Abscheu vor dem sie enttäuschenden Sohn bleiben ihr weitgehend unbewusst.

«Ich habe in letzter Zeit in besonderem Masse gegen meine ethischen Grundsätze gelebt. Ich wusste, dass dies nicht so weitergehen könne. Mein Darmkrebs ist die Strafe dafür». So schildert ein 43jähriger Darmkrebskranker die Folgen einer Lebensführung, die er selber als unmoralisch beurteilt. Sein Darmkrebs gewinnt die körperliche Repräsentanz eines strafe- und rachefordernden Verfolgers für ein Verhalten, das den bewussten Idealen und Zielen des Patienten entgegengesetzt ist und deshalb ichdystonen Charakter aufweist.

«Als mein Mann sich nach meiner Brustamputation eine Geliebte nahm, war mir klar, dass ich nun der Ausbreitung von Metastasen keinen Widerstand mehr werde entgegensetzen können». Diese 38jährige Patientin untersteht der Vorstellung, als verstümmelter, in der physischen Integrität beschädigter Mensch liebesunwert geworden zu sein und deshalb Schrecken und Abscheu hervorzurufen. Ihre Vorstellung hat ichdystonen Charakter. Durch die Beschuldigung ihres Liebes- und Ehepartners anstelle von Selbstanklagen kann sie jedoch eine gewisse Ichsyntonie wieder herstellen.

Die Bereitschaft, solche, dem innersten Persönlichkeitsbereich entstammende Erfahrungen und Überzeugungen zum Gegenstand des ärztlichen Gespräches werden zu lassen, ist allerdings nur bei guter Beziehung zum Arzt gegeben. Sie ist ausserdem weitgehend von der Persönlichkeit des Patienten abhängig. Patienten mit masochistischer Persönlichkeitsstruktur werden ihr in der Regel eher nachgeben als Patienten mit hysterischen Charakterzügen, die im Gegenteil oft dazu neigen, derartige Verknüpfungen zu verleugnen oder zu verdrängen.

Es ist meist zweckmässig, derartige Mitteilungen der Patienten als Ausdruck ihres Bedürfnisses nach «Sinngebung» ihrer Krankheit zu verstehen und zu vermeiden, sich mit ihnen darüber in ein wissenschaftliches Streitgespräch einzulassen. Patienten, die stark ichdystone Verknüpfungen vorbringen, wird es allerdings erleichtern, wenn im ärztlichen Gespräch versucht wird, diese Verknüpfungen wieder zu lösen (Arzt: «Ich verstehe, dass Sie sich solche Überlegungen machen. Über die Ursachen der Krebserkrankung wissen wir aber noch viel zu wenig, als dass wir mit Bestimmtheit sagen könnten, dass Ihre Überlegungen auch wirklich zutreffen»). Meist wird aber die Bestätigung oder Verwerfung solcher Causalverknüpfungen für den Patienten weniger erheblich sein als die Erfahrung, dass der Arzt derartige, durch starke Schamgefühle oft lange zurückgehaltene, vertrauliche Mitteilungen mit Ernsthaftigkeit aufnimmt und ihnen bei der Beurteilung des inneren Hier und Jetzt der Patienten die gebührende Bedeutung beimisst. Vom Arzt wird in dieser Lage also gefordert, sich einer «wissenschaftlichen» Stellungnahme zu enthalten, ohne aber das Angebot des Patienten dadurch zurückzuweisen. Spräche er sich zugunsten der psychogenetischen Selbstinterpretation des Kranken aus, würde er dessen Schuldgefühle verstärken, lehnte er sie aber ab, fühlte sich der Patient beschämender Geringschätzung ausgesetzt. Auch im Umgang mit Schuld- und Schamgefühlen ist somit die Empathie gegenüber der Erlebnisweise des Patienten und nicht deren Beurteilung durch die ärztliche Autorität die vom Kranken erwartete, adäquate und ihn überzeugende Leistung des Arztes.

Persistiert eine schwere, durch blosse Empathie nicht aufhebbare Schuldthematik beim Patienten, kann allerdings oft nur ein tieferes Eingehen auf ihre Voraussetzungen dem Patienten Erleichterung verschaffen (siehe Fallbeispiel Nr. 10).

Fortsetzung Fallbeispiel Nr. 10: (siehe Seite 97f.)

Thema der zu Ende der Progressions- und zu Beginn der Terminalphase einsetzenden Psychotherapie bildete, wie bereits kurz erwähnt, ein schwerer, zeitlebens ungelöster Partner-Konflikt, der in der familiären Dreier-Konstellation von Mutter, Vater und Tochter ihren Ursprung nahm.

Die Patientin ist als ältestes Kind eines alkoholkranken Vaters und einer Mutter, die sie als einfache, liebe Frau bezeichnete, in ärmlichen, entbehrungsreichen Verhältnissen aufgewachsen. Sie war 20jährig, als ihre Mutter wegen eines metastasierenden Mamma- und Genital-Carcinoms nach langer, aufopfernder Pflege durch die Patientin, an Ileusfolgen starb. Die beispielhafte, klaglose Art, wie die Mutter ihrem Tode entgegenblickte, beeindruckte die Patientin sehr. «Wenn die Mutter so sterben kann, wird mir ein solcher Tod ebenfalls möglich werden.» Kurz nach dem Tode der Mutter wurde der Vater im Rausch im Verkehr von einem Auto überfahren und getötet. Dieser Tod weckte in der Patientin allerdings keine erinnerbaren Gefühle des Verlustes oder der Trauer. Ihre Anhänglichkeit an den Vater, die sie in einen gewissen inneren Gegensatz zur Mutter brachte, und ihre Enttäuschung an der Mutter, der es nicht gelang, die Ehe vor dem Zerfall zu bewahren, blieben ihr zeitlebens weitgehend unbewusst. Dieser Gegensatz zwischen den ihr bewussten und den unbewussten emotionalen Erfahrungen bildete die Grundlage ihres inneren Konfliktes und ihrer Unfähigkeit, um ihren Vater in angemessener Weise zu trauern.

Dieser Konflikt hatte in ihrer Lebensentwicklung weitreichende Folgen. Der Patientin gelang es nie, stabile Partnerbeziehungen aufzubauen. Ihres freundlichen, zuvorkommenden und hilfsbereiten Wesens wegen, hatte sie zwar viele Freunde, Freundinnen und Bekannte. Dennoch persistierte nach dem Tode ihrer Mutter ein inneres Verlust- und Einsamkeitsgefühl, von dem sie sich nicht mehr befreien konnte. Ein verheirateter Mann, zu welchem sie eine etwas längere Beziehung unterhalten konnte, enttäuschte sie immer wieder. Da sie sich von ihm weder lösen noch sich dauerhaft mit ihm verbinden konnte, hatte sie während Jahren das Gefühl, mit ihm, wie sie sagte, «in der Todsünde» zu leben, ohne sich je daraus befreien zu können. Diese Situation erschien ihr ausweglos («hopelessness/helplessness», siehe S. 24f.). Zwei Jahre später erkrankte sie erstmals an einem Mamma-Carcinom. Auf ihre Beziehung zu ihrem Freund wirkte sich dieses Ereignis äusserst ungünstig aus. Als dann aber 6 Jahre später eine Hysterektomie mit Adnexektomie notwendig wurde, zog sich der Freund endgültig von ihr zurück. Das Gefühl von Hoffnungslosigkeit und Hilflosigkeit steigerte sich dabei ins Unerträgliche, hatte die Patientin doch gehofft, nach dem Verlust ihrer primären und sekundären Geschlechtsmerkmale so «gut» geworden zu sein, dass sie sich mit der Gattin ihres Freundes versöhnen und ihr Wunsch, in seiner Familie endgültig Aufnahme finden zu können, endlich in Erfüllung gehen könne. Übertragen auf ihren eigenen Eltern-Konflikt brachte dieser Wunsch das Bestreben zum Ausdruck, sich auf regressive Weise mit der sog. «präödipalen» guten Mutter (d.h. der frühen Mutter des geschlechtlich noch undifferenzierten Kleinkindes) zu verbinden und dadurch von Schuld und Strafe frei zu werden.

Im Verlaufe der Psychotherapie gelingt es der Patientin, das Verhalten ihres Freundes nicht als Folge ihrer, im Krebsleiden repräsentierten «todsündigen» Triebwünsche, sondern als dessen «Schwäche» zu erkennen, Zorn und Auflehnung gegen ihn zu akzeptieren und sich mit seiner Frau, von der sie sich verachtet fühlte, innerlich zu versöhnen. In der vollen Identifikation mit den guten Persönlichkeitsanteilen ihrer Mutter und der Hoffnung auf eine Verschmelzung mit ihr nach ihrem Tode fand sie jedoch ihre tiefste, sie stützende Hoffnung. Die Erfahrung des «Gehaltenwerdens» in der Beziehung zu ihren Ärzten, vor allem auch ihres Psychotherapeuten, trug zur Wiederbelebung dieser Hoffnung wesentlich bei. Diese Hoffnung absorbierte den grössten Teil ihrer psychischen Energie und schützte sie dadurch gleichzeitig vor der Wiederholung ihres Konfliktes in der Beziehung zu ihrem Arzt oder ihren Ärzten. Damit kündete sie gleichzeitig den Persönlichkeits-Strukturwandel der terminalen Phase an (siehe S. 159f.).

4.2.9. Abhängigkeit und Autonomie

Tumorkranke sind sich der Schwere ihrer Krankheit meist voll bewusst, obschon sie dieses Wissen nicht immer offen zum Ausdruck bringen. Je tiefer aber das Krankheitsgefühl, umso stärker wird der Wunsch nach Hilfe und damit nach schützender Abhängigkeit von den behandelnden Ärzten und vom ganzen Pflegeteam («benigne Regression»). Allerdings haften diesem Wunsch auch Ängste an, die ihm einen zwiespältigen Charakter geben. Sie entspringen der Vorstellung, mit fortschreitender Abhängigkeit in der eigenen Autonomie, Aktivität und Entscheidungsfähigkeit zunehmend eingeschränkt und letztlich von den Ärzten manipuliert und übergangen zu werden. Werden diese Befürchtungen nicht genügend beachtet und wird den Erwartungen des Patienten nach Beteiligung an wesentlichen Therapie-Entscheidungen und nach Anregung und Erhaltung seiner Eigenaktivität nicht genügend Rechnung getragen, kann die grundsätzlich erwünschte Abhängigkeit des Patienten von seinen Ärzten diesem schliesslich zur Qual werden: «Mein Arzt spricht nie mit mir. Ich bin zwar überzeugt, dass er mein Bestes will, aber er behandelt mich wie ein Kind, das zu allem, was geschieht, nichts zu sagen hat und dem man nichts zutraut. Und doch geht es schliesslich um mich und meine Gesundheit». Verständlicherweise gelten tief regredierte, passive und infantilisierte Kranke meist als «angenehme» Patienten. Die mit dem Zustand aber häufig verbundenen Gefühle von Scham, Auflehnung und Zorn wagt der Patient jedoch aus Furcht, dadurch sein Verhältnis zu den Ärzten zu trüben, oft nicht zu äussern, weshalb er sie meist gegen sich selbst richtet und damit der Depression verfällt («Maligne Regression»). Die Erhaltung einer grösstmöglichen Eigenaktivität des Patienten kann deshalb zur Vorbeugung depressiver Reaktionen entscheidendes beitragen.

In letzter Zeit sich häufende wissenschaftliche und literarische Selbstdarstellungen Krebskranker heben gerade diese Erwartung nach weitgehender Aktivierung der Kranken durch ihre Ärzte bzw. deren häufige Enttäuschung besonders hervor. FIORE (1979), ein an einem Hoden-Carcinom erkrankter, amerikanischer Psychologe (siehe auch S. 110) hat die aus der Arztabhängigkeit für den Patienten entstehenden Probleme eindrücklich geschildert und entsprechend seiner

Forderung nach einem holistischen Behandlungsprinzip des Carcinom-Kranken aktivierende, psychologische Hilfe durch die Ärzte in sieben Stadien des Krankheitsverlaufes gefordert. Durch derartigen aktiven Einbezug der Patienten in die Entscheidungsprozesse des Arztes sollen die für den Kranken quälenden, malignen Regressionen weitgehend verhindert werden können.

a. Aktive Hilfe z.Z. der Diagnosestellung, d.h. Hilfe beim Verstehen und der Annahme der Diagnose.
b. Aktive Entscheidungshilfen, wenn der Patient mit Behandlungsalternativen konfrontiert wird (z.B. Radikaloperation oder lokale Tumorexstirpation bei Mamma-Ca, adjuvante Chemotherapie, Chemotherapie oder Radiotherapie usw. usw.)
c. Aktive Vorbereitung auf die Konsequenzen chirurgischer Interventionen *vor* der Operation.
d. Aktive Hilfe bei der Verarbeitung von Organverlusten (Mastektomie, Colostomie, Lanryngectomie usw.)
e. Aktive Hilfe bei der Verhinderung vorzeitigen Abbruchs post-operativer adjuvanter Therapien und beim Abbau der Angst vor wiederholten Kontrolluntersuchungen.
f. Hilfe bei der Lösung der Abhängigkeit vom Arzt
g. Hilfe bei der Angst vor Rückfällen während einer 5jährigen postoperativen Periode.

Derartige Hilfeleistungen stimulieren die Eigenaktivität und die Eigenverantwortlichkeit der Kranken und sind deshalb geeignet, unter Benutzung «benigner» Abhängigkeit der Entwicklung «maligner» Abhängigkeiten vom Arzt vorzubeugen. Sie sollten deshalb allen Krebskranken regelmässig angeboten werden.

4.2.10. Wiederbelebung guter innerer Erfahrungen

Die Gewissheit des inneren Überhandnehmens bösartiger, schmerzhafter und aggressiver Wachstumsvorgänge wird vom Tumorkranken – wie schon mehrfach betont – als eine

Bedrohung seiner Gesamtpersönlichkeit und nicht nur seiner körperlichen Existenz erlebt. Zu den zu ihrer Abwehr mobilisierten psychischen Reaktionen gehört neben den früher beschriebenen Formen der Abwehr auch der Wunsch nach innerem Rückzug, nach sog. Regression, auf gute, schützende, das Selbstgefühl mit Kraft ausstattende Erfahrungsgrundlagen (sog. «gute, innere Objekte»), deren Ursprung und Grundlage oft bis in die frühe Kindheit zurückverfolgt werden kann. Sie können das Gefühl inneren Gehaltenwerdens und Aufgehobenseins vermitteln, das zum Erleben von Ruhe und Sicherheit führen kann. Meist entspricht ihnen eine Identifikation mit als beschützend und stark erlebten Eltern oder mit Wert- und Glaubensvorstellungn, die durch Erziehung oder soziokulturelle Beeinflussungen übernommen worden sind. Das ontogenetisch früheste Modell einer derartigen Aufnahme guter, schützender und tragender Erfahrungen ist ein orales (die «gute Mutterbrust»), das sich später zu einem allgemeinen Gefühl der Geborgenheit erweitert, weshalb die Vorstellung des Wiedererwerbs derartiger Erfahrungen in Zeiten von Not und Krise, sofern sie nicht im innerseelischen Bereich aufgefunden und wiederbelebt werden können, oft mit der Vorstellung oraler Einverleibung verbunden ist. Die Möglichkeit des inneren, phantasierten Rückzuges auf derartige Vorstellungen und Erfahrungsniederschläge erhöht wahrscheinlich die psychophysischen Abwehrkräfte und verbessert möglicherweise die Prognose. Die Anwendbarkeit derartiger Erfahrungen auf die Behandlung chronisch und schwer Kranker erscheint jedenfalls berechtigt. Die ärztliche Mithilfe bei der Vermittlung derartiger Erfahrungen ist jederzeit notwendig und möglich.

Auf der zwischenmenschlichen Beziehungsebene bedeutet die Garantie von konstanter Präsenz und menschlicher Verfügbarkeit des Arztes und des Pflegeteams für den Patienten einen Anstoss, inneren Erfahrungen des Geschützt- und Gehaltenseins erneut zu vertrauen und in ihnen ein Zeugnis ihrer Unzerstörbarkeit zu erkennen. Depressionen können auf der Grundlage dieser Erfahrungen rascher abklingen und ein psychisches Integritätsgefühl kann sich leichter wiederherstellen. Fühlt sich ein Patient aber übergangen, gemieden oder fallen gelassen, affiziert dies sein Selbstgefühl in einer Weise, die es ihm verunmöglicht, sich als wertvollen und darum umsorgten, integren Menschen zu erleben, dessen Überleben auch von seinen wesentlichen Beziehungspersonen angestrebt wird.

Es muss allerdings festgehalten werden, dass nicht alle Menschen über derartige «gute innere Objekte» oder über die Fähigkeit verfügen, solche ohne weiteres in sich aufzunehmen. Es gehört zu den schwierigsten ärztlichen Aufgaben, auch bei einem Mangel dieser Fähigkeit am Krankenbett auszuharren, sich durch das Fehlen des Vertrauens des Patienten nicht beirren zu lassen und die ärztliche Aufgabe ohne die Entwicklung einer ablehnenden Gegeneinstellung gegen den Patienten zu Ende zu führen. Direkte «orale Fürsorge» (Aufmerksamkeit bei der Stillung von Hunger und Durst, Sorgfalt bei der Nahrungszubereitung, der Körperpflege und der Schmerzbekämpfung usw.) werden auch diese Patienten jedoch dankbar entgegennehmen.

Die Vermittlung guter innerer Erfahrungen durch Ärzte und Pflegeteam verleiht den Patienten einen gewissen Schutz vor der Versuchung, paramedizinische Wege (sog. «unproved methods») zur Behandlung seiner Krankheit zu beschreiten. Bekannterweise ist die Neigung Krebskranker, sich Kurpfuschern und Scharlatanen anzuvertrauen, besonders gross. Sie wächst, wenn die Erwartungen der Kranken an ihre Ärzte unerfüllt bleiben und der Kranke sich der Angst, dem Fortschreiten seiner Krankheit keinen Einhalt mehr bieten zu können, immer hilfloser ausgesetzt wird. Das überhandnehmende Gefühl von Ohnmacht und Hilflosigkeit reaktiviert dann regressiv nicht nur onto- sondern auch phylogenetisch frühe, «primitive» Vorstellungs- und Handlungsweisen, denen die sog. Schulmedizin nicht mehr entsprechen kann. Der Glaube an die Heilkräfte der «Natur», an Diäten und magische Beeinflussungen, nimmt dann überhand und kann den Patienten völlig in seinen Bann schlagen. Ein fast unstillbarer Hunger, sich die verlorenen «guten Objekte» auf magische, meist eben orale, Weise wieder einzuverleiben (z.B. Laetril,

Trauben-, Randen- oder Selleriesaft, Ziegenmilch, Schlangenfleisch usw.) oder aber die «schlechten Objekte» (deren somatische Repräsentanz das Carcinom bildet) zugunsten der «guten» wieder loszuwerden (sog. «unblutige» Operationen philippinischer Heiler usw.) kann sich einstellen, dem sein Vermögen zu opfern der Kranke ohne weiteres bereit sein kann. Kurpfuscher und Scharlatane nützen diese Regressionsbereitschaft der Kranken meist in bekannter Weise schamlos aus.

Meist sprechen die Tumorkranken ihren Ärzten gegenüber nur mit Zurückhaltung von ihren Wünschen nach paramedizinischer Therapie. Nicht selten wird eine derartige Therapie sogar von den Kranken parallel zur cytostatischen Chemotherapie durchgeführt, ohne dass der behandelnde Arzt davon Kenntnis hat. Starke Schamgefühle oder die Angst, ihn zu kränken, hindern den Patienten daran, diese Tatsache seinem Arzt mitzuteilen. Tut er dies dennoch, soll er deswegen weder verspottet noch gescholten werden. Es ist richtiger, in dieser Mitteilung ein Signal der Angst und Hilflosigkeit des Patienten als eine persönliche Entwertung des Arztes zu erblicken und die Arzt-Patientenbeziehung auf mögliche, bis anhin übersehene Störungen hin neu zu überdenken.

4.3. Der Schmerz

Der Schmerz und seine Bekämpfung spielen in sämtlichen Vorstellungen über Wesen und Verlauf maligner Erkrankungen eine hervorragende Rolle. Klinisch stellen sich in mindestens der Hälfte aller Tumorleiden Schmerzprobleme besonderer Art. Die Befürchtung, mit fortschreitender Krankheit qualvollen Schmerzen anheimzufallen, verbunden mit der Angst vor ungenügender oder nur widerwillig abgegebener analgetischer Medikation durch die Ärzte, sind unter Tumorpatienten weit verbreitet. Dem Schmerz gegenüber ist der eigene Wille des Patienten machtlos. Ausserdem wird der Schmerz von ihm meist als unbegrenzt durch jede zeitliche Perspektive und somit als endlos erlebt. Erinnerung an schmerzfreie Zeiten oder die Hoffnung auf eine schmerzfreie Zukunft vermögen ihm keine Erleichterung zu bringen. Im Schmerz fühlt sich der Kranke zusätzlich isoliert. Er weiss, dass für seine Umgebung Schmerzen zum banalen ärztlichen Alltag gehören. Für ihn selber aber ist der Schmerz etwas Neues, Überwältigendes, Beschämendes, das Lebensgefühl voll in Anspruch nehmendes. Im Wunsch nach dessen Bekämpfung ist er voll und ganz auf Verständnis und Wohlwollen der Umgebung angewiesen. Die Versicherung dieses Wohlwollens und dieses Verständnisses ist deshalb eine wichtige Aufgabe der Ärzte und des Pflegeteams.

Eine wirksame Schmerzbekämpfung setzt eine exakte Schmerzdiagnose voraus. Die Tatsache, dass der Patient an einer malignen Krankheit leidet, bedeutet nicht von vornherein, dass der maligne Prozess immer Ursache des Schmerzes ist. Andere somatische oder psychische Faktoren können, ohne direkte Folge der Tumorkrankheit zu sein, ebenfalls Schmerzen verursachen oder diese verstärken. Dem Schmerz kommt nämlich oft nicht nur eine somatische, sondern auch eine interpersonale Signalfunktion zu. Diese muss richtig verstanden werden, wenn die Schmerzbekämpfung effektiv sein soll. Die blosse Medikation von Analgetica genügt zur Dokumentation dieses Verständnisses oft nicht. Die medikamentöse Schmerzbekämpfung soll deshalb durch Versuche, die psychische Schmerzwelle herabzusetzen (z.B. durch Antidepressive Anxiolytica, Hypnotica zur Regelung des Schlafes, psychotherapeutische Massnahmen usw.) begleitet sein (Twycross).

Trotz meist vorhandener Bereitschaft zur wirksamen Schmerzbekämpfung seitens des Arztes und trotz des meist klar und offen geäusserten Wunsches nach vollständiger Kontrolle und Bekämpfung des Schmerzes seitens der Patienten, lehrt jedoch mancherorts die Erfahrung, dass die Schmerzbekämpfung bei Krebskranken oft nur ungenügend erfolgt. Berger und Pellet (1978) haben die unbewussten Ursachen dieser Tatsache bei Arzt und Patient näher untersucht und sind zu Hypothesen gelangt, die der Arzt kennen muss, wenn er dem Anspruch der Kranken auf adäquate

Schmerzkontrolle gerecht werden will. Sie lauten, kurz zusammengefasst, wie folgt:

Ursache des Versagens des Arztes in der Schmerzbekämpfung kann zunächst in einer ungenügenden Ausbildung liegen. So kann bereits in der Frage, ob Analgetica präventiv und in regelmässigen Abständen oder nur auf Verlangen des Patienten verordnet werden sollen, Unsicherheit bestehen, da hierüber selten klare Lehrmeinungen an die Medizinstudenten weitergegeben werden. Die weitverbreitete, wenn auch falsche Vorstellung, präventive Verordnung von Analgetica schaffe die Voraussetzung zur Entwicklung einer Toxikomanie (was bei Carcinompatienten nicht bewiesen ist) kann zu einer Zurückhaltung bei der Medikation führen, die den Kranken psychisch erheblich schädigen kann. Sie nötigt ihn nämlich immer wieder erneut, um Analgetica zu bitten und so seiner für ihn schmerzhaften Unfähigkeit, den Schmerz selber zu kontrollieren und seiner hilflosen Abhängigkeit von den Pflegepersonen bewusst zu werden. Dieses Bewusstsein stellt oft eine erhebliche Beeinträchtigung seines gesunden Selbstgefühles dar.

In tieferen, meist unbewussten Persönlichkeitsbereichen kann der ärztliche Widerstand gegenüber einer adäquaten Schmerzbekämpfung jedoch dem Bewusstsein weniger leicht zugänglichen, irrationaleren Motiven entstammen. So kann der Arzt fürchten, vom Verlangen nach Schmerzfreiheit des Patienten überwältigt und von diesem in eine Form sog. «narzisstischer Dualunion» einbezogen zu werden, in welcher euphorisches Wohlbefinden vorherrscht und der freie Entscheidungswille der Partner und damit ein unabhängiges, individuelles Lebensgefühl verloren gehen kann. Diese Befürchtung kann von der Vorstellung begleitet sein, dass Schmerz dem Leben zugehöre und dass völlige Schmerzfreiheit als todesähnlicher Zustand zu betrachten sei. Indem sich der Arzt diesem Einbezug in eine «narzisstische Dualunion» widersetzt, kann er unbewussten Wünschen nachgeben, den Patienten leiden zu lassen, um ihn damit am Erleiden eines psychischen Todes zu hindern.

Andere Motive ärztlicher Zurückhaltung in der adäquaten Schmerzbekämpfung können aggressiveren Charakter haben. Der Arzt kann aus moralischen Gründen einen tiefen Widerstand verspüren, dem Kranken einen gewissen Sekundärgewinn seiner Krankheit in Form einer Analgetica-Medikation voll zu überlassen. Oftmals bildet die Verordnung von Analgetica ausserdem die einzige medizinische Massnahme, die vom, dem Krankheitsverlauf gegenüber machtlosen Arzt noch getroffen werden kann. Behält der Patient aber seinen Schmerz oder tritt dieser in Intervallen immer wieder auf, kann die immer wieder notwendige Verordnung von Schmerzmitteln beim Arzt ein gewisses Aktivitätsgefühl gegenüber dem Patienten aufrecht erhalten, das er in anderen Bereichen verloren hat. Schliesslich kann das Scheitern seiner curativen Absichten dem Kranken gegenüber latente Rachegefühle mobilisieren, denen ein unbewusstes Interesse des Arztes am Leiden des Kranken zugrundeliegen kann. Auch der Arzt kann nämlich der Vorstellung unterliegen, Krankheit, auch Tumorkrankheit, sei selbstverschuldetes Leiden, ärztliches Scheitern an der Krankheit deshalb vom Kranken mitverschuldet, wofür der Kranke im Erleiden des Schmerzes seinen Preis zu zahlen habe.

Bestimmen derartige Motivationen das Handeln des Arztes bei der Schmerzbekämpfung Krebskranker, so sind sie, wie bereits betont, meist unbewusst. Sie setzen sich in scharfen Gegensatz zu den bewussten ethischen Idealen des Arztes und seinem, seine Berufswahl bestimmenden ärztlichen Rollenverständnis. Sie können deshalb vom einzelnen Arzt in seinem bewussten Erfahrungsbereich meist nicht willentlich aufgefunden werden, sondern stossen dort im Gegenteil auf entrüstete Ablehnung. Im bewussten Erleben des Arztes erscheinen sie oft nur als unbestimmte Missempfindungen und Verstimmungen, wenn dieser sich mit der Frage der Schmerzbekämpfung beim Krebskranken konfrontiert sieht. Balint-Gruppenarbeit kann dem Arzt erleichtern, seine eigenen unbewussten Reaktionen zu entdecken und so unter Kontrolle zu halten, dass sie sich nicht zum Nachteil der Kranken auswirken.

Aber nicht nur der Arzt, auch der Patient kann trotz seines meist vorgebrachten Wunsches nach Schmerzfreiheit unbewusstes Interesse an der Aufrechterhaltung einer gewissen Schmerzintensität bekunden. Ist sein Krankheitserleben von unbewussten oder bewussten Schuldgefühlen bestimmt, so kann ein gewisses Strafbedürfnis oder der Wunsch, sich gegen den Verdacht sekundäre Krankheitsgewinne zu suchen, zu schützen, ihn veranlassen, am Schmerzerleben festzuhalten. Der sich als Carcinomkranker wertlos und isoliert fühlende Patient kann durch ein masochistisches Verarbeiten des Schmerzes, d.h. durch die Fähigkeit und den Wunsch, Schmerzen zu ertragen, eine Stärkung seines Selbstgefühles erfahren und so eine drohende depressive Verstimmung abzuwehren versuchen. Schliesslich kann das Erleiden des «Bösen» mit der Hoffnung verbunden sein, durch «Gutes» belohnt zu werden, während dem die volle Erfüllung des Wunsches nach Schmerzfreiheit von der Angst begleitet sein kann, durch wiederauftretendes «Böses» für die Wohltat bestraft zu werden. Derartige masochistische Reaktionen der Kranken sollten durch den Arzt erkannt und besprochen werden können, wenn der Weg für eine wirkungsvolle Schmerzbekämpfung offen bleiben soll.

Oftmals ist die Einfühlung in den von Schmerzen gequälten Patienten für dessen Angehörige besonders schwierig und peinlich, da sie bei diesen latente Ambivalenzkonflikte mit dem Kranken aktualisieren kann, die ausserordentlich schwer erträglich sind. Der Wunsch nach wirksamen analgetischen Interventionen wird deshalb oft gerade von den Angehörigen des Kranken mit besonderer Dringlichkeit vorgebracht. Seine Erfüllung dient somit nicht nur dem Kranken, sondern auch dessen Angehörigen und kann wesentlich zur Entspannung zwischen dem Kranken und seiner Umgebung beitragen.

Die Grundsätze der Schmerzbekämpfung beim Krebspatienten können wie folgt zusammenfassend formuliert werden:

Das Ziel jeder Schmerzbekämpfung beim Krebskranken muss darin bestehen, den Kranken frei von Schmerzen und bei klarem Bewusstsein zu erhalten. Der Gebrauch von Narcotica soll durch die Intensität des Schmerzes und nicht durch die Kürze oder Länge der Prognose bestimmt werden. Es ist somit falsch, aus unbegründeter Furcht vor Abhängigkeit einem Kranken mit längerer Prognose weniger Analgetica zu geben als einem Kranken mit kürzerer Prognose. Andauernder Schmerz erfordert eine präventive Therapie, d.h. Analgetica sollen regelmässig und prophylaktisch gegeben werden. Eine Verordnung «auf Verlangen» ist in solchen Fällen unvernünftig und unmenschlich. Die Einzel-Dosis soll individuell bestimmt werden und in der Regel Schmerzfreiheit für 4 oder mehr Stunden garantieren. Die Verordnungen müssen schliesslich immer wieder neu auf ihr Genügen überprüft werden (TWYCROSS).

Fallbeispiel Nr. 17:

Eine 46jährige, verwitwete Patientin leidet wegen Multiplen Myeloms der Lenden- und Sakrawirbelsäule an unerträglichen, fast völlig therapieresistenten (Radiotherapie, hohe Dosen von Analgetica auf Verlangen) Schmerzen, weswegen eine medizinpsychologische Abklärung eingeleitet wird. Diese ergibt schwere Verlassenheitsängste (Tod des Mannes an Herzinfarkt vor 2 Jahren, Auszug der erwachsenen Kinder) bei einer masochistischen Persönlichkeit. Der Schmerz wird verstärkt durch die Konversion ihrer unbewussten Appelle um Überwindung ihrer Verlassenheits- und Todesängste durch ihre Umgebung. Die Verordnung regelmässiger, und nicht von der Patientin durch masochistische Unterwerfung zuerst herausgeforderter analgetischer Medikation sowie intensivierter Zuwendung des Pflegeteams wird notwendig. Es gelang auf diese Weise, bei gleichbleibender Medikation, den objektiven, d.h. tumorbedingten und den subjektiven, d.h. angstbedingten Schmerz der Patientin zu trennen, die Patientin zu beruhigen, weitgehend schmerzfrei zu halten und ihr zu ermöglichen, nach wochenlanger Fixierung an ihr Bett wieder kleine, begleitete Spaziergänge zu unternehmen.

Fallbeispiel Nr. 18:

Eine 42jährige Frau steht in der schmerzhaften Terminalphase eines metastasierenden Genital-Carcinoms. Wegen nur ungenügender analgetischer Medikation gelingt es ihr, eine Krankenschwester dazu zu verleiten, eine «narzisstische Dualunion» mit ihr einzugehen und ihr jederzeit Morphium in jeder beliebigen Dosis zu verabreichen. Aus dieser Symbiose ist der behandelnde Arzt ausgeschlossen. Er fühlt sich der terminalen Patientin gegenüber nutz- und machtlos. Er ordnet deshalb, unbewusst zur Wiedergewinnung seiner ärztlichen Handlungsmöglichkeiten, eine psychiatrische Konsultation an mit der Auflage, Vorschläge zur Behandlung der bestehenden Opiatsucht der Patientin zu unterbreiten. Die Ankündigung dieser psychiatrischen Untersuchung beunruhigt die Kranke sehr. In der darauffolgenden Nacht, noch bevor die Untersuchung hat stattfinden können, kommt sie ad exitum.

4.4. Rehabilitation

Wird von der Annahme ausgegangen, dass bei frühzeitiger Diagnose und fachgerechter Behandlung ein bis zwei Drittel aller Tumorkranken die 5 Jahresgrenze erreichen oder überschreiten können, so wird das Ausmass der oft gering geschätzten Rehabilitationsaufgaben besonders deutlich. Die häufig festgestellte Vernachlässigung der Rehabilitationshilfe bei Krebskranken durch Ärzte und Behandlungsteams kann Ausdruck jenes Krebskranken gegenüber oft anzutreffenden, «entdifferenzierten» Denkens sein, das sich nur an der Entscheidung über die Frage «Sterben oder Überleben» orientiert. Überlebt der Patient die erste Behandlungsphase, so soll er selber sehen, wie er weiter kommt! Vieles spricht aber dafür, dass eine sorgfältige Rehabilitationshilfe die Verlaufsprognose wesentlich verbessern kann.

Die Rehabilitation des Krebskranken beginnt bereits in der diagnostischen Phase. Der dabei vom Arzt gewählte Weg des Vorgehens, der Information, der Einleitung erster therapeutischer Massnahmen und der Aufrechterhaltung von Kontakt und Aussprache- und Beratungsmöglichkeit während des ganzen Behandlungsverlaufes kann für das Ausmass der aufkommenden Angst, der Tiefe der Verletzung des Selbstgefühls (der «narzisstischen Wunde»), der darauffolgenden psychischen Regression und der sozialen Desintegration wesentlich mitentscheidend sein. Von besonderer Bedeutung werden aber spezielle Rehabilitationsmassnahmen bei denjenigen Kranken, die in der ersten Behandlungsphase verstümmelnden operativen Eingriffen ausgesetzt worden sind, sowie bei Kranken, bei denen trotz erfolgreich überstandener erster Behandlungsphase eine latente oder manifeste Depression weiter besteht, die die Wiedereingliederung in Familie, Ehe und Berufsleben erschwert oder verunmöglicht.

a. Rehabilitation nach verstümmelnden operativen Eingriffen

Kranke, deren äussere körperliche Integrität durch chirurgische Behandlungsmassnahmen (Mastektomie, Colostomie, Laryngektomie usw.) verletzt worden sind, sind heute vielerorts zu Vereinigungen oder Selbsthilfeorganisationen zusammengeschlossen. Diese setzen sich u.a. zur Aufgabe, Neuerkrankten durch Besuche ihrer Mitglieder während der postoperativen Reconvaleszenz durch das Angebot der Mithilfe bei der Adaptation an Brustprothesen, Stomapflege usw. die Rehabilitation zu erleichtern und gleichzeitig dem Kranken zu ermöglichen, am Beispiel eines erfolgreich rehabilitierten Schicksalsgenossen Mut und Zuversicht für seine eigene Rehabilitation zu gewinnen.

Das Bedürfnis, derartige Selbsthilfe für Frischoperierte zu leisten, ist unter Krebspatienten ziemlich stark verbreitet, aber nicht jeder, der das Bedürfnis danach empfindet, ist dazu auch geeignet. In der Regel nehmen derartige Selbsthilfeorganisationen deshalb eine Selektion derjenigen Mitglieder, die mit solchen Aufgaben betraut werden, vor. So fordert beispielsweise die sich von der amerikanischen Organisation «Reach to Recovery» ableitende Bewegung «Vivre comme avant», ein Zusammenschluss mastektomierter Frauen, dass ihre Mitglieder, die frischoperierte *Brustkrebskranke* besuchen, ihre eigenen Rehabilitationsprobleme gelöst haben und über ein seelisches Gleichgewicht und menschliche Wärme verfügen sollen, bevor sie sich an diesem Rehabilitationsprogramm beteiligen. Frauen mit allzu starkem Demonstrationsbedürfnis der eigenen Person und des eigenen Erfolges, die sich in die Lage der Frischoperierten nicht genügend einfühlen oder unbewusst mit diesen rivalisieren wollen, können leicht bei den postoperativ meist depressiven Patientinnen ungünstige, das therapeutische Ziel verfehlende Reaktionen auslösen. In der Regel beschränkt sich die Beratung der Frischoperierten auf praktische Hinweise zum Erwerb von Brustprothesen, geeigneten Kleidern und Badeanzügen usw., zum Umgang mit Familienangehörigen und Bekannten, sowie auf die Mitteilung von Selbsterfahrung über Dauer und mögliche Wege zur Wiedereingliederung. Medizinische Fragen, also z.B. Fragen der adjuvanten Chemotherapie, der Verhütung oder Behandlung von Lymphoedemen usw., werden dabei nicht berührt. Eine beim Besuch meist abgegebene kleine Broschüre enthält die wichtigsten Informationen, über die die Frischoperierte verfügen muss. Die Besuche finden nur auf Wunsch der Frischoperierten und nur auf Indikation des behandelnden Chirurgen und in dessen Einverständnis statt. In der Regel wird der Besuch nicht wiederholt, um eine zu starke gegenseitige Abhängigkeit der Patientinnen zu vermeiden. Eine regelmässige Supervision dieser Tätigkeit durch erfahrene medizinische Psychologen ist empfehlenswert.

Ähnlich, wenn nicht noch schwerwiegender, sind die Rehabilitationsprobleme und -aufgaben *kolostomierter Krebskranker.* Der Verlust der Sphinkterkontrolle, meist auch der Sexualfunktion, Angst vor Gasabgang und Unreinlichkeit, Selbsthass, die Bildung von oft fast zwanghaften, zeitraubenden Reinlichkeitsritualen, können die familiäre und soziale Wiedereingliederung dieser Patienten sehr erschweren. Depressionen können bis zur Suizidalität gehen. Die Persönlichkeit dieser Patienten sollte bereits vor der Operation genau erkannt werden, damit, wenn nötig, postoperativ ähnliche psychosoziale Massnahmen wie bei Mastektomierten eingeleitet werden können. Diese Massnahmen sollen möglichst frühzeitig einsetzen. So sollen z.B. bereits am 5. bis 8. Tag nach der Operation erfahrene Schwestern die Patienten mit der Spültechnik des Dickdarms vertraut machen. Merkblätter, die über Hautpflege, Spülbehandlung, Essen, Trinken und geruchsbindende Massnahmen instruieren, stehen ebenfalls zur Verfügung. An manchen Orten stehen den Kranken besondere Enterostomie-Beratungsstellen fortlaufend beratend zur Seite.

Kehlkopfoperierte stehen vor der Aufgabe, einen zweckmässigen Umgang mit ihrem Tracheostoma und ihrer Kanüle zu erwerben. Bald sollen sie auch die Oesophagus-Ersatzstimme erlernen. Neuerdings gibt es elektronische Sprachhilfegeräte, welche die Vibrationen des Halses über ein Mikrophon verstärken. Beratungsstellen der Kehlkopflosenvereinigung stehen an verschiedenen Orten zur Verfügung und geben auch entsprechende Merkblätter an die Patienten ab.

Die Frage, ob spezifischen Beeinträchtigungen des Körperbildes bei Tumorkranken spezifische psychische Abwehr- oder Anpassungsmechanismen entsprechen, die der Rehabilitation nutzbar gemacht werden können, ist noch weitgehend ungklärt. JANSSEN und WEISSENBACH (1978) haben an 26 semikastrierten Männern mit *Terato-Carcinom, embryonalen Carcinom* und Kombinationstumoren, die die Ejaculationsfähigkeit verloren haben, folgende Kompensationshaltungen festgestellt: Oralsymbiotische Abhängigkeit, narzisstische Potenzsteigerung, verstärkte Leistungshaltung, religiöse Idealbildungen, sowie hypochondrische Verarbeitung. Man muss in solchen Verarbeitungsweisen kastrierender Eingriffe geglückte oder missglückte, spontane psychische Rehabilitationsmechanismen erblicken.

Die Rehabilitation von Tumorpatienten kann zwar an Pflegepersonal, Physiotherapeuten, Selbsthilfe-Organisationen und Sozialarbeiter delegiert werden. Ihre Verordnung sollte jedoch einem Gesamt-Behandlungsplan entsprechen, der durch den die Behandlung führenden Arzt aufgestellt worden ist.

KENNEDY (1976) et al. haben 22 Patienten, die nach Erkrankung an Mamma-Carcinom, an Uterus-Carcinom, an Hoden-Carcinom und an malignem Lymphom 5–20 Jahre überlebten, und mindestens 5 Jahre therapiefrei waren, psychologisch nachuntersucht. Die meisten von ihnen wiesen dabei eine positive Grundeinstellung zu ihrem Leben und zu ihrer Zukunft auf. Sie zeigten sich weniger besorgt um Kleinigkeiten und bezeichneten die Krankheitszeit als eine Zeit guter Persönlichkeitsentwicklung und verbesserter mitmenschlicher Beziehungen. Vertrauen in die medizinische Wissenschaft, eine gute Beziehung zum Arzt und Gottesglaube wurde von diesen Patienten als die hauptsächlichsten Gründe für das gute Behandlungsresultat angegeben. Auch solche Untersuchungen erhellen die Bedeutung einer guten Rehabilitation der Patienten durch den Arzt.

b. Selbsthilfegruppen

Selbsthilfegruppen für Krebskranke, in USA seit Jahren weit verbreitet, sind auch in mitteleuropäischen Verhältnissen in jüngster Zeit an manchen Orten im Aufbau. Die Motive zu ihrer Bildung liegen auf verschiedenen Ebenen. Zunächst kann das gemeinsame Interesse am Erlernen neuer, durch die Krankheit geforderter Fähigkeiten und Kenntnisse (z.B. Erlernen der Ösophagealsprache, der Stomapflege usw.) einen solchen Zusammenschluss nahelegen. Aber auch das berechtigte Empfinden, als Krebskranker sozial tabuisiert zu sein und einer Randgruppe anzugehören, kann das Bedürfnis nach Gruppenbildung fördern. Schliesslich kann die Zugehörigkeit zu Selbsthilfegruppen die meist ambivalent erlebte Abhängigkeit der Tumorkranken von Ärzten, Kliniken und Behandlungszentren lockern und dem Kranken helfen, das durch die Krankheit bedrohte oder verlorene Autonomiegefühl wieder zurückzugewinnen. Selbsthilfeorganisationen Krebskranker bilden sich deshalb meist in betonter Unabhängigkeit von medizinischen Institutionen und legen auf diese Unabhängigkeit auch ein grosses Gewicht. Sie erleichtern ihren Mitgliedern damit die Projektion negativer Vorstellungs- und Erfahrungsinhalte auf die Institutionen und damit deren Entfernung aus der Gruppe, was den Zusammenschluss der Gruppe fördert und deren Rehabilitationsfunktion durch das dadurch gesteigerte Selbstgefühl der Kranken verbessert. Meist allerdings ist diese Unabhängigkeit der Selbsthilfegruppen von den Institutionen keine vollständige, sondern die Gruppen suchen beratende Mithilfe von Ärzten, Psychologen und Sozialarbeitern bei der Durchführung ihrer Aufgabe.

Das Programm derartiger Selbsthilfegruppen besteht in der Veranstaltung von Gruppengesprächen (u.U. der Veranlassung individueller Kriseninterventionen) von Krebspatienten (u.U. unter Einbezug ihrer Angehörigen) mit dem Ziel, die emotionalen und sozialen Probleme, die die Erkrankung mit sich bringt, in gegenseitigem Erfahrungsaustausch zu besprechen. Das gemeinsame Artikulieren der Gefühle von Verlust, Zorn, Verzweiflung oder Trauer, die Entäusserung der damit verbundenen Probleme, das gemeinsame Suchen nach Lösungen und das Anknüpfen neuer freundschaftlicher Beziehungen vermittelt dem Patienten das Gefühl von Schutz und Hilfe und erlaubt ihm ein Umdenken über seine eigene, oft als hoffnungslos empfundene Situation. Allerdings kann eine solche Gruppenbildung ihrerseits wiederum Ängste mobilisieren und neue Spannungen auslösen. So kann die

Begegnung mit schwerer Kranken nicht nur projektiv das eigene Gesundheitsgefühl steigern, sie kann auch introjektiv zu neuen Ängsten und Depressionen hinsichtlich des eigenen Schicksals und zu entsprechenden Abwehrhaltungen Anlass geben. Ebenso kann die Begegnung mit leichter Kranken das Selbstwertgefühl des schwerer Kranken erneut betreffen und auf diese Weise ebenfalls zum Wiederauftreten von Ängsten und Depressionen oder auch zu aggressivem Ausagieren des eigenen Unwertes führen. Es ist deshalb meist unerlässlich, dass Zusammenkünfte von Tumorkranken in Selbsthilfeorganisationen von geeigneten Psychologen oder Sozialarbeitern moderiert werden. Gut funktionierende Selbsthilfegruppen können jedenfalls bei der Rehabilitation Krebskranker eine grosse Hilfe bedeuten.

Als besondere Form der Selbsthilfegruppe kann die sog. «Wartezimmer-Gruppe» betrachtet werden, wie sie beispielsweise in onkologischen oder radiotherapeutischen Zentren durchgeführt werden kann. In den Wartezimmern dieser Institutionen, in denen sich die Tumorkranken oft in regelmässigen Abständen längere Zeit aufhalten müssen, ist ihre Anfälligkeit für Ängste im Hinblick auf Wahrnehmungen an den anderen Wartenden oder auf die bevorstehenden Behandlungsprozeduren und damit auch ihre psychotherapeutische Ansprechbarkeit besonders gross. Die regelmässige Anwesenheit eines gruppentherapeutisch erfahrenen medizinischen Psychologen oder Sozialarbeiters in dieser Wartezimmersituation kann dazu führen, einen entlastenden, hilfreichen Gefühls- und Gedankenaustausch in Gang zu bringen, und die passiv Wartenden zu einer für den Tumorkranken besonders wichtigen Eigenaktivität anzuregen.

4.5. Familie

Es gibt wohl kaum eine andere Krankheitsgruppe – Psychosen ausgenommen – die derart ein ganzes Familiengefüge betreffen können, wie die malignen Erkrankungen. Familien weisen fast immer eine ihnen zugehörige, typische Struktur auf, die sich jeder Veränderung hartnäckig widersetzen kann. Maligne Erkrankungen stellen aber eine solche Veränderung dar. Inner- und ausserfamiliäre Beziehungen erleiden durch sie eine starke Belastung, an die sich alle Familienangehörigen, nicht nur der Patient, adaptieren müssen. Dies gilt vor allem dann, wenn sich der Patient, wie das heutzutage dank der Verbesserung curativer Massnahmen immer häufiger der Fall ist, während der grössten Zeit seines Krankheitsverlaufes zu Hause in seiner Familie aufhält. Der plötzliche Ausfall väterlicher oder mütterlicher Funktionen, die Trauer um deren Verlust, die veränderten Bedürfnisse der Kranken selber (z.B. nach besonderer Nähe oder nach Rückzug innerhalb der Familie), verlangen von den Angehörigen Anpassungsleistungen, die ähnlichen Phasenabläufen folgen können, wie sie von Kübler-Ross beschrieben worden sind. Dies gilt nicht nur für erwachsene Ehepartner, sondern auch für deren Kinder. Oftmals nimmt unter dem Eindruck fortschreitender Regression des Kranken dessen Interesse an jüngeren Kindern ab, oder aber an ältere Kinder werden plötzlich Aufgaben delegiert, denen sie sich nicht oder nur widerwillig gewachsen zeigen. Je gestörter die Familienverhältnisse vor der Erkrankung waren, umso belasteter werden sich die Familienangehörigen durch die Erkrankung fühlen. Maligne Erkrankungen sind somit fast immer Familienkrankheiten.

Fallbeispiel Nr. 19:

Eine 45jährige Mutter von drei Töchtern in der Adoleszenz erkrankt an einem metastasierenden Mamma-Carcinom. Vor 3 Jahren ist der Vater der Familie an einem Herzinfarkt plötzlich verstorben. Mit zunehmender Metastasierung regrediert die Patientin immer mehr. Ihre noch lebende Mutter leidet an einer Psychose und ist nicht in der Lage, ihr beizustehen. Demzufolge «parentalisiert» die Patientin ihre Töchter in fortschreitendem Masse, d.h. sie beginnt ihnen sowohl die familiären Funktionen des verstorbenen Vaters wie der nicht verfügbaren Mutter zu übergeben. Dieser Delegation ist nur die älteste Tochter einigermassen gewachsen. Die zweitälteste Tochter weicht unter dieser Belastung ins Drogenmilieu aus, während die jüngste Tochter sich depressiv von der Mutter zurückzieht. Die familiäre Situation entspannt sich erst, als es der Patientin gelingt, die emotionalen Anteile dieser Erwartungen auf eine mit ihr arbeitende Kunstpsychotherapeutin zu übertragen und dadurch ihre Töchter zu entlasten.

Dem Arzt stellen sich somit in der familiären Situation mannigfache Aufgaben. In erster Linie hat er sich als Arzt der Familie und nicht nur als Arzt des Patienten zu betrachten. Die Bedürfnisse der Familien sind vielfältig. Sie sind zunächst informatorischer Art und betreffen Fragen der Diagnose, der Prognose, der Art des Redens mit dem Kranken, der Erblichkeit, der Ansteckung usw. Später haben sie jedoch auch emotionalen Charakter. Auch die Familienanghörigen möchten beim Arzt regredieren, d.h. ihrem Bedürfnis nach Aussprache, nach Hoffnung, nach Äusserung von Zorn oder Auflehnung gegen den Kranken und nach Trauer um ihn nachgeben und dabei Einfühlung und Verständnis finden können. Es ist deshalb wichtig, dass die Kommunikation des Arztes mit den Familienangehörigen und dem Patienten offen und frei ist. Meiden Familienangehörige den Kontakt mit dem Arzt oder suchen sie diesen besonders häufig, während der Patient ihn eher zu verhindern trachtet, soll dies den Arzt veranlassen, den psychologischen Ursachen dieses Verhaltens nachzugehen. Ängste, geheime Auflehnungen, Eifersuchtsgefühle des Ehepartners betr. die tiefe Abhängigkeit des Patienten vom Arzt oder vom ganzen Behandlungsteam können die Ursache derartigen Verhaltens sein. Besonders hilflos können sich Angehörige dem Schmerzerleben des Patienten gegenüber fühlen. Eine adäquate Schmerzbekämpfung hat somit immer auch eine familientherapeutische Funktion. Fühlt sich der Arzt der Erfüllung all dieser Aufgaben nicht gewachsen, kann er einzelne von ihnen zweifellos an einen geeigneten Sozialarbeiter delegieren.

Wohl zu den am besten hinsichtlich der psychosozialen Auswirkungen untersuchten Carcinom-Formen gehört das Mamma-Carcinom. Seine Häufigkeit (jede 14. Frau erkrankt am Mamma-Ca) sowie die hohe Bedeutung der weiblichen Brust für das Selbstgefühl der Frau und für ein ungestörtes Ehe- und Sexualleben mag dafür verantwortlich sein. Auf die Wichtigkeit einer geeigneten prä- und postoperativen Betreuung wurde bereits hingewiesen (siehe S. 142). Auch bei gutem Bestehen der postoperativen Zeit muss aber damit gerechnet werden, dass mit der Rückkehr der Patientin in ihre

Familie, etwa 3–4 Wochen nach der Operation, neue Probleme auftauchen. Verleugnungsneigungen oder Hilflosigkeit der Ehemänner oder Sexualpartner betr. ihre eigenen Reaktionen, Minderwertigkeitsgefühle und Scheu der Patientinnen, sich ihren Männern nackt zu zeigen, Schuldgefühle seitens der Männer, z.B. auf der Grundlage der oft unbewussten Phantasie, selbst für die Zerstörung der Brust verantwortlich zu sein, Reaktivierung eigener Verstümmelungsängste usw. können zu einer Entfremdung der Ehepartner und damit zu erneuten depressiven Reaktionen führen. Die Amputation der Brust der Partnerin kann auch für den Mann mit Verlustgefühlen begleitet sein und Zorn und Auflehnung auslösen, die nicht selten auf die operierenden Ärzte verschoben werden, aber geäussert werden sollen und dürfen. Diesbezüglicher Einfühlung und Beratung durch den Arzt kommt eine hohe Bedeutung zu. Stärkung des Selbstgefühles der Frau, Verständnis für die Hilflosigkeit, Verlustgefühle und Auflehnung des Mannes sind die Voraussetzungen dafür, dass neue Werte und neue Formen der gegenseitigen Zuwendung und Unterstützung von Ehepartnern gesucht und gefunden werden können. An vielen Orten werden deshalb im Anschluss an die Mastektomie gruppenpsychotherapeutische Programme für Ehepartner angeboten.

Familientherapeutische Bemühungen sollen auch nach dem Tode des Patienten weitergehen und den hinterbliebenen Familienangehörigen soll Beistand bei der Trauerarbeit um den Verstorbenen angeboten werden. Familienangehörige, die eine angemessene Trauerarbeit um das verlorene Familienmitglied leisten können, sollen hinsichtlich späterer eigener Erkrankung an Malignomen eine bessere Prognose haben, als solche, die nach dem Tode des Ehepartners in einer chronischen Depression verharren (ENGEL 1969). Oftmals suchen Familienangehörige einige Zeit nach dem Tode des Patienten aus eigenem Antrieb den Arzt auf, um dessen letzte Lebenszeit mit ihm noch einmal zu besprechen. Ist dies nicht der Fall, werden es die meisten Angehörigen schätzen, wenn sie vom Arzt dazu aufgefordert werden. Viele, die Angehörigen erleichternde und tröstende Fragen, können bei dieser Gelegenheit noch einmal zur Sprache kommen.

Fallbeispiel Nr. 20:

Eine 37jährige Mutter zweier Kinder verfällt nach dem Tode ihres 42jährigen Ehegatten (Lungen-Carcinom) in eine schwere Depression. Während 15 Jahren Ehe habe kein eigentliches Gespräch zwischen den Ehegatten stattgefunden. Die Frau fühlte sich während dieser ganzen Zeit durch ihren Mann entwertet und für dumm gehalten. Während er sich selber alles leistete, wonach er Bedürfnisse empfand, gab er ihr nur wenig Geld und gönnte ihr kaum etwas. Obschon sie sich selber krank fühlte, ging während der Krankheitszeit des Ehemannes dessen Behandlung immer vor. Dennoch oder gerade deswegen idealisierte die Frau ihren kranken Mann in besonderem Masse und liess sich von ihm auch während seiner Krankheitszeit durch seine Bedürfnisse stark unterdrücken und ausnützen, wogegen sie sich nicht offen, sondern nur insgeheim auflehnte. Entsprechend ihrer masochistischen Unterwerfungsneigung fühlte sie sich nach dessen Tod jeglichen Lebenssinnes und -mutes beraubt und verfiel einer Depression, die Behandlung erforderte.

4.6 Der geheilte Patient

Wie auch immer der Verlauf der Krebserkrankung sein mag, ob er zur Heilung, zur chronischen Krankheit oder zum Tode führt, so bedeutet sie doch immer für den Patienten und seine Angehörigen Durchgang durch eine tiefe Lebenskrise. Physische Bedrohung durch die Krankheit, Gefährdung der bisherigen Lebensanpassung, notwendige Veränderung der Lebensgewohnheiten, Verlust von Genussfähigkeit und Lebensfreude verbunden mit dem Gefühl sozialer Isolierung stellen die klinischen Zeichen dieser Krise dar (Vaukhonen 1979).

Baltrusch hat (1969) die Faktoren herausgearbeitet, die das Bestehen dieser Krise und damit den Krankheitsverlauf begünstigen oder aber erschweren. Bereitschaft, ärztliche Hilfe aufzusuchen, freie emotionale und affektive, auch aggressive, Äusserungsfähigkeit, guter Umgang mit Angst und Spannung, Optimismus, gute Kontaktfähigkeit, die Möglichkeit, verlorene mitmenschliche Beziehungen durch neue zu ersetzen sowie therapeutische Kooperationsbereitschaft stellen positive Faktoren zur Krisenbewältigung dar. Neigung zu Verzögerung beim Aufsuchen ärztlicher Hilfe, Verarmung des emotionalen und affektiven Erlebnisbereiches, Unterdrückung von Aggressivität, schlechte Angst- und Spannungstoleranz, Pessimismus, Isolation, Depression sowie

Kontaktscheu und Schwierigkeiten beim Eingehen neuer mitmenschlicher Beziehungen erschweren ihre Bewältigung. Zu ähnlichen Resultaten kommt auch HERBERGER (1969).

Der geheilte Patient ist somit ein Patient, der nicht nur klinisch frei von Krankheitszeichen ist. Er hat ausserdem seine mit der Krankheit einhergehende Lebenskrise bewältigt, ein neues Integritätsgefühl seiner Selbst entwickelt, seine Isolation überwunden sowie befriedigende mitmenschliche Beziehungen wieder hergestellt oder neu wieder eingehen können. Er hat die Trauerarbeit über die Beschädigung seines mit seinem Selbstgefühl eng verbundenen Körperbildes und über die reale Erfahrung der Todesmöglichkeit geleistet, das Gefühl «Böses» in sich zu enthalten, abgelegt und neue «gute» Lebensmöglichkeiten in sich entdeckt. Seine sog. «narzisstische Wunde», die die Krebskrankheit ihm gesetzt hat, ist damit geheilt. Seine Persönlichkeit, sein Lebensalter, frühere Erfahrungen im Umgang mit Angst und Gefahr sowie Ausmass der libidinösen Besetzung des von der Krankheit betroffenen Körperteiles sind nicht ohne Einfluss auf diesen Ausgang geblieben.

Allerdings kann auch für den geheilten Patienten die Wirkung der «Metapher Krebs» weiterhin andauern. Auch der geheilte Patient weiss, dass die Wissenschaft, selbst bei klinischer Symptomfreiheit, Heilung nicht attestieren kann oder will, da mit Rückfällen oder Neuerkrankungen beim einmal von der «Metapher Krebs» Betroffenen jederzeit gerechnet werden muss. Aus diesem Wissen können sich neue Konflikte zwischen Arzt und Patient ergeben. Während der eine Patient trotz Heilung die Fortdauer ärztlicher Kontrolle wünscht und sucht, kann der andere durch deren Verordnung in seinem Integritätsgefühl immer wieder neu getroffen und unter die unheilvolle Wirkung der «Metapher Krebs» zurückgestossen werden. «Die immer wieder angeordnete Kontrolle hindert mich daran, mich gesund zu fühlen und macht mir immer wieder neu bewusst, dass ich krank bin. Der Arzt hält mich dadurch, obschon ich gesund bin, in krankhafter Abhängigkeit.» Die Entscheidung über die Art des hier einzuschlagenden weiteren Vorgehens (Fortsetzung der Kontrolle oder Entlassung des Patienten) wird nicht nur von den Wünschen des Patienten nach sichernder ärztlicher Überwachung oder aber nach rascher Unabhängigkeit davon, sondern ebensosehr davon abhängen, in welchem Ausmass der behandelnde Arzt selbst der Wirkung der «Metapher Krebs» untersteht oder aber sich mit dem Integritätsbedürfnis des Patienten zu verbinden bereit ist. Sie muss im Gespräch und im Konsens mit dem Patienten erarbeitet werden.

Ähnliche Probleme können sich dem geheilten Patienten bei seiner Wiedereingliederung in seine Familie und sein Berufsleben ergeben. Dreifuss hat (1980) die Beobachtung gemacht, dass geheilte Krebspatienten oft gerade dann mit neuen Isolierungstendenzen in ihrer familiären oder beruflichen Umgebung (z.B. durch Kündigung des Arbeitsverhältnisses) zu rechnen haben, wenn sie sich wieder in ihre vor der Erkrankung innegehabten Rollen oder Funktionen hineinbegeben wollen. Familie, Freunde, Bekannte oder Arbeitgeber bedürfen dann, nach geleisteter Trauerarbeit über den bevorstehenden oder erwarteten Verlust des Kranken oder aber nach Innerer Distanzierung von ihm, einer erneuten Adaptation an dessen Heilung, mit welcher sie nicht gerechnet haben. Die Wirkung der «Metapher Krebs», die Unheilbarkeit attestiert, kann diese Adaptation ausserordentlich erschweren, ja, zu einem Gefühl neuerlicher Bedrohung durch den nun geheilten Kranken führen. Der meist unbewusste Triumph des Gesunden über den Kranken («Glücklicherweise bist Du es, der erkrankt ist und nicht ich»), verbunden mit bewussten oder unbewussten Schuldgefühlen des Überlebenden, kann durch die Heilung des Kranken schwer erschüttert werden und zu neuen unbeabsichtigten Kränkungen des Patienten führen. So wurde beispielsweise ein 28jähriger Patient, der sich nach Heilung seiner Erkrankung an einem Hoden-Teratom wegen Übergewichts einer Diätkur unterzog und dabei an Gewicht abnahm, von seiner Umgebung andauernd auf die Möglichkeit der Metastasierung aufmerksam gemacht, was die Entwicklung eines gesunden Selbstgefühles und damit seine völlige Wiedereingliederung in Familie und Beruf sehr erschwerte. Die Rehabilitation des Krebskranken hat jedenfalls mit derartigen Entwicklungen zu rechnen und einzugreifen, wenn sie sich einstellen.

4.7. Der terminale Patient

Die Feststellung, das Sterbe- und Todeserlebnis werde in der abendländischen Gesellschaft weitgehend verleugnet und tabuisiert, ist heutzutage ein Gemeinplatz. Trotz oder gerade wegen dieser Tabuisierung ist aber in den letzten Jahren eine beinahe unübersehbare Zahl von biographischen oder wissenschaftlichen Publikationen zur Psychologie des Sterbenden veröffentlicht worden. Die überwiegende Mehrzahl von ihnen betrifft das Sterben Tumor- oder Leukämiekranker: Patienten schildern ihre eigene Krankheits- und Sterbezeit. Eltern schreiben über den Tod ihrer Kinder, Ehepartner über das Sterben ihrer Ehegattinnen. Wissenschaftler schliesslich finden den Anstoss zur Erforschung des Sterbeprozesses oft im Erlebnis des Verlustes eigener nächster Angehöriger. Das Sterben Krebskranker gilt somit anscheinend als exemplarisch für das Todeserlebnis des abendländischen Menschen überhaupt. Dass es so häufig beschrieben wird, widerspiegelt aber möglicherweise gerade dadurch einige seiner tiefsten Wesenszüge. Dieser Wesenszug scheint durch den Wunsch gekennzeichnet zu sein, den eigenen Sterbeprozess durch einen kreativen Akt zu übersteigen, um auf diese Weise ein unsterbliches Zeugnis eigener, bewältigter Sterblichkeit hinterlassen und dadurch überleben zu können. «Wenn mein langsames Sterben, das nicht mehr anzuzweifeln ist, vorbestimmt ist, dann habe ich nur noch einen letzten Wunsch: dass ich selbst aus diesem Sterben eine wunderbare, grosse, spannende Geschichte machen kann», schrieb der Krebskranke W.M. DIGGELMANN in seinem letzten Buch «Der Schatten». Neuere Psychotherapieformen, wie beispielsweise die Kunstpsychotherapie (siehe auch S. 118) kommen derartigen Wünschen terminal Kranker entgegen.

Die Bestimmung des Zeitpunktes des Beginnens der Terminalphase ist nicht immer leicht möglich. Wer ist «terminal»? Die Beantwortung dieser Frage kann oft zu einer unbewussten oder verborgenen Kollusion zwischen Arzt und Patient führen. Setzt die Terminalphase des Tumorkranken dann ein, wenn der Krankheitsprozess fortschreitet und mit kurativen Mitteln nicht mehr aufzuhalten ist, oder beginnt sie dann, wenn der Patient sich anschickt, sich von seiner Umwelt (seinen «Objekten») in sich zurückzuziehen, wenn sein «Selbst» von Desintegration (Selbstentfremdung) bedroht wird und seine «Ich-Funktionen» an die nächsten Beziehungspersonen abgegeben oder fortschreitend eingestellt werden? Im weiten, durch Ängste und Wünsche von Patient und Arzt determinierten Feld der Arzt-Patientenbeziehung kann die Beschreibung phasenhafter Abläufe nicht mehr leisten als Anstoss zur Prüfung zu geben, ob zwischen Patient und Arzt ein Konsens über den Standort im gemeinsamen Durchgang durch die Krankheitszeit jeweils gegeben ist oder nicht. Dieser Konsens kann nicht durch den Arzt diktiert werden. Er muss in gemeinsamer, stets offener Kommunikation zwischen Arzt und Patient erarbeitet werden.

War die Kommunikation zwischen Patient und Arzt von allem Anfang an offen und wahrhaftig, ist der Eintritt in die Terminalphase für beide mit weniger Schwierigkeiten belastet, als wenn eine gegenseitige Verleugnung bis zu diesem Zeitpunkt aufrecht erhalten worden ist. Bei totaler Verleugnung ist jedenfalls ein gutes Bestehen der Terminalphase nur in Ausnahmefällen möglich. In der Regel führt die wachsende Diskrepanz zwischen dem schwindenden Lebensgefühl des Patienten und dem verleugnenden Wort des Arztes letztlich dazu, dass sich der Kranke innerlich von seinem Arzt zurückzieht und einer Depression verfällt.

Drei Problemkreise kennzeichnen meist den Sterbeprozess des terminalen Patienten: 1. Auflösung negativer Gefühle gegenüber der Vergangenheit, gegenüber sich selbst und gegenüber den nächsten Angehörigen. Der Sterbende möchte seinem Leben einen Sinn geben und findet ihn oft in der Gewissheit, in der Erinnerung der Hinterlassenen als ein guter, liebenswerter und schöpferischer Mensch zu überleben. Schuld-, Zorn- und Neidgefühle möchte er überwinden und sich seinen Angehörigen in einer konfliktfreien Weise wieder annähern. 2. Trauerarbeit um den Verlust der äusseren Welt und des eigenen Körpers und Wiederentdeckung oder Wiederbelebung guter, innerer, verlässlicher und tragender Erfahrungen und Vorstellungen. 3. Bewältigung der mit den körperlichen Veränderungen und dem Schmerzerleben verbundenen Verletzungen des Selbstwert- und der damit verbundenen Wut- und Schamgefühle.

Die Möglichkeiten zur Hilfeleistung bei der Lösung dieser Aufgaben durch die beteiligten Pflegepersonen sind beträchtlich. Präsenz und Verlässlichkeit, einspringendes Reden und Handeln in Bereichen, in denen der Patient nicht mehr handlungsfähig ist (sog. «Hilfs-Ich-Funktionen»), offene Kommunikation mit den Angehörigen, Erläuterung und Erklärung eventuellen aggressiven Verhaltens des Patienten gegenüber den Angehörigen, möglicher Einbezug der Familie in Pflege und Fürsorge des Patienten, sorgfältige Reinlichkeits- und Körperpflege, fortgesetzte Stillung oraler Triebwünsche (Hunger, Durst) sowie eine adäquate Handhabung der Schmerzbekämpfung sind dem Patienten sichtbare Zeichen dafür, dass er nicht verlassen wird. Es ist die Einsamkeit und nicht das Sterben selber, was der terminale Patient in der Regel am meisten fürchtet. So verstandene «orale Fürsorge» weckt die Erinnerung an das Erfahren der guten Anteile der gerade vom Krebspatienten oft besonders schmerzlich vermissten, verlorenen «guten» Objekte und bildet damit eine starke Stütze gegen das innere Umsichgreifen der «bösen» Repräsentanz «Krebs».

Die Erfüllung dieser Aufgaben durch die Pflegepersonen ist allerdings nicht immer komplikationslos möglich. Die mit ihr meist verbundene sog. Idealisierung einzelner Pflegepersonen kann zu ebenso heftiger, ja aggressiver Ablehnung anderer Pflegepersonen, die mit anderen Aufgaben betreut sind, führen. Der Patient nimmt dann eine auf verschiedene Personen verteilte Spaltung seiner positiven und negativen Gefühlsäusserungen vor, wodurch in der familiären oder klinischen Umwelt beträchtliche Spannungen entstehen können. Nur das Verständnis dafür, dass sich der Patient durch diese

Spaltung die Erhaltung seiner «guten», für sein Sterben notwendigen «Objekte» sichert, kann derartige Spannungen wieder vermindern.

Die Übernahme der «oralen Fürsorge» weckt auch bei den Pflegepersonen ein Kontaktgefühl von besonderer Intensität. Sterbende haben oft die Neigung, einen tiefen Blickkontakt mit ihren Pflegepersonen aufzunehmen, um sich so ihrer Präsenz und ihres Wohlwollens zu versichern. Diese «Invasion» durch den Sterbenden kann Gefühle der Insuffizienz oder Angst des Hineingezogenwerdens in den Sterbeprozess auslösen und bei den Pflegepersonen Rückzugswünsche mobilisieren. Ein gemeinsames sinnvolles Tun, das den Sterbenden aktiv beteiligt, als zu intensive Nähe vermeidendes, aber auch zu grosse Distanz verhinderndes, Drittes (sog. «Triangulierung»), das Patient und Arzt vereint und doch als selbständig aktive Beziehungspartner unterscheidbar macht, kann dieser Gefahr begegnen. Auch wenn dies Tun kein therapeutisches oder kreatives Tun mehr sein kann, wird doch das Wort, das Gespräch von Arzt und Patient, diese Funktion gut und mit Erfolg übernehmen können.

Es wird gelegentlich die Auffassung vertreten, der Mensch sterbe so, wie er gelebt habe, d.h. der Gläubige sterbe gläubig, der Ungläubige ungläubig. Das ist in Wirklichkeit nicht immer so. Definieren wir Glauben als Glauben an die Unzerstörbarkeit guter innerer Erfahrungen, so können gerade in der Terminalphase derartige Erfahrungen entweder verloren gehen oder aber erst wieder entdeckt («besetzt») werden. Das Schicksal dieser Erfahrungen wird aber weitgehend durch das Verhalten von Ärzten, Pflegepersonal und Angehörigen mitbestimmt. Blosse verbale Aufforderungen zum Glauben haben darauf meist keinen Einfluss. Die weit verbreitete – weitgehend unrichtige – Auffassung, in der terminalen Phase hätten die Pflegepersonen des Patienten vom Tode oder gar vom Leben nach dem Tode zu reden, kann nur dann sinnvoll sein, wenn sich dabei eine tiefe, sich auf Erfahrung gründende Überzeugung des Arztes mitteilt.

KÜBLER-ROSS hat den Krankheitsverlauf von todkranken Patienten in die Stadien von Schock und Verleugnung, Auflehnung, Feilschen, Depression und Annahme eingeteilt. Nicht immer allerdings folgen sich bei Krebskranken diese Stadien in dieser Reihenfolge. Nur bei empathischer Betreuung kann man erwarten, dass das Stadium der Annahme mit der Terminalphase zur Deckung gelangt, aber selbst dann ist dies nicht immer möglich. Oftmals befinden sich Kranke auch in der Terminalphase noch im Stadium der Verleugnung, der Auflehnung oder der Depression. Dann muss alles daran gesetzt werden, dass die Beziehung zwischen Patient und Arzt dennoch nicht verloren geht. Ziel aller ärztlichen Bemühungen um den terminalen Patienten sollte es sein, dazu beizutragen, dass der Patient keinen vorzeitigen, aber auch keinen verzögerten Tod sterben muss. Als vorzeitig wäre ein Tod zu bezeichnen, der es verunmöglicht, dem Sterbenden die Erfahrung des Gehaltenwerdens voll zu übermitteln und zu einem Teil seines inneren Besitzes werden zu lassen. Ein verzögerter Tod aber wäre ein Tod, der durch sinnlose therapeutische Massnahmen auch dann noch hinausgezögert wird, wenn er vom Patienten bereits angenommen worden ist (Weisman 1972).

Haegglund hat auf der Grundlage der psychoanalytischen und psychotherapeutischen Behandlung Sterbender die Veränderungen ihrer Anpassungsleistungen und Abwehrmechanismen beobachtet und beschrieben. Obschon deren Kenntnis nur in der fachärztlichen Psychotherapie praktisch relevant ist, verdienen sie doch allgemeineres Interesse und sollen deshalb hier kurz zusammengefasst werden.

Im Zentrum dieser Veränderungen steht die Trauerarbeit um den Verlust der äusseren Welt sowie um den Verlust des eigenen Körpers. Ersatz für diese Verluste bildet 1. eine Intensivierung der meist idealisierenden Übertragung auf den Psychotherapeuten, 2. eine Verstärkung der Bedeutung innerer Erfahrungsgrundlagen (stärkere «Besetzung» der «inneren Objekte») sowie 3. ein Überhandnehmen innerer Phantasietätigkeit. Phantasien können dabei immer mehr den Charakter der Objekte der Aussenwelt erhalten, so dass schliesslich Phantasie und Realität nur noch schwer voneinander zu trennen sind.

In diesem Prozess kann die Kluft zwischen dem Selbstgefühl und den Idealvorstellungen seiner Selbst für den Patienten zur Qual werden. Je besser die Qualität seiner «inneren Objekte» aber ist, umso leichter ist diese Kluft zu überbrücken. Vorstellungen religiösen oder kreativen Inhaltes oder der Gedanke an das Gute, das der Sterbende hinterlässt, dokumentieren die Qualität derartiger Objekte. Sie erleichtern die Bildung einer Art Spaltung («split») des Selbstgefühles, durch den sich das Selbst vom Körper-Selbst leichter trennen kann («Besetzungsabzug»). Ist dieser «Split» nicht möglich, verfällt der Patient einer Depression.

Eigentliche Todesangst ist Angst vor dem Verlust der Verfügbarkeit innerer, guter Phantasietätigkeit, sowie die Angst, im Bereiche dieser Phantasien nicht mehr mit der Aussenwelt kommunizieren zu können. Der Verlust dieser Fähigkeiten bedeutet für den Patienten Desintegration (Selbstentfremdung), vollständige Annihilation (Vernichtungsgefühl), Schrecken und endlose Einsamkeit. Die Aufrechterhaltung der Verbindung mit der inneren Phantasiewelt des Kranken durch die Umwelt und die Bereitschaft des Analytikers zur Kommunikation mit ihr, ist deshalb für die Bekämpfung der Todesangst des Patienten äusserst wichtig. Sie ist nur möglich, wenn der Analytiker die Illusion der «transitional phase» (WINNICOTT), d.h. der Untrennbarkeit des zu Trennenden, mit dem Sterbenden teilt. Aggressionen werden dabei meist abgespalten und im Sinne der Erhaltung der Triangulierung auf eine dritte Instanz projiziert.

Fortsetzung Fallbeispiel Nr. 10: (siehe S. 97f.)

Die Terminalphase, d.h. die Zeit, da die Patientin weiss, dass ein Überleben nicht mehr möglich ist, wird eingeleitet durch erneute Zunahme der Ileusbeschwerden sowie immer wieder auftretenden Makrohämaturien. Schmerzen, Auflehnung, Verzweiflung, Wünsche, sich wieder operieren zu lassen und solche nach Rückzug, Aufgabe, Tod, wechseln in rascher Folge. Ihr sie jetzt behandelnder Hausarzt, zu dem sie seiner Offenheit wegen eine tiefe und gute Beziehung hat, stellt die Patientin vor folgende Alternative: Wiedereintritt in die chirurgische Klinik mit geringer Chance zu erneutem, erleichterndem abdominellen Eingriff, oder Sterben in ihrer Wohnung unter Garantie zweimal täglicher Besuche und weitgehender Schmerzfreiheit. Die Entscheidung fällt der Patientin nicht leicht und gelingt erst, nachdem der Psychotherapeut ihren Identifikationswunsch mit der Mutter gedeutet hatte. Die Mutter war damals in einer Klinik gestorben. Der Klinikeintritt erfolgte dann allerdings unter Verzicht auf weitere chirurgische Massnahmen. Aus den letzten 19 Tagen des Lebens der Patientin seien noch einige, die terminale Phase kennzeichnende Situationen festgehalten.

18. Tag vor dem Tode: Ruhige, friedliche Stimmung. «Acceptance». Die Patientin schreibt ihr Testament, was wegen Müdigkeit nur teilweise gelingt. Dann fragt die Patientin den Psychotherapeuten, wie lange sie wohl noch leben werde. Antwort: «Das kann niemand genau wissen.» Frage: «Ist es möglich, dass ich schon heute, ganz plötzlich sterbe?» Antwort: «Das ist möglich, aber niemand weiss es». Darauf wird die Patientin agitiert und bittet um eine Novalgininjektion. Als die Schwester nicht sofort erscheint, wird die Patientin unruhig, heftig, gereizt.

Prognostische Aussagen über die zu erwartende Lebensdauer sollen in der Regel nicht gemacht werden. Der zwischen Patientin und Psychotherapeut bestehende stumme Konsens einer auf Tage beschränkten Lebenszeit wird dadurch nicht beeinträchtigt. Der Gedanke an einen plötzlichen Tod steigert die Schmerzen. Geringfügiges Versagen des «Selbst-Objektes» Schwester führt zu Kränkung, Gereiztheit und Aggression.

17. Tag vor dem Tode: Heute deutlich schwächer als gestern. Die Patientin bedankt sich beim Psychotherapeuten für alles, was er für sie getan habe. Die Schuldfrage sei nun für sie gelöst. Zeit ihres Lebens habe sie sich überall klein gemacht, um ihre Schuld nicht zu vergrössern. Ihr ehemaliger Freund sei ihr nun gleichgültig geworden. Sie beginnt aber wieder, am Sinn ihrer Krankheit zu zweifeln. Der Psychotherapeut deutet hier nochmals ihre Vereinigungswünsche mit der präödipalen Mutter. Patientin: «Ja, noch nie habe ich meine Mutter so gut verstanden wie gerade jetzt».

Die Patientin schildert, wie eine ichsyntone Regression unter Abzug libidinöser und aggressiver Besetzung des Freundes und Versöhnung mit der Mutter möglich geworden ist. Ihre masochistische Abwehrhaltung kann sie aufgeben.

15. Tag vor dem Tode: Der Freund hat einen Besuch abgestattet. «Hoffentlich hat es ihm gut getan. Ich habe Mitleid mit ihm. Hoffentlich hat er aus der ganzen Sache etwas gelernt». Schweigen. «Nein, ich schlafe nicht. Schweigen ist besser als Reden». Dann bittet die Patientin den Psychotherapeuten, ihre Hand zu halten, und betrachtet dabei ihre eigenen Glieder: «Es ist so seltsam, sich vorzustellen, dass dies alles eines Tages nicht mehr da sein wird.

Die Patientin äussert den Wunsch, der Freund möge eine durch sie bewirkte Änderung seiner Lebenshaltung vollziehen. So kann sie etwas Gutes in ihm hinterlassen und auf diese Weise bei ihm überleben. Hierin liegt für sie eine Sinngebung ihres Sterbens. Physischer Kontakt mit dem idealisierten Psychotherapeuten macht es zudem möglich, eine Depersonalisation im Sinne eines «Splits» zwischen Selbst und Körper-Selbst vorzunehmen bzw. den Körper als ein Nicht-Ich zu erleben.

14. Tag vor dem Tode: (abends). Heute unruhiger, gereizter. Patientin: «Hatten Sie einen schönen Tag (Sonntag)? Ich habe Schmerzen und möchte eine Spritze. Kann man sicher damit rechnen, dass man sich im Jenseits wiedersieht?» Deutung durch den Psychotherapeuten: «Sie fühlten sich heute von mir verlassen und sind deshalb zornig auf mich. Darum haben sie Schmerzen und zweifeln wieder daran, ob es wirklich eine Wiedervereinigung mit ihrer Mutter geben werde». Die Patientin akzeptiert diese Deutung und beruhigt sich.

Die Deutung von Verlassenheit und Aggression ist möglich und beruhigt die Patientin. Obschon sie tieferen, d.h. genetisch früheren Persönlichkeitsschichten entstammt als beispielsweise eine sog. «ödipale Deutung» («Sie empfinden Neid und Eifersucht, weil ich den Sonntag mit meiner Frau und nicht mit ihnen verbracht habe»), ist sie auch oberflächlicher, weil sie dem vorliegenden Regressionsgrad der Patientin entspricht. Eine sog. «ödipale Deutung» hätte bei der Patientin das Gefühl, «böse» zu sein, hinterlassen und wäre deshalb kontraindiziert gewesen.

12. Tag vor dem Tode: Zwei ältere Bekannte waren da zu Besuch. Das sei nicht gut gewesen. Beide hätten andauernd geweint. Warum kommt der Tod nicht schneller, will die Patientin wissen. Dann bittet sie um eine Spritze und will einschlafen, d.h. sterben, solange der Therapeut noch da ist. Die verzweifelten Tränen der Besucherinnen sind der Patientin ein Zeichen dafür, dass diese Menschen die von ihnen geforderte Trauerarbeit, die die Patientin für sich selber geleistet hat, nicht zu erbringen vermögen. Anstatt durch ihren bevorstehenden Tod zu dieser Trauerarbeit motiviert zu werden, fühlen sich diese Besucherinnen durch die sterbene Patientin in eine fassungslose Lage versetzt, was die Patientin im Sinne einer projektiven Identifizierung wiederum ängstigt («Wenn meine Besucherinnen sich hilflos, geängstigt und verloren fühlen, bin ich auch hilflos, geängstigt und verloren»). Ärger und Zorn darüber können von der Patientin aber nur durch Wendung gegen die eigene Person, d.h. Intensivierung der Sterbewünsche, bewältigt werden. Auf eine Deutung dieser Interaktion hin beruhigt sich die Patientin.

3. Tag vor dem Tode: Seit einigen Tagen ist die Patientin aufgrund einer beginnenden Urämie zunehmend verwirrt. Die Kohärenz ihres Selbst ist bedroht durch Desintegration, die Gefahr der totalen Anihilation, Schrecken und Einsamkeit. Verstärkt wurde diese Desintegrationsangst durch die Abreise einer ihr nahestehenden Freundin ins Ausland. In einer Art maniformen Erregung sucht sich die Patientin mit dieser Freundin zu fusionieren. Nachdem sie vorher gebeten hatte, die Magensonde, die ihr, bei totalem Ileus, zum Absaugen des Magensaftes angelegt worden war, zu entfernen, bittet sie nun um erneutes Einlegen der Sonde, beginnt zu essen und zu trinken und fasst Pläne, mit dieser Freundin ins Ausland zu reisen. Diese Fusionswünsche mit der sie verlassenden Freundin sind jedoch ambivalent. Sie träumt von einem Mord und klagt, die Fähigkeit zu beten verloren zu haben. Als Reaktion auf diesen Verlust bittet sie einen Bekannten durch Vermittlung des Therapeuten, sämtliche Getränkevorräte, die sich noch in ihrer Wohnung befinden, an ihr Sterbebett zu bringen. Man muss in diesem Wunsch die Reaktivierung ihres genetisch frühen «Grössenselbst» erblicken, d.h. angesichts der sie bedrohenden Verluste will sie eine völlige «orale Autonomie» aufbauen. Auch in dieser Verwirrung ist eine Deutung der Verlustängste noch möglich, worauf sich die Patientin sofort beruhigt. Nun kommen erstmals, 3 Tage vor dem Tode, positive Aspekte der Vaterbeziehung zum Vorschein. Das Vaterbild wird freundlicher, versöhnlicher. Der Vater sei wohl ein einfacher Mann gewesen, jedoch wusste er Bescheid in Feld und Wald, vieles konnte er ihr zeigen und erklären auf gemeinsamen Spaziergängen mit ihm. «Offener Beine» wegen konnte die Mutter nicht mitkommen. Sonst hätte sie bestimmt an diesen Ausflügen auch teilgenommen. Ob der Therapeut wohl auch ein grosser Spaziergänger sei? Die ödipale Versöhnung scheint sich nun, 3 Tage vor dem Tode, und nach Überwindung einer nur kurzen, exogen psychotischen Episode, endlich auf dem Hintergrund der Übertragung, einzustellen. Die ödipale Mutter ist exculpiert, was die Vereinigung mit ihr erleichtert.

Am folgenden Tage stellt sich Cheyne-Stokes'sche Atmung ein, die Patientin ist nicht mehr voll orientiert und schwerbesinnlich. Zwei Tage später erfolgt der Tod an Urämie bei Blasentamponade.

Literatur

Abrams Ruth D.: The patient with cancer – his changing pattern of communication. New Engl. J. Med., Vol. 274, No. *6*, 317–322, Feb. 1966.

Achté K., Vauhkonen M.L. und Achté A.M.: Psychological Factors and Prognosis in Cancer. Psychiatria Fenniea 1979, 19–24.

Artiss K.L., Levine A.S.: Doctor-patient relation in severe illness. New Engl. J. Med. 1210–1214, 1973.

Baltrusch H.J.: Psychosomatische Beziehungen bei Krebskrankheiten. Psychosomatische Med. 1969, 15:31, 196–215.

Berger M., Pellet J.: Pourquoi les médecins laissent-ils souffrir leurs malades? Lyon Médical 240, 14, 73–77, 1978.

Cassem N.H., Stewart R.S.: Management and care of the dying patient. Int. J. Psychiat. Med. *6:* 293–303, 1975.

Condrau G.: Medizinische Psychologie. Walter-Verlag, Olten u. Freiburg/Brsg. 1968.

Derogatis L.R.: Proceedings of the American Association for Cancer Research of the American Society of Clinical Oncology, Vol. *19,* 340, 1978.

Dreifuss E., Meerwein F.: Kunstpsychotherapie bei Krebs- und Leukämiepatienten. Unveröffentlichter Vortrag v. d. Schweiz. Arbeitsgruppe für Klin. Krebsforschung (SAKK), 23.11.1979.

Dreifuss E.: Mündliche Mitteilung, 1980.

Engel G.L.: Eine psychoanalytische Theorie der somatischen Störung. Psyche *23,* 241–261, 1969.

Farberow N.L., Sheidman E.S., Leonhard C.V.: Suicide among patients with malignant neoplasms, in: The psychology of suicide, 325, New York Science House, New York 1970.

Feifel H.: Perception of death. Annals New York Academy Science 164: 669–677, 1969.

Fiore Niel: Fighting cancer – one patients perspective. New Engl. J. Med. Vol. 300, No. 6, 284–289, Feb. 8, 1979.

Glaser B.G., Strauss A.: Interaktion mit Sterbenden. Vandenhoeck & Ruprecht, Göttingen 1974.

Gordon Alistair M.: Psychological adaptation to isolator therapy in acute leukemia. Psychother. Psychosom. *26:* 132–139, 1975.

Grandstaff N.W.: The impact of breast cancer on the family. Front. Radiat. Ther. Onc. Vol. *11,* 146–156, Karger, Basel 1976.

Greer S., Morris T., Pettingale K.W.: Psychological response to breast cancer: Effect on outcome. Lancet, 785–787, Oct. 13, 1979.

Hackett T.P., Cassem N.H., Raker J.W.: Patient delay in cancer, New Engl. J. Med. *289:* 14–20, 1973.

Haenel Th., Nagel G.A.: Das psychologische Verhalten von Tumorkranken mit Agranulocytose unter Isolierbedinungen, Schweiz. Med. Wschr. 105, N. *26:* 839–843, 1975.

Hägglund T.B.: Dying. A psychoanalytical study with special reference to individual creativity and defense organisation. Monographs from the Psychiatric Clinic of the Helsinki University Central Hospital, Ed. K.A. Achté, Helsinki 1976.

Hägglund T.B.: The dying patient. Vortrag, gehalten am 31. Kongress der «International Psychoanalytical Association», New York 1979.

Henderson J.G.: Denial and repression as factors in the delay of patients with cancer presenting themselves to the physician. Ann. New York Acad. Scie. Vol. *125,* 856–864, 1966.

Herberger W.: Die Rolle psychosozialer Faktoren im Rahmnen der Rehabilitation Geschwulstkranker. Z. ges. Hygiene 1969, 15:67ff.

Holland J. et al.: Psychological response of patients with acute leukemia to germ-free environments. Cancer *40:* 871–879, 1977.

Janssen P.L., Weissbach L.: Zur Psychosomatik behandelter Hodentumorpatienten. Zschr. Psychosom. Med. Psychoanal. *24* (1), 70–86, Januar/März 1978.

Kasper A.M.: The doctor and death, in: The meaning of death, Ed. Herman Feifel, Mc Graw-Hill Book Company, New York, London, Sydney, Toronto 1965.

KENNEDY B.J. et al.: Psychological response of patients cured of advanced cancer. Cancer *38,* 2184–2191, 1976.
KLAUBER J.: Über die psychischen Wurzeln der Religion, in: Psychoanalyse und Religion. Ed. J. Scharfenberg, E. Nase, Wissenschaftliche Buchgesellschaft, Darmstadt 1977.
KÖHLE K., SIMONS C., WEIDLICH S. et al.: Psychological aspects in the treatment of leukaemia patients in the isolated-bedsystem «Life Island». Psychother. Psychosom. *19:* 85–91, 1971.
KÜBLER-ROSS E.: Interviews mit Sterbenden. Kreuz-Verlag, Stuttgart 1971.
LE SHAN L.L., GASSMANN M.: Some observations on psychotherapy with patient suffering from neoplastic disease. Am. J. Psychother. *12:* 723–734, 1958.
LE SHAN L.: You can fight for your life. Emotional factors in the causation of cancer. Jove Publications, New York 1978.
LOCHER P., NAGEL G.A.: Die Isolierung des Schwerkranken. Schweiz. Ärztezeitung *32:* 1426–1438, 1978.
LOCKHART R.A.: Cancer in myth and dream, in: Annual of Archetypal Psychology and Jungian Thought. Ed. J. Hillman. Spring Publications Zürich 1977.
LOUHIVUORI K.A., HAKAMA M.: Risk of suicide among cancer patients. Am. J. Epidemiology, Vol. 109, No. *1,* 59–65, 1979.
MEERWEIN F.: Die Psychologie des Krebskranken. Folia Psychopractica Roche, Nr. *7,* 1978.
MEERWEIN F.: Psychologische Probleme in der Onkologie. Schweiz. Ärztezeitung *40:* 1716–1719, 1977.
MEERWEIN F.: Psychoanalytische Erfahrungen an Kranken mit infauster Prognose. Fortbildungskurse Schweiz. Ges. Psychiatrie *6:* 86–96, 1973.
MEERWEIN F., KAUF S., SCHNEIDER G.: Bemerkungen zur Arzt-Patientenbeziehung bei Krebskranken. Zschr. Psychosom. Med. Psychoanal. *22:* 278–300, 1976.
PACK G.T., GALLO J.S.: The culpability for delay in the treatment of cancer. Am. J. Cancer *33:* 443–462, 1938.
RICHARDS A.I., SCHMALE A.H.: Psychosocial conferences in medical oncology. Annals of Internal Med. *80:* 541–545, 1974.
ROBBINS G.F., MACDONALD M.C., PACK G.T.: Delay in the diagnosis and treatment of physicians with cancer. Cancer *6:* 624–626, 1953.
SIMONS C.: Umgang mit Schwerkranken und unheilbar kranken Patienten, in: Die internistisch-psychosomatische Krankenstation. 143–146, Ed. K. Köhle, D. Böck, A. Grauhan, Basel: Editiones «Roche», 1977.
SIMONTON Carl O., MATTHEWS-SIMONTON St., CREIGHTON J.: Getting well again. A step-by-step, self-help guide to overcoming cancer for patients and their families. J.P. Tarcher Inc., Los Angeles, distr. by St. Martin's Press, New York 1978.
SUTHERLAND A.M., ORBACH C.E., DYK R.B., BARD M.: The psychological impact of cancer in cancer surgery. 1. Adaptation to the dry colostomy. Cancer, Philad., 857–872, 1952.
TWYCROSS R.: Clinical experience with diamorphine in advanced malignant disease. Int. J. Clin. Pharmacol. *9,* 184, 1974.
VAUHKONEN M.L.: Psychosocial Aspects in the Rehabilitation of Cancer Patients, in «Psychodocial Factors in Disease». Psychiatria Fennica Supplementum 1979. 148–157.

WEISMAN A.D.: On dying and denying. A psychiatric study of terminality. Behavioral Publications Inc., New York 1972.
WEISMAN A.D., WORDEN W.J.: The existential plight in cancer: Significance of the first 100 days. Int. J. Psychiatry in Med., Vol. *7* (1), 1–15, 1976–77.
WINNICOTT D.U.: Vom Spiel zur Kreativität. Klett, Stuttgart 1973.
WIRSCHING M., DRUNER H.U., HEHL F.J., HERRMANN C., KÖHLER K.: Psychosoziale Rehabilitation von Anuspraeter-Trägern. Ein Vergleich von Krebs- und Colitis-ulcerosa-Patienten. Med. Psychol. *3*, 119–128, 1977.

5. Pädiatrische Psycho-Onkologie

von Dieter Bürgin

In einem kurzen Artikel können nur einige wenige Probleme eines so komplexen Gebietes wie der pädiatrischen Psychoonkologie erörtert werden. Ich beschränke mich im Folgenden auf sieben Punkte:

1. Die plötzlichen Veränderungen im Leben eines Kindes, wenn die Diagnose einer lebensbedrohenden Krankheit gestellt wird;
2. Das Wissen über die Krankheit und die Lebensbedrohung in den verschiedenen Phasen der Kindheit;
3. Typische Aspekte des Krankheitsverlaufes im Bereich der psychischen Verarbeitung;
4. Reaktionen auf die veränderte Lebenssituation;
5. Wie und mit wem spricht das Kind bzw. der Jugendliche über seine Krankheit?;
6. Welche Hilfen können angeboten, welche wann gebraucht werden?;
7. Die antizipatorische Trauer und die Trauer nach dem Verlust.

5.1. Die plötzliche Veränderung

Müdigkeit, Fieber, Glieder- oder Rumpfschmerzen, Übelkeit oder Lymphknotenschwellungen gehören zu vielen banalen Krankheiten. Der Verdacht, und später die Gewissheit, dass diese Symptome mit einer lebensbedrohenden Krankheit in Verbindung stehen, verändert schlagartig das emotionale Klima aller Beteiligten: der behandelnde Arzt ist plötzlich sehr ernst und dem Kind besonders zugewendet; die Eltern signalisieren – auch wenn sie dies so gut wie möglich zu überspielen versuchen –, tiefe Betroffenheit und Angst. Verschiedene, manchmal recht schmerzhafte ärztliche Eingriffe werden nötig. Das Kind bekommt Medikamente, die ihm Übelkeit, Haarausfall und Abdominalschmerzen bereiten können. Diverse Einschränkungen und Nötigungen werden ihm auferlegt, es kann plötzlich nicht mehr eigenständig über seinen Körper verfügen. Die mühsam erworbene Aktivität muss einer aus der Not entspringenden Passivität weichen. Etwas Unheimliches muss geschehen sein. Oft erhält das Kind keine oder nur ungenügende Auskünfte, die ihm diese Veränderungen in seinem Leben verständlich und damit integrierbar machen würden. Die Ärzte und Schwestern haben wenig Zeit oder stehen gerade zu jenem Moment, in dem das Kind für Informationen besonders zugänglich wäre, nicht in ausreichendem Mass zur Verfügung. Die meisten Kinder registrieren mit enormer Feinfühligkeit, dass ihre Eltern mit der Erhaltung eines Gleichgewichtes ihrer eigenen Gefühle sehr beschäftigt sind und durch entsprechende Fragen belastet werden könnten.

Dieses plötzliche «Anders-Sein» und diese akute Veränderung des emotionalen Klimas gleichen einer unmittelbaren Verwandlung der gesamten Erfahrungs- und Erlebniswelt des Kindes, und entsprechen einem tiefen Einbruch eines bis zu diesem Moment für sicher gehaltenen Bodens. Das Vertrauen in die Fähigkeit der Eltern, das Kind vor Schlimmem zu schützen, zerbricht. Einsam, ausgeliefert und hilflos bleibt dem jungen Patienten oft nur noch der Rückgriff auf frühere Verhaltens- und Erlebnisweisen, um die Angst zu reduzieren und eine frische Vertrauensbasis zu finden. Der Preis allerdings besteht in einem gewissen Verlust von altersentsprechenden Entwicklungsmöglichkeiten.

5.2. Das «Wissen»

Krankheit gehört wie Sexualität, Leben und Tod, zu den Grundphänomenen menschlicher Existenz, welche das Kind, entsprechend seiner jeweiligen psychischen Organisation, zu verstehen sucht. Das schwer kranke Kind wird zu einer besonders starken und nicht selten vorzeitigen Beschäftigung mit Vorstellungen und Gefühlen bezüglich Krankheit, Leben und Tod genötigt. Eine Krankheit, die so heftige und abrupte Gefühlsveränderungen und Besorgnis in der Umwelt hervorzurufen imstande ist, muss etwas sehr Bedrohliches sein. Wenn sie, wie die Leukämie, generalisiert im ganzen Körper vorhanden ist und äusserlich kaum in schlimmer Weise sichtbar wird, so bekommt sie, ihrer Unfassbarkeit wegen, einen besonders unheimlichen Charakter.

Die aus dem Körperinneren des kranken Kindes erwachsenen Missempfindungen (wie z.B. Schmerz, Müdigkeit u.ä.) lassen diffuse, anfänglich nur wenig an klare Erfahrungen gebundene Angst entstehen und mobilisieren, entsprechend dem Alter und der Persönlichkeitsstruktur des Kindes, seelische Notfallmechanismen, die der Anpassung und Überwindung des unliebsamen Zustandes dienen. (Viele dieser Mechanismen münden in einer Regression). Die Vorstellungen über die Entstehungsursachen der Krankheit wie auch über ihre Bedrohlichkeit gestalten sich an Hand der familiären und individuellen Konflikt- und Persönlichkeitskonfiguration und können bewusstseinsnah oder -fern liegen.

Krankheit als körperliche Schädigung schwächt auch das Ich und erleichtert damit das Wiederaufleben früherer Konflikte, die bis zu diesem Zeitpunkt durch die vorhandenen Abwehrmodalitäten in Schach gehalten wurden. Die Sehnsucht nach dem Schutz der «frühen» mächtigen Elternfiguren macht sich verstärkt bemerkbar.

Die Suche nach einem ätiologischen Sinnzusammenhang dient in dieser ungeordneten Situation als Orientierungsraster, der dem Ich wertvolle Hilfe leisten kann. Denn je ernsthafter die Krankheit ist, desto mehr werden irrationale Vorstellungen ausgebildet. So empfindet das tumorkranke Kind die Krankheit oft als Bestrafung, die mit Schamgefühlen verbunden ist. Die Informationen, welche das Kind bezüglich seiner Krankheit bekommt, werden zwar vor allem auf der kognitiven Ebene verwendet. Sie können aber das Gewicht der «äusseren» Realität erhöhen und damit der Einschränkung der aus der «inneren» Realität (= Phantasie- und Vorstellungswelt) entstammenden Ängste dienen.

Auf der emotionalen Ebene besteht immer, sei es bewusst oder vorbewusst, eine «Kenntnis» über die physische Befindlichkeit, die allerdings nur in bestimmten Momenten und zudem meist in verschlüsselter oder symbolisierter Form Ausdruck findet (z.B. in Form von spielerischer Gestik, von Zeichnungen, Geschichten, Bemerkungen über Andere etc.).

Die *Vorstellungen eines Kindes über den Tod* werden sowohl durch äussere Faktoren (z.B. Kulturkreis, soziale Klasse) wie vor allem durch innere Geschehnisse bestimmt. Bei diesen letzten ist das Entwicklungsalter ausserordentlich bedeusam, das mit dem Stand der Ich-Entwicklung, der Art der Beziehungen zu anderen Menschen und zur eigenen Person und den jeweiligen intrapsychischen Konflikten verkettet ist.

Im Vorschulalter wird die Wahrnehmung eines unausweichlichen und alle Menschen betreffenden, unwiderruflichen Endes durch magische Allmachtvorstellungen überblendet. Die Möglichkeit einer Lebensbedrohung wird bestenfalls noch anderen Menschen zugeschrieben. Die Vorstellung, der Tod sei rückgängig zu machen, kommt einem Triumph über menschliche Grundbedingungen (Sterblichkeit, Verletzbarkeit) gleich, dient aber in erster Linie der Abwehr von Angst und Hilflosigkeit und damit der Homöostase der noch recht zerbrechlichen psychischen Organisation.

Mit zunehmender Akzeptation der äusseren Realität im Verlaufe der weiteren Reifung und Entwicklung des Kindes während der Zeit zwischen Schuleintritt und Pubertät gelangt der objektive Tatbestand der Endlichkeit des Lebens mehr und mehr zur bewussten Wahrnehmung. Die eigene Sterblichkeit wird zwar anerkannt, aber, da sie dem Selbstgefühl völlig zuwiderläuft und somit unerträgliche Gefühle auslöst, schnell und mit verschiedensten Mitteln vom bewussten Erleben wieder ausgeschlossen. Die Vernichtung, meist personifiziert in Form einer unheimlichen und mächtigen Gestalt (z.B. Skelett, Gevatter Tod), kann in der Vorstellungswelt des Kindes durch Geschick ferngehalten oder zumindest auf der Zeitachse sehr weit hinaus geschoben werden. In vorbewussten Ich-Anteilen wogt der Kampf zwischen der (aufgenötigten) Akzeptation des Unvermeidlichen und der selbstherrlichen Verwerfung des eigenen Todes aber unverändert weiter. Von dort her stammen die Vorstellungsinhalte bewusster oder unbewusster Phantasien. Der Tod, ein buchstäblich (da noch nie erlebt) unvorstellbares Ereignis, wird bevorzugt in Analogien zu fassen gesucht. Er wird z.B. mit dem Schlaf gleichgesetzt und häufig auch mit Vorstellungen über die Geburt verknüpft. Oder er wird als Folgeerscheinung von äusseren Gewalteinwirkungen unpersönlicher (z.B. Naturkatastrophen) oder persönlicher Art (z.B. personifizierte Aggression), als Bestrafung für unerlaubte Impulse oder Handlungen und damit als selbstverschuldet gesehen.

Erst im Verlaufe der Adoleszenz bildet sich während des gesamten Umbau- und Neuintegrationsprozesses der psychischen Organisation das übliche Vorstellungsmuster der jeweiligen Erwachsenenwelt aus. Nochmals: Das vom Tod bedrohte Kind kann sich diesen phasischen Entwicklungsabläufen nicht überlassen, sondern wird durch seine Krankheit zu einer ungemein beschleunigten Auseinandersetzung mit den Grundphänomenen Leben und Tod getrieben. Je nach Krankheitsstadium und psychischer Befindlichkeit des Kindes stehen chronologisch recht unterschiedliche Anteile des jeweiligen Todeskonzeptes im Vordergrund. Erst wenn sich das Kind in einer zwischenmenschlichen Beziehung sicher und «gehalten» fühlt, kann es sich gestatten, die aktualisierten Anteile seiner Vorstellungen und Gefühle über Krankheit und Tod auszusprechen.

5.3. Krankheitsphase

Ein Leben im Alarmzustand, die Mobilisierung aller psychischen Reserven und die regressive Idealisierung des Behandlungsteams kennzeichnen das Bild *zu Beginn der Krankheit.* Jedes die Krankheit betreffende Detail wird, auch wenn dies nicht sofort ersichtlich sein mag, präzise gespeichert. Das Kind ist unfähig, die krankhafte Störung in seinem Körper aus eigenen Kräften rückgängig zu machen. In Anlehnung an Stress-Situationen unterwirft es sich bis zur Pubertät recht fügsam den therapeutischen Forderungen der mächtigen Arztgestalten, denen grosse Autorität und Macht zugesprochen werden, – und die ja heutzutage (zwar mit aggressiver Therapie) auch lebensverlängernd und teils -erhaltend wirken können. Angst vor Trennung, Verstümmelung und Tod ist fast immer nachzuweisen. Je grösser die Angst, desto geringer die Anpassung.

Die beginnende *Remission,* d.h. der Rückgang der Symptomatik und die Besserung im Allgemeinbefinden, beweisen gleichsam die Richtigkeit der gewählten Taktik und verringern die Angst. Eine Verschlechterung hingegen hinterlässt ein Gefühl des Betrogenseins und wird mit Ärger, Wut, Depression und Resignation beantwortet.

Wird eine Vollremission erreicht, so kommt dies einem Triumph gleich, der mit Hilfe der Verleugnung untermauert wird. Das Thema Krankheit wird vom Kind, und meist auch von seiner Umgebung, vermieden. Hinter der wiedererlangten Sicherheit der Oberfläche bleibt aber ein Stachel der Beunruhigung über die anhaltende, wenngleich in weite Ferne gerückte Lebensbedrohung. Weder das Kind noch die Familie möchten in dieser Zeit mehr als nötig im schwach kompensierten psychischen Gleichgewicht gestört werden.

Das *Rezidiv* erschüttert das Gefühl persönlicher Sicherheit ungleich viel grundlegender als der Krankheitsausbruch, obgleich, vereinfacht gesagt, dem Kind alles schon bekannt ist. Das gesamte betroffene System, d.h. das Kind und seine Familie, gehen, selbst bei hervorragender psychischer Befindlichkeit, aus dieser Situation deutlich geschwächt und mit offensichtlich reduzierten Reserven hervor. Die Resignation beginnt sich schleichend auszubreiten. Immer deutlicher scheinen Hilf- und Hoffnungslosigkeit hinter den verzweifelten Kämpfen hervor.

In der *Terminalphase* zerfällt die psychische Abwehrorganisation des Kindes weitgehend. Auch sehr junge Kinder wissen, dass ihr Leben einem Ende zugeht. Um die Eltern und das Behandlungsteam zu schonen, sprechen sie aber nur wenig direkt darüber. Wie um der drohenden Verlassenheit zuvorzukommen, zieht sich das Kind zunehmend emotional von der Umwelt zurück. Kann eine angemessene Beziehung angeboten und aufrecht erhalten werden, so treten darin, infolge des fast völligen Wegfalls der Abwehr, nicht bewusste Wünsche und Impulse fast unentstellt zutage.

Das durch die Krankheit aufgenötigte Sterben ist für die Adoleszenten ganz besonders vernichtend, da ihre Hoffnungen, jetzt endlich die Möglichkeiten des Erwachsenen zu erwerben, endgültig scheitern und sie sich in infantile Abhängigkeit und Hilflosigkeit zurückgestossen fühlen.

Nur eine völlig auf die Einzelsituation zugeschnittene, differenzierte und im Ablauf der malignen Erkrankung möglichst frühzeitig erfolgende Abschätzung der psychischen Reserven von Kind und Familie gestattet, die individuellen oder familiären Reserven zu erfassen, ein optimales psychisches Betreuungsangebot auszuarbeiten und es gegebenenfalls in die Wege zu leiten. In jedem Falle muss es möglich werden, das Kind schmerzfrei zu halten und ihm die Gewissheit zu vermitteln, dass es bis zum Ende nicht allein sein wird.

5.4. Reaktionen auf die veränderte Lebenssituation

Das tumorkranke Kind leidet nicht nur unter den Symptomen der Krankheit (Fieber, Müdigkeit, Blutungen, Lymphknotenschwellungen, Schmerzen, allgemeines Krankheitsgefühl), sondern es ist auch, sowohl im diagnostischen wie im therapeutischen Stadium, verschiedensten, teils schmerzhaften, teils angsterzeugenden ärztlichen Eingriffen ausgesetzt (z.B. Infusionen, Exzisionen, Tamponaden, Injektionen, Knochenmark- und Lumbalpunktionen, chirurgischen Eingriffen). Zudem muss es sich diversen Nötigungen und Einschränkungen unterziehen (z.B. Tabletteneinnahme mit diversen unerwünschten Wirkungn wie Erbrechen, Haarausfall, Mundhöhlenentzündungen, Abdominalschmerzen und Limitierungen bei sportlichen Aktivitäten mit Gleichaltrigen). Das Leben ist auf die jeweiligen Untersuchungsergebnisse ausgerichtet. Im Vordergrund steht das Überleben.

Auf alle aufgezählten Belastungen reagiert das Kind in der ihm eigenen Weise. Je besser sich ein Kind im Dialog mit den Erwachsenen vorwegnehmend mit den zu erwartenden Belastungen beschäftigen kann, desto eher wird es sich ohne grössere seelische Einschränkungen aus dem Bereich der Extrempole «völlige Verletzbarkeit, Hilflosigkeit, Hoffnungslosigkeit» bzw. «totale, durch Verleugnung erreichte Unverletzbarkeit» fernhalten und eine adäquate Position mit optimalem Gebrauch aller äusseren Hilfsmöglichkeiten einnehmen können. Diese Vorgänge werden in grossem Masse auch vom Verhalten und von der emotionalen Verarbeitungsart der gesamten Familie mitbestimmt. Die lebensbedrohende Krankheit macht es nötig, dass die Eltern als Dialogpartner wohl ihre Gefühle zeigen, das Kind aber damit nicht in seiner affektiven Entwicklung erdrücken; dass sie das Kind weiterhin gleich erziehen, auch wenn eine Prise mehr Schonung, die darin enthalten sein mag, mit schwingt; dass sie in ihrer Besorgnis die anderen Kinder der Familie nicht vernachlässigen und damit dem kranken Kind nicht unnötige Schuldgefühle verursachen. Sie werden dann auch imstande sein, die Anstrengungen des Kindes nach Kooperation zu würdigen, ihm den nötigen Freiraum zu gewähren, damit es auch die Wut über die tiefe Kränkung des Selbstwertgefühls, welche mit der schweren Krankheit verbunden ist, auszudrücken lernt und nicht in Depression, passiven Rückzug oder Revolte gegen die Therapie ausweichen muss.

5.5. Der Dialog

Der Dialog zwischen dem Erwachsenen und dem Kind bleibt, schon nur wegen des Alters- und Erfahrungsvorsprungs der Erwachsenen, aber auch wegen der grösseren Entwicklungs- und Anpassungsfähigkeit des Kindes, ein asymmetrischer. Besitzt der Erwachsene genügend inneren Freiraum, der ihm erlaubt, mit den Gefühlen und der Gedankenwelt seiner eigenen Kindheit in Kontakt zu stehen, so vermag er, mit Unterstützung des Kindes, eine gemeinsame Dialogebene herzustellen, die einen möglichst freien emotionalen Austausch erlaubt. Das tumorkranke Kleinkind spricht selten direkt von seinen Konflikten, Befürchtungen und Ängsten. Über Zeichnungen, Geschichten, Phantasiespiele und die Gestik/Mimik aber kann es sich mitteilen, ohne die Verdrängung ganz aufgeben zu müssen. Seine Bereitschaft, sich mitzuteilen, entspricht oft der Art der familiären Kommunikation. Ist diese sehr eingeengt, d.h. findet kein Dialog zwischen Kindern und Eltern über die Krankheit und die daraus entstehenden Sorgen statt, so wagt das kranke Kind es auch nicht, oder nur nach längerer Vergewisserungszeit, mit einer ausserfamiliären Person in einen bedeutungsvollen Dialog zu treten. Es glaubt, sich dem therapeutischen Optimismus des Behandlungsteams bedingungslos anschliessen zu müssen und versucht, die bekümmerten Eltern dadurch zu schützen, dass es keine unbequemen Fragen stellt und seine Angst und Verzweiflung dissimuliert. Der Preis dafür ist eine grosse Einsamkeit. Unliebsame Affekte und Gedankeninhalte werden, auch zur Schonung des Behandlungsteams, auf Leute verschoben, von denen die Patienten nicht unmittelbar abhängig sind.

Sind die Kommunikationsweisen der Familie aber nur reaktiv eingeengt, so gewinnt das Kind in einer vertrauensvollen Beziehung bald genügend Raum, um den Dialog unbehindert sich vertiefen zu lassen. Es muss dabei aber die Gewissheit bekommen, dass der Gesprächspartner sich nicht zu tief mit ihm identifiziert, dass er bereit ist, aggressive Spannungen in dieser Beziehung auszuhalten und dass er genügend taktvoll ist. Denn es geht in diesem Dialog ja nicht primär um eine, der jeweiligen Position im Lebenszyklus angemessene Konfliktbearbeitung, sondern um ein Beziehungsangebot, das in erster Linie nach der somato-psychischen Befindlichkeit des Kindes zu strukturieren ist. Kann es zur Stabilisierung seines bedrohten Gleichgewichts nicht von einer dialogischen Beziehung Gebrauch machen, so steht es vor der Gefahr der Funktionseinbusse, des narzisstischen Rückzugs und der Isoliertheit bzw. Depression. Vor allem in der Terminalphase ist das Kind darauf angewiesen, den Dialog mit einem für es bedeutungsvollen Menschen aufrecht erhalten zu können, wenngleich dieser nurmehr eine Hilfsfunktion für das Ich des Patienten darstellt, die Beziehung zunehmend asymmetrisch wird dadurch, dass der eine zu den im Moment Sterbenden, der Andere zu den Weiterlebenden gehört.

Der Dialog mit dem (Prä-)Adoleszenten enthält nicht mehr so sehr wie in der Latenz verschlüsselte und symbolisierte Mitteilungen, die Sprache wird zum hauptsächlichsten Kommunikationsmittel. Der Jugendliche spricht oft mit einer unerwarteten Direktheit, manchmal auch ironisch oder sarkastisch. Wenn es nicht gelingt, den Verlauf der lebensbedrohenden Krankheit aufzuhalten, können die Vorwürfe des Adoleszenten an den Dialogpartner ausserordentlich verletzend sein. Das – an der Lebenserwartung unserer Gesellschaft gemessene – vorzeitige Sterben ist kaum zu akzeptieren. Das «Nicht-Durchleben können» des ganzen Lebenszyklus bleibt eine urtiefe Verletzung des Selbstgefühls und erweckt bei den Personen der näheren Umgebung Angst, die mit Trostversuchen und anderen Mechanismen schnell zur Seite geschoben wird, was den Dialog von Seiten der Erwachsenen nicht unbeträchtlich erschwert. Es muss deshalb immer von Neuem und beidseitig an der Wiederherstellung eines gefährdeten Dialoges gearbeitet werden.

5.6. Mögliche Hilfen

Die lebensbedrohende Krankheit eines Kindes stellt das gesamte *Familiensystem* in Frage. Vieles bekommt eine neue Gewichtung. Es finden oft sehr tiefgreifende Funktionsveränderungen statt. Ein Umschichtungsprozess mit Bedeutungsverschiebungen leitet sich ein. Mehr oder weniger sichtbar erfolgt eine Vorbereitung der Familie auf den möglichen Verlust eines ihrer Mitglieder. Jedes einzelne Familienmitglied reagiert auf seine Weise, in Abhängigkeit und Wechselwirkung mit den Anpassungsgeschehnissen des Systems 'Familie' als Ganzem.

Die Eltern geben einen Teil ihrer Verantwortung für die Gesundheit des Kindes an das Behandlungsteam ab, übernehmen dafür aber im Delegationsverfahren neue Verantwortlichkeiten für die Durchführung der Behandlung. Es gilt für sie, in einem längeren Anpassungsprozess beachtliche psychische Arbeit zu leisten, um sowohl ein neues eigenes intrapsychisches Funktionsgleichgewicht auszubilden, als auch dem kranken Kind und seinen Geschwistern in der veränderten Situation beizustehen. Eine schlechte eheliche Beziehung wird in dieser Zeit meist noch mehr belastet, eine gute vertieft sich.

Die Familie braucht für die emotionale Reserven mobilisierenden Transformationsvorgänge im ungeheuer komplexen Netz der intrafamiliären Beziehungen sowohl Zeit wie oft auch Unterstützung. Dies ganz besonders, wenn sie zur Aufspaltung von Gefühlen neigt. Vorbestehende familiäre Abwehrmechanismen treten bei solchen Umformungsprozessen ungeschminkt und manchmal fast karrikiert in Erscheinung. So verstärkte sich die Abkapselungsneigung einer uns bekannten Familie ganz gewaltig, nachdem die Diagnose einer akuten lymphatischen Leukämie ihres siebenjährigen Kindes gestellt worden war: Kontakte zu Freunden und Verwandten wurden infolge übermässiger Schuldgefühle und Kränkungsangst abgebrochen, die Aktionen der Hausnachbarn als feindlich und gegen die Familie gerichtet erlebt, da diesen die gesamte Wut und der aus der Frustration erwachsene Hass zugeschrieben wurden. Schliesslich wurden die Bindungen innerhalb der Kernfamilie infolge der heftigen Verlustängste so verstärkt, dass gleichsam keine individuellen Gefühle mehr zu existieren schienen. Bei einer anderen Familie wurden die aggressiven Gefühle (z.B. Verachtung, Entwertung), welche als Reaktion auf den kränkenden Einschnitt ins Familiengefüge aufgetreten waren, in immer wechselnder Abfolge auf verschiedene Mitglieder des Behandlungsteams projiziert, die auf diese Weise einer konstanten und abschätzigen Kritik unterworfen wurden. Die Zermürbung der Eltern durch einen über sieben Jahre dauernden Kampf gegen die Leukämie ihrer sechzehnjährigen Tochter (über 5 Rezidive) erlaubte es schliesslich auch nicht mehr, den bis zu jenem Moment noch idealisierten Onkologen von dieser familiären Haltung auszusparen, was schliesslich zu einem Wechsel des Domizils und des Behandlungszentrums führte. Als die Patientin kurz darauf dennoch starb, erlitt die Mutter einen schweren psychischen Zusammenbruch mit massiver depressiver und psychosomatischer Symptomatik.

Es scheint uns deshalb ausserordentlich wichtig, sogenannte Risikofamilien möglichst frühzeitig zu erfassen. Dies ist dadurch möglich, dass nach der Diagnosestellung routinemässig einige Familiengespräche vom Psychoonkologen geführt werden, oder dadurch, dass das Behandlungsteam (z.B. mit Hilfe von Fallbesprechungen in Form von Balint-Gruppen) ein erstes Screening vornimmt und der Familie nur bei offensichtlicher Zunahme von Schwierigkeiten, d.h. bei negativen Adaptationsprozessen, klärende Familiengespräche vorgeschlagen werden.

Manchmal ist die Arbeit mit einem *Subsystem* der Familie, z.B. den Eltern, wichtiger als diese mit allen Familienmitgliedern zusammen. Während der Remission allerdings geht die Motivation solcher Familien eher in Richtung einer Beibehaltung des Bestehenden. Zur Zeit von Rezidiven ist mit einer enorm gesteigerten Verletzlichkeit zu rechnen. Taktgefühl, Natürlichkeit und Empathie sind in jener Phase zentrale Voraussetzungen für den Psychoonkologen, der bereit ist, sich in solche Problemkreise einzulassen.

Es liegt auf der Hand, dass auch die *Geschwister* eines Kindes, das lebensbedrohlich erkrankt ist, unter einer nicht unbeträchtlichen emotionalen Belastung stehen, selbst wenn dies nicht auf den ersten Blick sichtbar werden mag. Sie haben mit Schuldgefühlen zu kämpfen und sind oft sehr allein mit ihren Phantasien über die Krankheitsentstehung, den Verlauf und die Lebensbedrohung. Ihre Auseinandersetzung mit dem möglichen Verlust ihres Geschwisters verläuft anders als die der Erwachsenen. Nicht selten erfahren sie auch eine relative emotionale Vernachlässigung durch die Eltern, die sich notgedrungen dem schwerkranken Kind vermehrt zuwenden müssen. Auch macht ihnen der Neid auf gewisse krankheitsbedingte Privilegien ihres Geschwisters zu schaffen. Die aggressive Auseinandersetzung mit ihm ist erschwert. Eigene Konflikte können kaum mehr in die Familie eingebracht werden, da sie in der Phantasie des Kindes wie unzumutbare, zusätzliche Sorgen für die Eltern empfunden werden. Depressive Reaktionen und Entwicklungen mit Leistungsabfall in der Schule oder andere psychoreaktive Symptome sind keine Seltenheit. Die mehr neurotischen Verarbeitungen zeigen sich oft erst viel später. Prophylaktisch scheint es angemessen, aus Familiengesprächen auch Einzelgespräche mit den Geschwistern des erkrankten Kindes herauswachsen zu lassen. Erst danach lässt sich abschätzen, ob eine Veränderung der Kommunikationsstrukturen in der Familie für die altersadäquate Verarbeitung der bei den Geschwistern mobilisierten Ängste genügt, wieweit die Eltern das Nötige dazu tun können oder ob eigentliche therapeutische Gespräche notwendig sind.

Das *erkrankte Kind selbst* wird durch die Beziehungen innerhalb des Familiensystems und durch diese zu den Mitgliedern des Behandlungsteams 'gehalten'. In den Phasen grosser Belastung (z.B. kurz nach der Diagnosenstellung, bei Rezidiven, interkurrenten anderen Krankheiten oder vor allem beim Sterben) ist es auf eine vertrauensvolle, emotionale Konstanz vermittelnde Zweierbeziehung angewiesen. In ihrem Schutze werden temporäre Regressionen möglich, können die verschiedensten Ängste Ausdruck finden (z.B. in Form des Spieles, kreativer Produkte wie Zeichnungen, Geschichten oder auch mittels Gesprächen) und damit erträglich werden. Solange der Dialog bedeutungsvoll bleibt, ist der mit der Belastung verbundene Selbstverlust unter Kontrolle. Zur Übernahme dieser Funktion ist nicht unbedingt ein Spezialist erforderlich. Manchmal sind die Eltern imstande, diese Aufgabe zu übernehmen. Sonst müssen Substitutspersonen eingeführt werden (z.B. Krankenschwestern oder Psychotherapeuten).

Manchmal wird die Entstehung oder Erhaltung kreativer Aktivitäten in einer solchen Beziehung gefördert. Manchmal aber kommt es zur ventilartigen Abfuhr aufgestauter Wut, zu heftigen Anklagen und verletzter Abwendung, was vom Dialogpartner viel Geduld und die Fähigkeit verlangt, nicht einfach zu re-agieren (und damit die Zweierbeziehung aggressiv aufzuschaukeln), sondern gleichsam das Destruktive des Kindes abzumildern oder umzuwandeln. Es ist für den weiterlebenden Erwachsenen oft schwierig, sich in der Sterbephase des Kindes wie ein sogenanntes «Übergangsobjekt»[1] vom Kind zur Regulation seiner Ängste gebrauchen zu lassen, wie bedingungslos herangezogen oder achtlos weggestossen zu werden. Die Bewegung von einer altersentsprechenden Beziehungsmodalität auf regressivere Stufen der Beziehung geschieht oft in schnellen Oszillationen, denen sich anzupassen viel Flexibilität erfordert. Je mehr sich ein Kind die Gewissheit einer tragenden Kontinuität in der Zweierbeziehung erwerben konnte, desto mehr wird es auch im Terminalstadium, bei fortschreitendem Besetzungsabzug von der Körperperipherie zum Zentrum, von der averbalen Präsenz (z.B. Hand- oder Stimmkontakt) Gebrauch machen und sich bis zuletzt eine minimale Lebensqualität erhalten können. Ein solches Beziehungsgeschenk erfordert aber viel Zeit, emotionales Engagement, und die Bereitschaft, sowohl die eigenen kognitiven und emotionalen Einstellungen und Ängste bezüglich Krankheit und Tod in sich reaktivieren und bewusst werden zu lassen wie auch, – nach dem Tode des Kindes – eine Trauerarbeit zu leisten.

Eine möglichst sorgfältige kinderpsychiatrisch -psychologische Abschätzung des emotionalen und kognitiven Entwicklungsstandes eines kranken Kindes, d.h. seiner psychischen Reserven, seiner Konzepte über Leben, Krankheit und Tod im allgemeinen und seiner Krankheit im speziellen, seiner Abwehr- und Anpassungsmechanismen, seiner Ich-Stärke, seiner Regulationsmechanismen zur Stabilisierung des Selbstgefühles und seiner hauptsächlichsten Beziehungsformen erlaubt, unter Einbezug der Kenntnisse über die Familie, die eingehendere Beurteilung dessen, was das Kind für die Gewährleistung seiner optimalen inneren Funktionen braucht und welche Angebote wünschbar und möglich sind.

1 Siehe dazu auch S. 118

Fallbeispiel Nr. 21

Hans, ein neunjähriger Knabe mit einer akuten myeloischen Leukämie, die praktisch therapieresistent blieb, war vom Vater schon lange ausersehen, das elterliche Geschäft zu übernehmen. Der Mutter galt er als Ersatz des oft verreisten Ehemannes. Beide Eltern fühlten sich ausserstande, ihrem Kind in der Sterbephase gefühlsmässig wirklich beizustehen, wollten sie nicht selbst psychisch zusammenbrechen. Hans aber war, ohne eine tiefe Zweierbeziehung, schlimmen Kindheitserfahrungen wie wehrlos ausgeliefert, was sich in schweren Angstzuständen und einer katatoniformen Isolation während des Beginns seiner Hospitalisation ausdrückte. Eine junge Krankenschwester der Abteilung konnte als ganztägige Betreuerin gewonnen werden. Im zunehmend sich vertiefenden Dialog mit seiner Betreuerin kamen viele Ängste zum Ausdruck und fanden dadurch eine merkliche Minderung. Das katatone Zustandsbild wich einer Regression, welche einen besseren emotionalen Austausch gestattete und dadurch im Vergleich zum Vorzustand beinahe harmonisch wirkte. Auch als Hans durch cerebrale Blutungen schwerst beeinträchtigt war, erhielt er sich die bedeutungsvolle Beziehung noch bis zu seinem Tode, der vier Monate nach der Diagnosestellung seiner Krankheit eintrat. Die Krankenschwester allerdings brauchte nach dem Tod von Hans psychiatrische Hilfe bei der Trauerarbeit, da ihr unversehens bewusst geworden war, dass Hans in ihrem Erleben die Stelle ihres fünfjährigen Bruders einnahm, den sie als vierzehnjährige verloren hatte.

5.7. Die Trauer

Die lebensbedrohende Krankheit eines Kindes konfrontiert die Eltern und Geschwister mit der Möglichkeit des endgültigen Verlustes, der nicht mehr rückgängig zu machenden Trennung. Diese Situation nötigt zu adaptativen Reaktionen, die mit dem Begriff der *antizipatorischen Trauer* beschrieben werden können. Sie umfasst deskriptiv drei Hauptanteile und stellt eine Art automatisch sich einstellende, innere Vorbereitung auf den Tod des Kindes dar. Je nach Krankheitsverlauf stehen jeweils verschiedene Aspekte der antizipatorischen Trauer in individuell unterschiedlicher Intensität im Vordergrund:

a) Traurige Verstimmung mit Leeregefühl, Einsamkeit und vegetativen Symptomen. Im Unterschied zur Depression fällt das Selbstwertgefühl nicht ab. Mütter fühlen sich sogar mütterlicher, Väter väterlicher. Die Eltern sind präokkupiert mit Erinnerungen und schuldhaften Selbstbezichtigungen. Reizbarkeit, Ungeduld, sozialer Rückzug und unvermittelte Veränderungen des Antriebes (Steigerung oder Minderung der Aktivität) treten häufig auf. Über eine längere Zeit hin können diese Symptome allerdings wie verdünnt erscheinen. Die Gefühle der frühen Trennungserlebnisse von der Mutter schwingen für jedes betroffene Individuum in nicht zu übersehendem Ausmass mit. Je harmonischer jene erste Trennung und Ablösung und später diese in der Pubertät erfolgen konnte, desto atraumatischer bzw. kreativer kann diese Phase gestaltet werden.

b) Wut (wenn internalisiert: Schuldgefühle). Der mögliche Verlust eines geliebten Menschen enthält auch immer die Nichterfüllung von Erwartungen oder Zukunftsplänen und umfasst brüske Veränderungen des intrapsychischen oder intrafamiliären Beziehungsgleichgewichtes. Das Bedeutsame wird nicht oder nur sehr widerstrebend aufgegeben. Die Identifikation mit entscheidenden Anteilen des bedrohten Menschen (nicht selten mit der Krankheit des Kindes) ist wie ein Versuch, das emotional Wichtige nicht zu verlieren, es vermittels der eigenen Lebendigkeit am Leben zu erhalten. Vom Verstand her allerdings muss, – wenngleich nur mit grossen Angst- und Unlustgefühlen, die schnell abgewehrt werden ,– der drohende Verlust akzeptiert werden, was Hilflosigkeit und tiefe Wut bewirkt. Die Krankheit wird zu einem gehassten Störefried und manchmal, entsprechend der Rolle und Funktion des kranken Kindes in der Familie, zur vitalen Bedrohung des gesamten sozialen Familiensystems. Die Wut entlädt sich, wenn sie nicht in Schuldgefühle umgewandelt wurde, oft auf diejenigen, die als am besten dafür geeignet gehalten werden, sie zu ertragen, z.B. auf Mitglieder des Medizinalpersonals, vor allem auf solche, von denen sich die Familie nicht abhängig fühlt. Bei psychisch schwerer gestörten Eltern kann sie aber auch auf das kranke Kind selbst gelenkt werden, das damit wie in einen Ausstossungsprozess gelangt. Die Eltern eines achtjährigen Mädchens z.B. wurden durch die infolge eines Lymphosarkoms ihrer Tochter ausgelösten aggressiven

Impulse derart überflutet, dass ihre sonst knapp zureichende Fähigkeit, solche Impulse in sozial adäquate Formen zu bringen, überschritten wurde. Ihre konstanten Anklagen und Kritiken betrafen mit grosser Regelmässigkeit Hilfskrankenschwestern und Laborantinnen, denen eine kleine Ungeschicklichkeit jeweils in hoch übertriebenem Ausmass angekreidet wurde. Nach dem Tod ihres Kindes attackierten sie sich gegenseitig in so unversöhnlicher Weise, dass die Ehe innert kurzer Zeit geschieden werden musste.

Die individuelle Art der Aggressionsverarbeitung, welche in der Persönlichkeitsstruktur des Individuums ihren Niederschlag gefunden hat, bestimmt in weitgehendem Mass, wie die Mutter, der Vater (und zum Teil auch die Geschwister) mit der Wut der antizipatorischen Trauer umgehen können, welche Entwicklungsreserven allenfalls mobilisiert werden können. Manchmal trägt die Wut zu einer Lockerung, manchmal zu einer Intensivierung der Bindung bei. Es ist über einen langen Krankheitsverlauf hinweg oft enorm schwierig und mit grosser innerer Arbeit verbunden, sich auf einen drohenden Verlust vorzubereiten, gleichzeitig aber auch mit allen verfügbaren Kräften dagegen zu kämpfen und dies in einem Rhythmus, der durch den Krankheitsverlauf und nicht durch die Bedürfnisse der Betroffenen bestimmt wird.

c) Neuorientierung. Im Verlaufe der Vorbereitung auf den möglichen Tod entstehen, allerdings oft nur verstohlen und wie sehr verschämt, diverse Vorstellungen wie es für einen selbst und für die Familie nach einem potentiellen Tod des kranken Kindes sein könnte. Solche Gedanken werden besonders dann schnell verdrängt, wenn die Vermutung besteht, sie könnten den anderen Elternteil verletzen oder im Sinne einer magischen Realisierung auf den Krankheitsverlauf einen schlimmen Einfluss nehmen. Bei solchen probatorischen Besetzungsänderungen wird gleichsam der Verlust vorwegnehmend in der Phantasie ausprobiert, was oft auch Schuld- und Illoyalitätsgefühle gegenüber dem kranken Kind erzeugt. Geschieht dies in zu ausgedehntem Ausmass, so kann es zu einem vorzeitigen Interessensverlust am kranken Kind kommen. Erfolgt es überhaupt nicht (Verleugnung), so darf das Kind nicht sterben, kann nicht als eigenständiges Wesen mit einem eigenen Schicksal erfahren werden. Beide Situationen sind sowohl für das Kind wie für die Eltern ungünstig. Eine Mutter z.B., die ihren zwölfjährigen Sohn mit einer akuten lymphatischen Leukämie symbiotisch gebunden hielt, machte ihm noch in den letzten Stunden seines Lebens heftigste Vorwürfe, er könne sie doch nicht verlassen und störte damit das Sterben ihres halb comatösen Sohnes in sehr tiefgreifender Weise.

Der Sterbeprozess des kranken Kindes selbst liesse sich auch mit ähnlichen Konzepten fassen, denn das mit dem Sterben verbundene Aufgeben von Entwicklungsmöglichkeiten und Beziehungen ist auch mit dem Trauerprozess zu vergleichen.

Je ausgeglichener und engagierter die antizipatorische Trauer bei den Eltern verlaufen ist, desto besser werden sie auch imstande sein, die eigentliche *Trauerarbeit nach dem Verlust* zu leisten. Bei ungenügender, übermässiger oder fehlender antizipatorischer Trauer sind nicht selten die Verlaufsformen der *pathologischen Trauer* zu sehen, sei es z.B. im Sinne einer depressiven Entwicklung oder der unaufhaltsamen Suche nach einem Ersatz des eigentlich Unersätzlichen.

In der Familie als sozialem System finden nach dem Verlust tiefgreifende Umschichtungen statt. Neue Rollen- und Funktionsverteilungen müssen gefunden werden, wenn nicht auch hier Substitutspersonen (oft jüngere Geschwister und natürlich sehr zum Nachteil ihrer eigenen Entwicklung) eingesetzt werden oder das System als solches zusammenzubrechen droht.

Es kann zu den Aufgaben des pädiatrischen Psychoonkologen gezählt werden, bei der (antizipatorischen) Trauer einer Familie durch wiederholte Gespräche wie ein Enzym wirksam zu werden, das in hochspezifischer Weise einen bestimmten Prozess steuern hilft, ohne selbst in die Reaktion als solche einbezogen zu sein.

Literatur

BLUEBOND-LANGNER M.: The private worlds of dying Children. Princeton University Press, New Jersey 1978.

BÜRGIN D.: Das Kind, die lebensbedrohende Krankheit und der Tod. H. Huber Verlag, Bern 1979 (enthält ein detailliertes Literaturverzeichnis).

BÜRGIN D.: Zur Prävention psychischer Störungen nach dem Verlust eines Geschwisters im Kindesalter. Zschr. soz. Präv. Medizin *22:* 46–52, 1977.

BÜRGIN D.: Wie denkt das Kind über den Tod? Schweiz. med. Wschr. *107:* 221–225, 1977.

BURTON L. (Ed.): Care of the child facing death. Routledge and Kegan, London 1974.

6. Die Beziehungen zwischen Hausarzt und onkologischem Zentrum

von GEORG MARTZ

6.1. Einleitung

Ein Teil der verschiedenen Krankheiten, die man unter dem Begriff «Krebs» zusammenfasst, ist definitiv heilbar. Die hauptsächlichen kurativen Behandlungsmodalitäten: Chirurgie und Radiotherapie sind an das Spital gebunden. Für Patienten, die mit diesen Mitteln geheilt wurden und nur noch einer Überwachung bedürfen, ergeben sich kaum Probleme in den Beziehungen zwischen Spital und Hausarzt. Ein onkologisches Zentrum ist bei diesen, medizinisch gesehen, einfach liegenden Fällen im allgemeinen nicht beteiligt.

Ganz anders ist die Situation bei der grossen Mehrzahl der Tumorpatienten, bei denen entweder nach primär kurativer Behandlung Metastasen auftreten, oder die schon im Zeitpunkt der Diagnosestellung mit den heutigen Therapiemethoden nicht definitiv geheilt werden können. Für solche Tumorkranke bleibt eine palliative, im allgemeinen vor allem internistische Behandlung die einzige Therapiemöglichkeit. Sie wird zur Verbesserung der Lebensqualität und, wenn möglich, zur Verlängerung der Überlebenszeit eingesetzt und vom Hausarzt durchgeführt. Oft handelt es sich um chronische Krankheitsverläufe, und in den meisten Fällen wird der Hausarzt für diagnostische und/oder therapeutische Fragen die Hilfe eines Spitals, eines onkologischen Zentrums oder eines frei praktizierenden Onkologen in Anspruch nehmen. In der Dreierbeziehung: Krebspatient–Hausarzt–onkologisches Spitalzentrum (beziehungsweise frei praktizierender Onkologe) können psychologische Probleme auftreten, auf die im folgenden eingegangen wird.

6.2. Aufgaben des onkologischen Zentrums

Definition: Ein onkologisches Zentrum ist entweder ein selbständiges Krebsspital (USA, Grossbritannien, Belgien, Holland etc.) oder – in der Schweiz – eine intern-medizinische Abteilung an einem Universitätsspital oder grossen Kantonsspital, die über ein Ambulatorium und im allgemeinen über eine Bettenstation und Forschungslaboratorien verfügt. Die Patienten werden von vollamtlich tätigen onkologisch ausgebildeten Internisten und Krankenschwestern betreut, interdisziplinäre Fallbesprechungen mit Radiotherapeuten, Chirurgen, Gynäkologen etc. sind organisiert. Das diagnostische und therapeutische Armamentarium eines grossen Spitals mit allen seinen Kliniken und Instituten steht zur Verfügung. Die regelmässige Mitarbeit eines medizinischen Psychologen oder eines Psychiaters hat sich in den letzten Jahren als äusserst wichtig erwiesen und wird an unseren schweizerischen Zentren erweitert (siehe Kapitel 4.1.3.). An mehreren ausländischen Krebszentren sind Psychologen oder Psychiater vollamtlich tätig. Auch ein Sozialdienst ist dem onkologischen Zentrum angeschlossen zur Mithilfe bei der Lösung der mannigfachen – oft spezifisch krebsbezogenen – psychologischen und materiellen Probleme der chronischkranken Tumorpatienten (siehe Kapitel 8).

Funktion: Je nach klinischer Situation und individuellen Bedürfnissen wird ein Tumorpatient vom Hausarzt für eine Beurteilung, für die Durchführung diagnostischer und/oder therapeutischer Massnahmen oder für eine länger dauernde Behandlung dem onkologischen Zentrum zugewiesen. Das Zentrum ersetzt jedoch keinesfalls den Hausarzt, der in jeder Phase der ambulanten Abklärung oder Behandlung für seinen Patienten die zuständige medizinische Instanz bleibt. Hausbesuche werden nur vom Hausarzt, gegebenenfalls auch – auf seinen Auftrag hin – von einer Onkologieschwester gemacht. In Zürich z.B. verfügen sowohl die frei praktizierenden Onkologen als auch das onkologische Zentrum über eine mobile Onkologieschwester, deren Einsatz für Hausbesuche nicht nur den Hausarzt entlastet, sondern auch Spitalaufenthalte verkürzen oder vermeiden hilft. (Siehe 6.6.)

Weshalb braucht es ein onkologisches Zentrum? Mit der raschen Entwicklung neuer Untersuchungs- und Behandlungsmethoden, die zunehmend auf einer Kooperation und Koordination verschiedener Spezialisten aufbauen, kommt dem onkologischen Zentrum die Aufgabe einer spitalinternen Drehscheibe und der interdisziplinären Beurteilung zu. Es sind somit spezialisierte diagnostische Einrichtungen und die Anwendung neuer und oft rasch wechselnder Erkenntnisse in Diagnostik und Therapie, die das Onkologiezentrum dem zuweisenden Arzt zur Verfügung stellen kann. Auch Probleme der sozialen Hilfe, der Rehabilitation etc. können am grossen Spital manchmal besser gelöst werden als in der Privatpraxis. Viele Krebspatienten werden heute im Rahmen von prospektiven kontrollierten Studien behandelt, deren Organisation und Durchführung im allgemeinen nur am Spitalzentrum möglich ist. Schliesslich kann ein derartiges spezialisiertes Krebszentrum oder Krebsspital dem durch Presse- und Fernsehmitteilungen über neue Behandlungsarten verunsicherten Krebspatienten die Gewissheit geben, dass seine Krankheit auch hier nach den neuesten Erkenntnissen behandelt wird. Denn diese Zentren arbeiten national und international eng zusammen und pflegen einen regelmässigen Erfahrungsaustausch. Nicht selten kann die Beurteilung an einem regionalen Onkologiezentrum einem beunruhigten Krebskranken die geplante Reise an eine ausländische Spezialklinik ersparen.

In zunehmender Zahl lassen sich in unserem Lande onkologisch ausgebildete Ärzte in der freien Praxis nieder. Sie arbeiten mit dem onkologischen Zentrum ihrer Region zusammen und übernehmen einen Teil der Aufgaben des Spitalzentrums.

6.3. Die Information des Patienten durch den Arzt

Die Lebensqualität eines chronischkranken Krebspatienten hängt in hohem Masse davon ab, wie er und seine Angehörigen von den beteiligten Ärzten über Diagnose und Prognose unterrichtet werden. Aus den Ausführungen von Senn (s. Kapitel 3) geht klar hervor, dass Patient und Angehörige grundsätzlich wahrheitsgetreu aufzuklären sind. Nur so gelingt es, die richtige Einstellung zu der ja immer mit Nebenerscheinungen belasteten Therapie (Operation, Strahlen Medikamente) zu erlangen. Die notwendige Aufklärung läuft jedoch von Patient zu Patient (und auch von Arzt zu Arzt) verschieden ab und dauert verschieden lang. Da bei der Untersuchung und Therapie der Krebspatienten oft eine Vielzahl von Ärzten beteiligt sind, ist es deshalb sehr wichtig, durch Absprache unter den Ärzten zu vermeiden, dass Patient und Angehörige verschiedene oder gar sich widersprechende Informationen erhalten. Solche «Informationspannen» sind leider innerhalb des Spitals und im Zusammenwirken von Hausarzt und Spital recht häufig, verursachen beim Patienten unnötige Ängste und Zweifel und untergraben die für die Patientenführung so wesentliche Vertrauensbasis des Arzt-Patient-Verhältnisses. Die Zuweisung eines Krebspatienten von einem Arzt zu einem anderen sollte immer auch den Stand der Information und eventuell einen Hinweis auf besondere psychologische Probleme enthalten. Damit lassen sich den Patienten verunsichernde Zwischenfälle vermeiden.

6.4. Der Krebspatient unter dem Einfluss der Medien und der Paramedizin

Vom Moment der Diagnosestellung an erhält wohl jeder Krebspatient von allen Seiten gutgemeinte Ratschläge. Er muss sich zudem mit einer Vielzahl von Wunderkuren und geheimnisvollen Substanzen auseinandersetzen, die ihm auch durch Presse, Radio und Fernsehen angeboten werden. Es sind besonders Diäten und sogenannte immunologische

Behandlungen, die naive und/oder geschäftstüchtige Autoren anpreisen. Dazu kommen immer wieder Hinweise auf die erstaunliche therapeutische Wirkung von neuartigen Methoden oder Medikamenten, die wohl von anerkannten Forschern oder Instituten entwickelt wurden, deren Anwendung jedoch noch auf erste klinische oder gar vorklinische Versuche beschränkt ist. Das seelische Leid, das Sensationspublizisten durch ihre verantwortungslosen Berichte bei Krebskranken und ihren Angehörigen anrichten, ist unermesslich.

Der verunsicherte Patient getraut sich oft nicht, über diese Dinge mit seinem Arzt zu reden. Es ist jedoch wichtig, dass der Arzt solche Beeinflussungen kennt und mit dem Patienten offen bespricht. Viele Krebskranke möchten neben der passiven Erduldung der chirurgischen, radio- oder chemotherapeutischen Behandlung noch zusätzlich aktiv etwas zu ihrem Heilungsprozess beitragen. Diesem Wunsch kommen zahlreiche Diätvorschriften und andere paramedizinische Massnahmen ohne bewiesene Heilwirkung entgegen.

Die Stellungnahme des onkologischen Zentrums zur Paramedizin ist gegenüber einem wundergläubigen – beziehungsweise zu Recht oder zu Unrecht an der Schulmedizin zweifelnden – Patienten unter Umständen anders als diejenige des Hausarztes. An einem staatlichen, oft einer Universität angeschlossenen onkologischen Institut muss jede Behandlung ohne nachgewiesene therapeutische Wirkung strikte abgelehnt werden. Eine Abweichung von dieser Regel würde dazu führen, dass das betreffende Zentrum für die Anwendung einer solchen Methode oder eines solchen Medikamentes allgemein bekannt würde. Dies wiederum würde natürlich für die ausserhalb der Schulmedizin stehenden Promotoren eine willkommene Propaganda bedeuten. Der Hausarzt jedoch kann durchaus bei gewissen Patienten, und auf ihren Wunsch hin, aus psychologischen Gründen Diätvorschriften erlassen oder unorthodoxe Medikamente verschreiben (siehe aber auch Kapitel 4.2.10). Verbreitet sind bei uns z.B. Injektionen eines Mistelpräparates der Anthroposophen. Diese «Behandlung» ist praktisch frei von Nebenwirkungen und kann parallel zu einer zytostatischen Therapie vom Hausarzt angewandt werden, falls der Patient das wünscht und ihm dadurch subjektiv geholfen wird. Würde die gleiche Injektionsbehandlung jedoch vom onkologischen Zentrum durchgeführt, käme das einer Anerkennung dieses – nach bisheriger Erfahrung unwirksamen – Medikamentes durch die Schulmedizin gleich.

6.5. Wem «gehört» der Krebspatient?

Diese Frage war früher, d.h. bis vor ca. 25 Jahren, einfach zu beantworten: Operation und/oder Strahlenbehandlung waren die einzigen wirksamen Therapiearten. Die Chirurgen waren für die Tumorkranken während des Spitalaufenthaltes zuständig, der zum kurativ gedachten operativen Eingriff erfolgte. Der Patient war danach geheilt oder wurde, falls ein Tumorrezidiv oder Metastasen auftraten, dem Radiotherapeuten überwiesen. Dieser allein betreute chronisch-kranke Patienten und war somit der eigentliche «Krebsarzt». Behandlungsmöglichkeiten für primär disseminierte Krebsformen wie Leukämien oder für inoperable, radiotherapie-resistente und metastasierende Tumoren existierten nicht. Solche Patienten erlagen ihrem Leiden, ohne weitere onkologisch-therapeutische Probleme aufzuwerfen.

Heute ist grundsätzlich jede Krebsart und jedes Krankheitsstadium einer mehr oder weniger spezifischen Therapie zugänglich. Neben den chirurgischen und radiotherapeutischen Behandlungsmethoden ist die internistische Systemtherapie zu einer wichtigen dritten Behandlungsmodalität geworden, die nur bedingt spitalgebunden ist und somit dem Internisten und dem Hausarzt zur Verfügung steht. Die noch vor einigen Jahren allgemein gültige «klassische» Reihenfolge der Therapieanwendungen für den einzelnen Tumorpatienten: Chirurgie – Radiotherapie – Chemotherapie gilt heute nicht mehr. Immer häufiger werden die drei Behandlungsarten in Kombination eingesetzt, und die Indikationen für eine früh einsetzende internistische Therapie nehmen zu, z.B. als sogenannte adjuvante Therapie beim frisch operierten Mammacarcinom.

Die Onkologie ist im Verlaufe der letzten Jahre zu einem ausgesprochen interdisziplinären Fach geworden. Fast für jeden Krebspatienten sind zur optimalen Abklärung und Behandlung die Bemühungen verschiedener Spezialisten – eines Ärzteteams – notwendig.

Bei der Komplexheit der modernen Krebsdiagnostik und -therapie wird die Beantwortung der Frage der Zugehörigkeit des Patienten schwierig. Häufig fühlen sich die Patienten in der verwirrenden Vielfalt der modernen Untersuchungs- und Behandlungsmethoden verunsichert und verloren. Es kommt immer wieder vor, dass hospitalisierte Patienten nicht mehr wissen, wer «ihr» Arzt ist, mit wem sie ihre Probleme besprechen sollen und wer schliesslich die ausschlaggebenden Entscheide fällt.

Im Spital muss deshalb dem Krebskranken gesagt werden, wer der für ihn zuständige Arzt ist. Im allgemeinen wird es der Abteilungsarzt bzw. -oberarzt sein. Dieser sieht den Patienten täglich, kennt neben seinen medizinischen auch seine eventuellen familiären oder sozialen Probleme und soll in jedem Fall der Übermittler der Anordnungen der verschiedenen konsiliarisch zugezogenen Spezialisten sein.

Für den zu Hause lebenden Patienten, der ab und zu oder regelmässig für bestimmte diagnostische bzw. therapeutische Massnahmen den frei praktizierenden Onkologen oder das onkologische Zentrum aufsucht, muss der Hausarzt die zuständige ärztliche Instanz bleiben. Es kommt immer wieder vor, dass Patienten, beeindruckt von der Ausrüstung bzw. vom Spezialwissen des Onkologen, sich von ihrem Hausarzt abwenden möchten. Diesem Trend muss durch ein aufklärendes Gespräch begegnet werden. Denn die Behandlung eines chronisch kranken Krebspatienten schliesst eine Mitbetreuung der Familie ein. Nur der Hausarzt, der ja auch den Patienten bei Bettlägerigkeit zu Hause besucht und die familiären und sozialen Verhältnisse bestens kennt, kann die für seine Führung notwendige Kompetenz und Autorität haben.

Der Kontakt zwischen Hausarzt und onkologischem Spezialist im Spital oder in der Praxis muss eng und regelmässig sein. Besser als schriftliche Berichte sind (telefonische) Gespräche. Der Patient muss spüren, dass die gegenseitige Information seiner Hauptärzte klappt und dass die Zusammenarbeit eng ist.

Als wertvolle Ergänzung der Zusammenarbeit Hausarzt – onkologischer Spezialist hat sich die Mitarbeit einer technisch und psychologisch geschulten Onkologieschwester bewährt. Auch für diesen Einsatz gilt die Wichtigkeit der ständigen gegenseitigen Information aller Beteiligten.

Wie erlebt der Krebskranke die Aufgabenteilung der verschiedenen sich um seine Krankheit bemühenden Ärzte und Krankenschwestern? Bei der Vielfalt der eingesetzten diagnostischen und therapeutischen Mittel wird dieser Frage von Seiten der Ärzte heute zu wenig Beachtung geschenkt. Es muss dem Patienten immer wieder die Möglichkeit geboten werden, sich auszusprechen, seine Ängste und Sorgen zu verbalisieren. Eine ausschlaggebende Rolle kommt dabei den Krankenschwestern zu. Es ist zu begrüssen, dass bei der Schwesternausbildung zunehmend auch die spezifischen Probleme des Krebskranken zur Sprache kommen und dass die Ausbildung von Onkologieschwestern jetzt auch in unserem Lande organisiert wird, was sich im Ausland (bes. in USA) seit Jahren bewährt hat.

Dass in den Beziehungen zwischen frei praktizierenden Ärzten und Spitalzentrum Konflikte auftreten können, geht u.a. aus einer kürzlichen öffentlichen Diskussion hervor (s. Schweiz. Med. Wochenschrift Nr. 1, 16 und 17, 1980). Es liegt auf der Hand, dass bei diesen Auseinandersetzungen neben den spezifisch onkologischen Problemen auch standespolitische Fragen (Staats- versus Privatmedizin) und die Tatsache des einsetzenden Ärzteüberschusses eine Rolle spielen. Auch solche Diskussionen könnten durch eine regelmässige und bessere gegenseitige Information bedeutend entschärft bzw. konstruktiv gestaltet werden.

6.6. Funktionsmodell des onkologischen Zentrums

Zur Illustration der vorgehenden Ausführungen soll kurz auf die Organisation in Zürich eingegangen werden, wie sie sich in den letzten Jahren ergeben hat. Ähnliche Organisationsformen finden sich in den anderen Regionen der Schweiz, wobei aus Gründen der Bevölkerungs- und Spitalstruktur, der oft zufälligen historischen Entwicklung und der massgeblichen ärztlichen und politischen Instanzen zum Teil beträchtliche Unterschiede bestehen. Das Zürcher Modell ist sicher nicht perfekt und auch noch nicht optimal ausgebaut. Seine Beschreibung kann jedoch einige weiter oben gemachte Aussagen verdeutlichen.

Es gibt in Zürich frei praktizierende Onkologen, die mehr oder weniger eng mit dem onkologischen Zentrum am Universitätsspital zusammenarbeiten. Sie betreuen neben ihrer spezialärztlichen Praxis eine Reihe von Spitälern der Stadt und des Kantons. Mehrere Funktionen des onkologischen Zentrums (siehe 6.2.) werden auch von diesen onkologisch ausgebildeten Internisten übernommen. Der Hausarzt kann sich wahlweise von einem frei praktizierenden Onkologen oder vom onkologischen Zentrum beraten lassen.

Das onkologische Zentrum verfügt über eine ambulante Sprechstunde, eine kleine Bettenstation und ein Forschungslaboratorium. Seine Ärzte sind neben der poliklinischen Tätigkeit auch verantwortlich für den Konsiliardienst an den verschiedenen Kliniken des Universitätsspitals, für wöchentliche interdisziplinäre Fallbesprechungen mit Chirurgen und Radiotherapeuten sowie für eine ausgedehnte Lehrtätigkeit. Letztere schliesst folgende Aufgaben ein: Ausbildung von Studenten und Assistenzärzten in internistischer Onkologie, Weiterbildung von Schwestern, Fortbildung von Ärzten innerhalb und ausserhalb des Spitals.

Ein Patient kann nicht von sich aus das Ambulatorium aufsuchen, er muss von seinem Hausarzt zugewiesen werden. Jeder Patient wird mit der spezialärztlichen Beurteilung und gegebenenfalls mit Therapievorschlägen wieder an diesen Arzt zurückgewiesen. Grundsätzlich nimmt der Spitalarzt mit dem Hausarzt mündlichen, – d.h. meistens telefonischen – Kontakt auf, da sich durch ein persönliches Gespräch viele Fragen besser und mit weniger Zeitaufwand beantworten lassen als durch schriftlichen Verkehr. Bei der gegenseitigen Information Hausarzt-Spitalonkologe (bzw. frei praktizierender Onkologe) wird der Hausarzt besonders über die familiären Verhältnisse, die soziale Situation, allfällige paramedizinische Beeinflussungen sowie über den Grad der Aufklärung des Patienten berichten; der Onkologe seinerseits wird Vorschläge betreffend Therapieschemata, zu erwartende Komplikationen und ihre Bekämpfung, unterstützende Massnahmen etc. machen. Der Kontakt mit dem Onkologen dient dem Nicht-Spezialisten auch zur Fortbildung.

Das Schema (Figur 1) soll graphisch die Betreuung eines Langzeitpatienten darstellen. Der Krebskranke wird zuerst vom Hausarzt an das onkologische Zentrum (bzw. an den frei praktizierenden Onkologen) gewiesen, das die notwendigen Abklärungen durchführt und – immer nach Rücksprache mit dem zuweisenden Arzt – die Behandlung einleitet. Häufig geht dem Therapiebeginn eine interdisziplinäre Beurteilung voraus. Unter ständigem Kontakt zwischen Zentrum und Hausarzt wird nun der Patient von beiden ärztlichen Instanzen überwacht und betreut, wobei die Frequenz der Kontrollen durch Hausarzt und Zentrum jeweils individuell angepasst wird. Bei abwechslungsweise erfolgenden Konsultationen in Praxis und Spital trägt der Patient eine Karte auf sich, auf die die relevanten Parameter (Labor, Röntgenbilder etc.) sowie die therapeutischen Daten von allen beteiligten Ärzten eingetragen werden.

Seit einigen Jahren besteht am Zürcher Onkologiezentrum die Möglichkeit, eine *mobile Onkologieschwester* für Hausbesuche bei ausgewählten Patienten einzusetzen. Diese Krankenschwester hat zusätzlich zu ihrer Spezialausbildung in Onkologie einen Gesundheitsschwesternkurs absolviert und ist damit besonders geeignet für die Lösung sozialer Probleme. Sie ist eine der drei Onkologieschwestern des Zentrums. Auch die beiden anderen können unter Umständen vertretungsweise einen Teil der extramuralen Funktionen

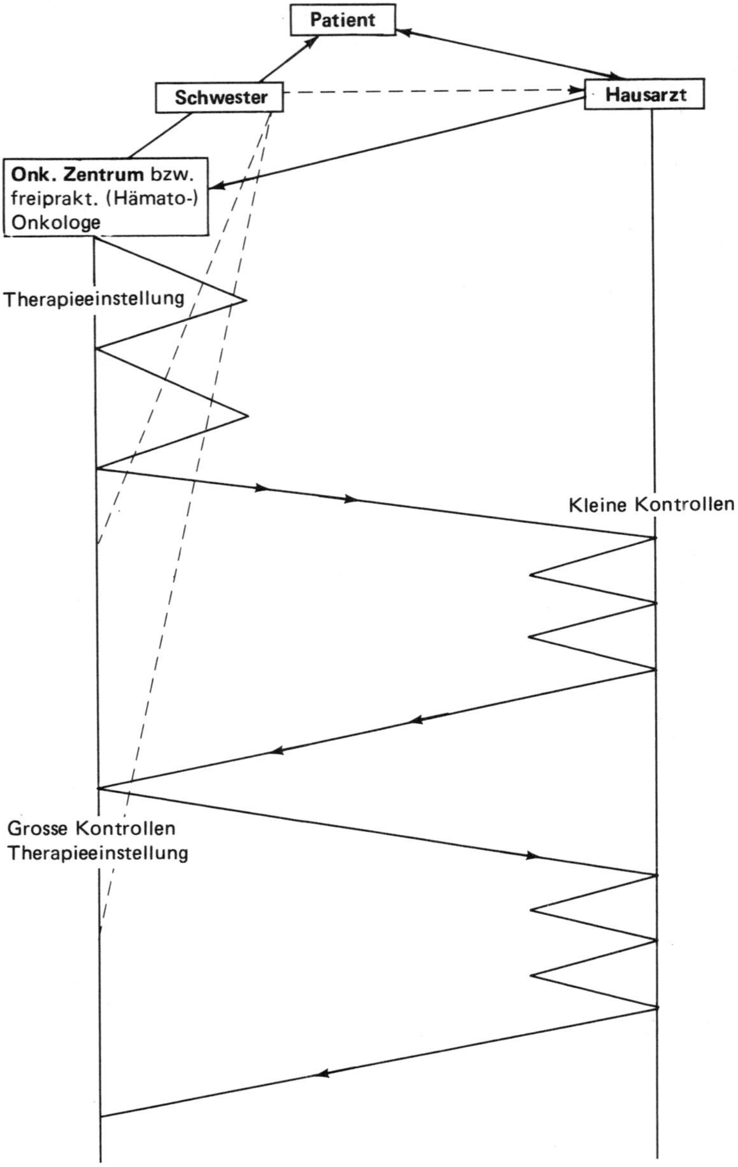

Figur 1 Erklärung siehe Text

übernehmen. Es scheint uns wichtig, dass diese ausserhalb des Spitals tätige Schwester ihren Arbeitsplatz im Spital hat und fest zu den Mitarbeitern des onkologischen Zentrums gehört, mit denen sie täglich in Kontakt steht.

Darüber hinaus versteht sich die externe Schwester als Mitglied eines Teams zur Betreuung von Krebspatienten mit besonderen Problemen. Dieses Team besteht aus dem Hausarzt, der Gemeindeschwester, eventuellen weiteren Helfern (Hauspflegerin, Stundenhilfe) und den Angehörigen. Es werden grundsätzlich nur solche Patienten ausserhalb des Spitals mitbetreut, die aus irgend einem Grunde nicht oder nur mit grosser Mühe das Ambulatorium besuchen können (Distanz, Allgemeinzustand etc.).

Der externen Onkologieschwester fallen insbesondere folgende Funktionen zu:

a) spezifisch internistisch-onkologische diagnostische Leistungen wie Blutentnahmen, Urinkontrollen
b) spezifisch internistisch-onkologische therapeutische Massnahmen, wie Injektionen von Zytostatika, evt. Schmerzbekämpfung, Bluttransfusionen
c) Kontrolle und evt. Weiterführung von pflegerischen und therapeutischen Massnahmen, welche im Spital begonnen wurden.

Die Tätigkeit dieser Schwester soll sich gegebenenfalls nicht nur auf das Medizinische beschränken, sondern ganzheitlich sein, wobei die Umgebung des Patienten eingeschlossen ist: Hilfe bei Überforderung und Übermüdung der Angehörigen; Herstellen von Kontakten mit anderen Instanzen wie Krebsliga, Invalidenversicherung etc.; Herstellung der Verbindung mit dem Spitalzentrum, was für viele Krebspatienten und ihre Angehörigen eine grosse Beruhigung bedeutet, ohne dass eine ambulante oder stationäre Spitalbehandlung erfolgen muss. Die über ein Automobil verfügende Schwester kann entweder für einzelne Besuche bei besonderem Bedürfnis oder für regelmässige Betreuungsbesuche eingesetzt werden.

Die Schwester achtet darauf, dass das Vertrauensverhältnis zwischen dem Patienten und dem Hausarzt erhalten und gefördert wird. Sie hat nicht nur den zuständigen Arzt des onkologischen Zentrums (bzw. den frei praktizierenden Onkologen), sondern auch den Hausarzt über alle wichtigen Ereignisse und Beobachtungen sofort zu orientieren. Insbesondere muss immer klar sein, welche Instanzen für welche Dienste zuständig sind. Der Hausarzt kann die Onkologieschwester für seinen Patienten anfordern, wobei jedoch in der Regel auch eine Kontaktnahme mit dem zuständigen Arzt des Onkologiezentrums bzw. mit dem frei praktizierenden Onkologen zu erfolgen hat. Es ist selbstverständlich, dass jeder Einsatz dieser Schwester nicht nur mit dem Fachonkologen sondern auch mit dem Hausarzt und gegebenenfalls mit der Gemeindeschwester und anderen Helfern abgesprochen wird.

Diese spitalgebundene, jedoch extramural tätige Onkologieschwester stellt somit eine Art von «verlängertem Arm» des Zentrums dar. Man hat denn auch kritisiert, dass hier einmal mehr die Spitalmedizin in die Bereiche der Hausarztmedizin vorgestossen sei. So begründet dieser Vorwurf im ersten Moment erscheint, so wenig kann man ihn tatsächlich erheben. Denn die Tätigkeit der mobilen Onkologieschwester hat zur Folge, dass die von ihr mitbetreuten Patienten weniger häufig und weniger lang hospitalisiert werden müssen und damit länger von den frei praktizierenden Ärzten behandelt werden können. In den ca. 5 Jahren des Einsatzes dieser Schwester in Zürich ist der grosse Gewinn der neuartigen Stelle für alle Beteiligten offensichtlich geworden: Für die Patienten, für die Ärzte im Spital und in der Praxis, für die Spitäler. Von zahlreichen Ärzten in der freien Praxis und Angehörigen werden die Aktivitäten der Gesundheitsschwester geschätzt und immer wieder gelobt. Die geschätzte jährliche Einsparung von Spital-Patiententagen durch die mit Hilfe dieser Schwester realisierte «Hospitalisation à domicile» beträgt mindestens 2500. Die externe Schwester macht durchschnittlich 160 Besuche im Monat bei ca. 30 verschiedenen Patienten. Die Dauer der Betreuung eines Patienten beträgt zwischen einer Woche und einem Jahr, die Häufigkeit der Besuche beim gleichen Patienten zwischen einmal täglich bis zweimal monatlich. Eine grosse Rolle spielen auch telefonische Beratungen. Der psychologische Gewinn für den einzelnen Patienten, der dank dem Einsatz der mobilen Onkologieschwester zu Hause bleiben kann, ist unmessbar.

So günstig sind die Erfahrungen mit der vom Spitalzentrum aus operierenden Gesundheitsschwester ausgefallen, dass seit kurzem in Zürich eine weitere Stelle auf privater Basis (frei praktizierende Onkologen) geschaffen wurde. Es ist vorauszusehen, dass sich dieses Konzept der spitalexternen Krankenpflege in nächster Zeit weiter entwickeln wird.

Das onkologische Zentrum in Zürich arbeitet auf diese Weise im Verlaufe eines Jahres mit über 300 zuweisenden Kollegen der Region zusammen. Durch die Pflege einer regelmässigen Information gelingt es, Missverständnisse und Konflikte auf ein Minimum zu reduzieren. Die grösste Schwierigkeit für Patienten, die während Jahren immer wieder vom Zentrum gesehen werden müssen, ist der leider nicht vermeidbare Assistenzarztwechsel. Durch eine vermehrte Inanspruchnahme der frei praktizierenden Onkologen durch die Hausärzte kann dieser Nachteil des Spitalzentrums vermieden werden.

Die ausschliessliche Betreuung von Krebspatienten stellt an das Behandlungsteam des onkologischen Zentrums (Schwestern, Sekretärinnen, Sozialarbeiter und Ärzte) grosse Anforderungen. Gerade die Schwerstkranken nehmen am ehesten die Hilfe des onkologischen Zentrums in Anspruch, so dass es hier zu einer Konzentration solcher Patienten kommt. Es ist immer wieder hart für dieses Team, Kranke, die während langer Zeit mit Erfolg behandelt wurden und die sich wohl stärker als Nicht-Krebspatienten an ihre Betreuer angeschlossen hatten, schliesslich zu verlieren. Dazu kommen fast alltäglich durch die Patienten an das Team herangetragene familiäre Schwierigkeiten und solche der sozialen Rehabilitation.

Regelmässige Aussprachen innerhalb des Teams unter der Leitung eines medizinischen Psychologen können viel zur besseren Bewältigung solcher Probleme bei einzelnen Patienten, zur Erlernung des psychologisch richtigen Umgangs mit Krebspatienten und nicht zuletzt zur besseren Kenntnis der eigenen Einstellung zu Krankheit und Tod beitragen. Nach einigen Jahren solcher in regelmässigen Abständen stattfindenden sog. Balint-Gesprächen hat sich diese Hilfe für alle Beteiligten so sehr bewährt, dass sie heute aus dem Betrieb des onkologischen Zentrums in Zürich nicht mehr wegzudenken ist (siehe Kapitel 4.1.3.)

7. Die Onkologieschwester

von Agnes Glaus

7.1. Stellung und Aufgabe der Onkologieschwester*

Noch vor kurzer Zeit war die Pflege von Tumorpatienten eher unbeliebt. Nur wenige Schwestern wollten sich langfristig dafür einsetzen oder sich gar in diesem Gebiet spezialisieren. Die meisten empfanden die Pflege als mühsam und entmutigend. Geprägt vom Erfolgsdenken der modernen Medizin, ist es auch für viele Schwestern schwer, sich mit der Tatsache abzufinden, dass für manche Patienten wenig oder keine Überlebenschancen bestehen und dass für diese im curativen Sinne nichts mehr getan werden kann. Wenn sich aber eine Schwester vom medizinischen Erfolgsdenken unabhängig machen kann, wird sie dafür frei werden, ihr Wissen und ihre Erfahrung in der Pflege dieser Patienten zu vertiefen und sich für sie einsetzen zu können, ohne dass die immer mehr schwindende Hoffnung auf eine medizinische Heilung des Patienten bei ihr zu schweren seelischen Belastungen führen muss. Sie wird im Gegenteil gerade in der Pflege von Tumorkranken eine Aufgabe sehen, zu der sie einen grossen Beitrag leisten kann (Newlin 1978).

Wenn sich fachlich qualifizierte, motivierte Schwestern für die Tumorpatienten einsetzen wollen, sind die Aufgaben vielfältig. Durch Erfahrung, Sicherheit, Zuversicht und Hinwendung kann dem Patienten geholfen werden, mit seiner Krankheit weiterzuleben und berechtigte Hoffnung zu schöpfen (ohne dass der Patient angelogen werden muss). Die Schwester ist oft die Dolmetscherin zwischen Arzt und Patient. Sie kann die Bedürfnisse des Patienten durch ihr tägliches «Mitleben» oft besser als die Ärzte ergründen und erspüren und bei der Pflegeplanung die Zielsetzung diesen Erfah-

* Über die Aufgabe der sog. mobilen Onkologieschwester siehe Kapitel 6.

rungen anpassen. Sie ist zugleich auch Vermittlerin zwischen dem Patienten und den verschiedenen in- oder ausserhalb des Spitals arbeitenden Instanzen und befindet sich somit in einer Schlüsselstellung, die ihr ermöglicht, den Patienten mit den Menschen zu verbinden, die er benötigt und die ihn benötigen. Sie ist, wenn immer möglich, eine für den Patienten konstant verfügbare Person, die ihn, wenn es ihr gelingt, sehr umfassend, als «Schwester» im eigentlichen Sinne, pflegt.

Zu dieser Pflege gehört auch die Auseinandersetzung mit der Mystifizierung des Krebses. Ein junger Patient mit einem metastasierenden Teratocarcinom des Hodens bezeichnete seine Krankheit als eine «in ihm tickende Zeitbombe». Diese und ähnliche Umschreibungen stellen den Schrecken und die Angst vor diesen Krankheiten dar. Menschen aus allen Bevölkerungsschichten sind von dieser Angst betroffen, sowohl Erkrankte selbst als auch ihre Betreuungspersonen, insbesondere auch die Krankenschwestern. Häufig wird ja in deren Ausbildungsstätten nur mit Resignation und therapeutischem Nihilismus über das Gebiet der malignen Tumoren doziert. Diese Art des Lehrens ist nicht geeignet, angehende Krankenschwestern für den Sinn der Pflege von Tumorkranken zu motivieren oder gar zu begeistern.

Im Rahmen einer sachlichen Auseinandersetzung über viele Krebsformen und deren Therapiemöglichkeiten – insbesondere aber mit der internistischen Medizin allgemein – können aber bereits bei der Ausbildung viele Missverständnisse geklärt werden. In der inneren Medizin gibt es viele «bösartige» Krankheiten, z.B. Herz-, Leber-, Nierenkrankheiten, die chronisch sind und letztlich zum Tode führen. Bei der Pflege von Tumorpatienten steht die Schwester objektiv betrachtet vor der gleichen Situation wie die Schwester, die sonst irgendwo in der inneren Medizin arbeitet (wenn dies auch von den Meisten subjektiv anders empfunden wird). Sie pflegt Kranke die geheilt werden und Kranke, die mit medizinischer Hilfe über eine gewisse Zeit rehabilitiert werden können. Sie pflegt aber auch Tumorpatienten, die, wie an einer andern Krankheit auch, an ihrem Leiden sterben (3). Wenn die Schwester lernt den Schrecken und die Angst vor dem Mythos Krebs zu überwinden, wird sie fähig werden, den Krebskranken in einer angepassten, nicht isolierenden Form zu begegnen und ihn und seine Pflege gern zu haben. So wird sie lernen, den Patienten und auch sich selber immer wieder Mut und Freude zuzugestehen.

7.2. Die Begegnung mit dem Tumorpatienten

7.2.1. Der Beitrag der Onkologieschwester zur allgemeinen Problemverarbeitung

Der spezifische Beitrag der Schwester zur Problemverarbeitung ist stark abhängig von der vom Arzt an den Patienten mitgeteilten Information über die Krankheit. Wenn der Arzt gegenüber dem Patienten wahrhaftig ist und ihm die Natur seiner Krankheit taktvoll und einfühlsam eröffnet – was wir für eine erfolgreiche Verarbeitung der Krankheit als unerlässlich betrachten – wird die Schwester zu einem wichtigen Informationsträger. Nach einer Arztvisite hören wir oft die Frage: «Schwester, was hat der Arzt vorhin genau gemeint?». Als Übersetzerin und Gesprächspartnerin braucht es viel Übung und Begabung in der Gesprächsführung und auch sehr viel Mitgefühl, um die vom Arzt eröffnete Diagnose und deren mögliche Folgen mit dem Patienten zu besprechen. Der Patient redet nicht in Fremdwörtern, sondern mit der Härte der Ausdrucksweise unserer täglichen Umgangssprache. Eine mitfühlende, fachkundige Schwester kann in dieser Krankheitsphase sehr viel zur Wiederherstellung des seelischen Gleichgewichts des Patienten beitragen. Viele Ängste und bedrückende Fragen erfordern Gespräche und Trost. Von E. Kübler-Ross wissen wir, dass Patienten nach der Eröffnung einer für den Patienten potentiell tödlich verlaufenden Krankheit verschiedene Reaktionsphasen durchmachen; Schock, Verdrängung, Aggression, Depression, Annahme. Über all diesen Reaktionen steht immer die Hoffnung. Diesen verschiedenen Reaktionen richtig zu begegnen, ist eine wichtige – wenn auch nicht immer leichte – Aufgabe der Onkologieschwester. Von entscheidender Wichtigkeit ist die innere Präsenz der Schwester, wenn der Patient sie braucht ; offene Ohren und Augen zu haben für den Moment, da der Patient die Schwester als eine Gesprächspartnerin sucht, mit der er offen über alles reden kann. Meinen wir nicht oft, einfach keine Zeit zu haben, wenn wir uns vor einem solchen Gespräch fürchten? Mit dem Patienten gehen, ihn begleiten, ohne sich selbst von seinen Reaktionen abhängig zu fühlen und ohne dass allfällige Aggressionen persönlich genommen werden müssen, sondern eben als Phase der Krankheitsverarbeitung erkannt und empfunden werden können, ist das Ziel.

Zweifellos wird die Onkologieschwester von der psychologischen Seite ganz besonders gefordert. Sie ist dauernd konfrontiert mit mehr oder weniger bösartigen Krankheiten. Meist fängt eine Schwester mit viel Enthusiasmus in einer onkologischen Station an zu arbeiten. Nach einer gewissen Zeit flaut der Enthusiasmus etwas ab – die Schwester beginnt sich den wahren Sinn ihrer Arbeit zu überlegen und realisiert ganz plötzlich eine grosse Belastung. Diese äussert sich auf verschiedene Arten. Manchmal ist es eine Unzufriedenheit mit sich selbst – ein Gefühl, dem Patienten und den Mitarbeitern nicht zu genügen. Chronische körperliche und psychische Überforderung ist auch ein Zeichen für diese Krise. Eine Schwester, die einige Wochen mit Leukämiepatienten arbeitete, verspürte plötzlich die typischen Knochenschmerzen dieser Patienten, welche nach der Krisenverarbeitung wieder verschwanden. Solche Identifikationen der Pflegepersonen mit den Symptomen der Patienten sind sehr häufig. Andere Zeichen sind auch die Auflehnung, die Aggressivität gegenüber Mitarbeitern und Patienten. In dieser Phase ist es besonders wichtig, dass die fachlich kompetente Oberschwester sich besonders um diese Schwester kümmert, wiederholt mit ihr Gespräche führt, sie ermuntert und auch Zusammenhänge klärt. Sie muss auch dafür sorgen, dass keine unnötigen Spannungen im Arbeitsteam da sind und dass die Teammitglieder motiviert werden können, der Mitschwester aus der Krise zu helfen. Die Oberschwester muss bereit sein, der Schwester in der Krise fachlich intensiv beizustehen, damit das Gefühl der Überforderung etwas abgebaut werden kann. Kann sich die Schwester nach einer gewissen Zeit nicht erholen und bewusst neu im Fachgebiet einsteigen, dann gibt sie die Arbeitsstelle meist rasch auf. Es wäre sinnlos, sie dann um jeden Preis davon abhalten zu wollen. Nicht jede Schwester ist eine Onkologieschwester. Diejenige aber, die nach der überwundenen Krise bewusst im Fachgebiet neu anfangen will, wird eine berufene Onkologieschwester werden.

An manchen Kliniken sind, oft auf Verlangen der Onkologieschwestern selber, besondere Hilfsprogramme in der Form von Gruppenzusammenkünften organisiert (z.B. VACHON et al. 1978). Angst vor Krankheit und Tod sowie Unkenntnis und mangelnde Übung im mitmenschlichen Umgang geben das Motiv zu solchen Gruppensitzungen. Ziel solcher Sitzungen kann sein: Erleichterung der Kommunikation der Schwestern untereinander, Reduktion inneren Unbehagens, Steigerung der gegenseitigen Unterstützung und besseres Verständnis der Patienten.

Es gilt als Regel, dass eine gute Krankenschwester keine «bösen» Gedanken über Patienten haben darf. Verspürt sie aber dennoch Aggressionen gegen einzelne schwierige Patienten, fühlt sie sich unter ihren Mitschwestern isoliert und kann nicht mehr offen mit ihnen kommunizieren. Ausserdem kann sie, wenn sie ihre eigenen Gefühle nicht versteht und annimmt, auch diejenigen der Patienten nicht verstehen und annehmen. Dadurch kann die Arbeitsfähigkeit wesentlich beeinträchtigt werden. In Gruppensitzungen unter der Leitung eines medizinischen Psychologen können derartige Reaktionen aufgefangen werden und die Schwestern entlastet werden. Die Erkenntnis, dass auch Ärzte in solchen Lagen nicht omnipotent sind, kann das Klima zwischen den Schwestern und den Ärzten wesentlich verbessern. Es kann erkannt werden, dass z.B. Spannungen unter dem Behandlungsteam Verschiebungen von Abwehrhaltungen den Patienten gegenüber darstellen usw.

VACHON et al. (1978) haben die Stress-Belastung von Krankenschwestern auf Krebs-Pflegeabteilungen mit häufigen Todesfällen mittels des Goldberg General Health Questionnaire gemessen. Dabei ergab sich, dass diese Schwestern nur eine unwesentlich geringere, innere Stress-Belastung zeigen als frisch verwitwete junge Frauen, aber eine wesentlich höhere Belastung als Frauen, die wegen Mamma-Carcinoms soeben eine Radiotherapie begonnen haben. Aus diesen Untersuchungen erhellt die Bedeutung, die der psychologischen Betreuung der Onkologie-Schwestern zukommt (Anmerkung des Herausgebers).

7.2.2. Verarbeitung von Wirkung und Nebenwirkungen der antitumoralen Therapie

Für den Patienten ist die fachliche Sicherheit der Onkologieschwester besonders wichtig. Meistens kann er den Wirkungsmechanismus der Chemo- oder Strahlentherapie schlecht verstehen – das Ganze ist für ihn schwieriger fassbar als z.B. eine Operation. Für die Schwester ergibt sich deshalb eine wichtige Instruktionsaufgabe. Interessanterweise kann immer wieder beobachtet werden, wie Patienten, die von motivierten, psychologisch geschickten Schwestern die Therapie verabreicht bekommen, weniger Nebenwirkungen wie z.B. Nausea, Erbrechen zeigen (KLAGSBURN 1970). Die innere Haltung der Schwester überträgt sich automatisch auf den Patienten. Wenn sie selbst z.B. Abscheu hat vor einem Mittel, das Brechreiz oder Haarausfall machen könnte – wird der Patient dies wahrnehmen und entsprechend reagieren. Durch ihr Fachwissen kann die Schwester zudem viel dazu beitragen, den Patienten vor unnötiger Toxizität zu bewahren (gute Beobachtung spezifischer Merkmale, Mitdenken, korrekter Umgang mit den vielfältigen Medikamenten, Brechreizverhütung usw.).

Die helfende, positive Einstellung ermöglicht dem Patienten, die meist vorübergehenden Nebenwirkungen und die angestrebten Wirkungen in der richtigen Relation zu erkennen und hilft somit über unangenehme Phasen hinweg.

7.2.3. Schmerzbekämpfung

Wahrscheinlich trägt die bekannte Assoziation «Krebs – Schmerz – Tod» zur «Cancerophobie» in unserer Gesellschaft bei. Die weitverbreitete Vorstellung, dass ein Tumorpatient Schmerzen haben *muss,* zeigt nicht zuletzt die Tatsache, dass Krebskranke oft mit Morphinmedikationen ins Tumorzentrum geschickt werden, ohne dass sie eigentliche Schmerzen haben. Wir schätzen, dass etwa 1/3 der gesamten Tumorpatienten an Schmerzen leiden. OSTER et al. (1978) zeigen in einer Studie, dass *terminale* Tumorpatienten zu ca. 75% mit ernsthaften Schmerzen zu kämpfen und rund 25% ohne Analgetika auskommen. Ein schmerzhafter Tod an einem Krebsleiden ist deshalb nicht unvermeidbar. Ein grosser Beitrag zur Schmerzvermeidung überhaupt sind sicher die sich laufend verbessernden kausalen Therapiemöglichkeiten.

Hat ein Patient Schmerzen, so scheint es, dass bei den heutigen grossen Analgetikaangeboten aus den verschiedensten Reihen eine angepasste Schmerzbekämpfung möglich sein sollte. Im pflegerischen Alltag kann immer wieder beobachtet werden, dass der Schmerz entweder zu wenig ernst genommen wird, oder dass genau das Gegenteil passiert – der Patient wird mit Analgetika überhäuft. Es ist offenbar einfacher, dem Patienten viele Mittel zu geben, ihn ruhig zu machen – vielleicht gar so ruhig bis er nicht mehr sprechen mag – als sich mit seinen Problemen auseinanderzusetzen. Davon ausgehend, dass chronische Schmerzen jedoch immer bekämpft werden können und müssen, gilt es, die vom Patienten benötigte Schmerzmittelart und Dosierung in *regelmässiger* Abgabe als *Schmerzprophylaxe* zu verabreichen. Wo chronische Schmerzen nicht kausal behandelt werden können, muss Schmerzfreiheit durch Vorbeugung erreicht werden. Dies kann nur durch die vom Patienten benötigte regelmässige Medikation erreicht werden. Der Patient soll nicht immer auf sein Mittel warten müssen, sondern das Gefühl haben, dass die Schwester ihm wirklich auch gibt, was er braucht. Versuche mit Placebo und Sparen an Mitteln bei tumorbedingten chronischen Schmerzen, die kausal nicht bekämpft werden können, sind unmoralisch. Dabei stellt sich die Frage, ob immer morphinhaltige Mittel nötig sind. Man macht sehr oft die Erfahrung, dass Kombinationen von Antirheumatika oder andern Analgetika der leichteren Sorte mit Sedativa oder auch Antidepressiva sehr gut wirken. Ziel der Anwendung von nicht morphinhaltigen Mitteln ist die Vermeidung deren Nebenwirkungen wie Nausea, Passivität, Darmbeschwerden, Persönlichkeitsveränderungen usw. Ideal ist eine Medikation, die per os verabreicht werden kann. *Selten* verwenden wir bei adäquaten Indikationen (terminale Patienten) eine orale Morphinmixtur, Einige Möglichkeiten zur stufenweisen intensiveren Analgetikaverordnung zeigt folgende Aufstellung:

Richtlinien für stufenweise intensivere Analgetikaverordnung

1. Stufe («leicht»)	Novalgin p.o. od. Supp. Cibalgin p.o. od. Supp. Ponstan od. Indocid p.o. od. Supp.	3–4x1/die 3–4x1/die 3–4x1/die
2. Stufe («mittel»)	Glifanan od. Treupel od. Spasmo-Cibalgin od. Indocid kombiniert mit Nozinan, zusätzlich zum Analgetikum, jeweils 5–10 Tr. 3–4xtgl. (potenziert die Analgetika-Wirkung)	*3–4x tgl. regelmässig*
3. Stufe («stark»)	Fortalgesic p.o. od. Supp. kombiniert mit einer Basismedikation wie Stufe 2 (z.B. Treupel + Nozinan) evtl. zusätzlich ein Antidepressivum hochdosiert (verstärkt die Analgetika-Wirkung) (auch bei Stufe 2 möglich)	*3–4x/die regelmässig*
4. Stufe («schwer» Opiate») = selten nötig!	Dolantin Supp., i.m. i.v. Cliradon, Supp., i.m. i.v. Morphin s.c. i.m. i.v. Evtl. kombiniert mit Basismedikation wie Stufe 2 orale Morphinmixtur	*auf Abruf oder nach Bedarf regelmässig*

«Terminalphase»

Richtiges bequemes Lagern, Einreiben, frische Luft, ein paar Worte – vielleicht ein Gespräch vor dem Schlafen – vermögen die subjektive Schmerzempfindung oft entscheidend auf andere Weise zu lindern.

7.2.4. Bewältigung der Sterbephase

Wann beginnt die Sterbephase? Beginnt sie dann, wenn ein Patient über den bösartigen Charakter seiner Krankheit informiert wird, beginnt sie beim Krankheitsrückfall oder in den letzten Tagen oder gar Stunden eines Lebens? Letztlich bestimmt sicher der Sterbende selbst diesen Zeitpunkt. Ich glaube jedoch, dass wir durch den Versuch «Überlebenshilfe in der Sterbephase» viel dazu beitragen können, dass ein Mensch nicht tot erklärt wird, bevor er gestorben ist. Das beinhaltet auch, dass wir dem Sterbenden – wie weit er auch vom Tode entfernt sein mag – eine tadellose Pflege gewähren. Leider ist doch hin und wieder – wenn auch verklausuliert – die Ansicht herauszuhören, dass es sich nicht mehr lohne, z.B. eine konsequente Dekubitusprophylaxe durchzuführen, weil der Tod doch schon so nahe sei. Wie oft haben wir uns jedoch inbezug auf das Überleben geirrt!

Unser Wunsch nach einem raschen Tod – ja beinahe Ungeduld in einer langen Sterbephase bis zum Tod – ist auch Ausdruck unserer Ablehnung dieser letzten Phase, die uns so sehr an unsere eigene Vergänglichkeit erinnert. Vielleicht gibt es Menschen mit einem gewissen Charisma zur Hilfe in der Sterbephase: Menschen, die versuchen, trotz ihrer Ohnmacht gegenüber dem Tod sich damit auseinanderzusetzen. Die Schwester, welche den Tod sehr nahe erlebt, tut gut, sich mit dem Problem auseinanderzusetzen. Wenn sie selbst bereit ist sich mit dem Sterben zu beschäftigen, wird ihr ein wichtiger Beitrag zur Sterbehilfe gelingen: der Aufbau einer engen Beziehung zum todkranken Menschen. Dann kann sie ihn bejahen und mit Herzlichkeit und Liebe an ihn herantreten. Nicht indem sie ihn vor Gesprächen über den inneren Schmerz «verschont», sondern indem sie ihre Person öffnet und mit ihm über Angst vor, während oder nach dem Sterben, über Kummer inbezug auf seine Hinterbliebenen, über Gott usw. spricht. Oft ist es auch ein Hineinhorchen in den Patienten, da Gefühle nicht immer geäussert werden. Ihm ist damit geholfen, dass wir unsere Bereitschaft zeigen, dass wir uns mit ihm auf den Weg machen (SPORKEN 1972). Die christlich gläubige Schwester wird versuchen, den gläubigen Patienten in seinem Glauben zu stärken und zu trösten und dem suchenden Menschen die Möglichkeit und Verheissung ihres Glaubens anzubieten, oder wenn der Patient es wünscht, den Seelsorger beizuziehen.

Wie lernt die Schwester sich persönlich mit dem Tod auseinanderzusetzen?

Die ersten Erfahrungen mit Sterbenden werden einfach an sie herangetragen – sie wird gewollt oder ungewollt konfrontiert mit dem Tod und muss nach ihrem eigenen Gutdünken handeln. Meines Erachtens können wir am meisten davon profitieren, wenn wir uns mit erfahrenen Schwestern und Ärzten darüber unterhalten. Noch lehrreicher ist jedoch für uns der Sterbende selbst. Wir begegnen immer wieder sehr offenen sterbenden Patienten, von denen wir sehr viel lernen können. Bei meinen ersten Erfahrungen mit einem Sterbenden erschrak ich gewaltig, als er mich fragte, wohin wohl sein Körper nach dem Tode gebracht werde. Zuerst meinte ich, es sei unmöglich so etwas auszusprechen. Die Offenheit des Patienten lehrte mich dann, auch offen über den Tod zu sprechen. Vielleicht ist es wichtig, gerade mit solchen Patienten das Gespräch um das Todeserlebnis zu erlernen, den Mut zu haben nicht auszuweichen oder zu fliehen. Als einmal eine Patientin zu mir sagte, sie würde, wenn sie zu Gott käme, einen Gruss von mir mitnehmen, da hatte ich irgendwie das Gefühl, die Barriere zu diesem Thema überwunden zu haben. (Sie vermittelte damit die tröstliche Vorstellung der inneren Untrennbarkeit durch den Tod, eine Vorstellung, die bei guter Pflege von vielen Kranken in der terminalen Phase entwickelt wird und eine Art Fusionswunsch mit dem Überlebenden zum Ausdruck bringt) (Anmerkung des Herausgebers).

Die Kommunikation innerhalb der Pflegegruppe ermöglicht eine gute Information aller Pflegenden über die Bedürfnisse des Sterbenden. Sie ermöglicht auch den Austausch von Belastungen des Personals, z.B. in Form von regelmässigen Teamgesprächen zwischen Schwestern, Ärzten und andern Betreuungspersonen. Freundschaft und Kollegialität steigert die Belastungsfähigkeit des Teams.

Aus welchen Quellen letztlich eine Schwester ihre Einstellung und ihre Ansicht über den Tod bezieht, ist eine Frage jedes Einzelnen. Ich persönlich habe über Leben und Tod, Auferstehung und Gericht viel aus der Bibel gelernt.

Die biblische Offenbarung durch Johannes bietet im Kapitel 21,4 etwas an inbezug auf das ewige Leben, nachdem sich wahrscheinlich alle Menschen sehnen: «Und er wird abwischen alle Tränen von ihren Augen und der Tod wird nicht mehr sein und kein Leid, noch Geschrei, noch Schmerz wird mehr sein, denn das Erste ist vergangen».

7.2.5. Beitrag der Schwester zur Reintegration des Tumorpatienten in sein soziales Umfeld

Gerade durch die heute verbesserten Erfolge in der Tumormedizin stellt sich häufig das Problem der Wiedereingliederung zuhause, in der Familie und im Beruf. Noch heute wird mancherorts ein Tumorpatient ungeachtet seines Stadiums und seiner Rehabilitationsmöglichkeiten zum Invaliden erklärt. Ein erster wichtiger Punkt zur Reintegration scheint mir die Verarbeitung der Krankheit durch den Patienten selbst. Solange es ihm nicht möglich ist, mit seiner Krankheit *weiterzuleben,* wird jede Integration schwierig sein. Auch die Familie und die engsten Bekannten spielen dabei eine massgebende Rolle. Sowohl innerhalb als auch ausserhalb des Spitals kann die Schwester helfen, indem sie versucht, zwischen dem Patienten und seinen Bekannten eine Atmosphäre zu schaffen, in der sich jeder frei fühlt, offen über seine Probleme zu sprechen (GLAUS 1977). Sie soll den Patienten ermuntern, seine kommende Zeit so normal als möglich zu gestalten, nach seinen sozialen und physischen Möglichkeiten wieder ins Berufsleben einzusteigen. Ein wichtiger Beitrag zur Reintegration ins Berufsleben ist auch die gute Termingestaltung zur Durchführung einer Chemotherapie im Zentrum. Gerade in der Ambulanz kann durch Rücksichtnahme auf die sozialen Begebenheiten, einem entscheidenden Ausfall am Arbeitsplatz vorgebeugt werden. Eine andere Möglichkeit zur Reintegration des Patienten in seine Umgebung ist die spezialisierte Heimpflege. Eine onkologisch geschulte Schwester (Onkologie-Gesundheitsschwester) verabreicht in speziellen Fällen die Therapie zuhause unter Mitwirkung des Hausarztes, evt. der Gemeindeschwester, Sozialarbeiter usw. Sie ist der verlängerte Arm des Spitals und kann die Beziehung zwischen Zentrum und Patient aufrechterhalten, was oft für letzteren beruhigend ist. So können hin und wieder die Angehörigen motiviert werden, den Patienten zum Sterben zuhause zu behalten. Indikationen zur Heimbehandlung sind Immobilität, Transportschwierigkeiten, Schmerzen, Spitalabneigung, Vermeidung von Spitalaufenthalten usw.

Im Spital müssen die Schwestern den Patienten und seine Familie immer eher zur aktiven Pflege ermuntern. Die Vorstellung, dass der Tumorpatient geschont werden muss und möglichst viel im Bett liegen soll, ist noch weit verbreitet. Die aktivierende Pflege dagegen verhinderte eine vorzeitige Passivität und eine allzu frühe Invalidität. Die Beschäftigungstherapie im Spital zusammen mit andern Patienten kann oft auch erstaunlich aktivieren und dem Patienten das Gefühl geben, dass er etwas Sinnvolles tut.

Literatur

1. Newlin Nancy J.R.N.M.N., David K., Wellisch Ph.D.: The oncology nurse: Life on emotional roller coaster. Cancer nursing, Dec. 1978, p. 449.
2. Meerwein F.: Die Psychologie des Krebskranken. Folia psychopractica. F. Hoffmann La Roche und Co. AG, Basel, 1978, p. 1.
3. American cancer society Inc.: Essentials of Cancer nursing. New York 1976, p. 74.
4. Kübler-Ross E.: Interviews mit Sterbenden. Kreuzverlag Stuttgart, 1971.
5. Klagsbrun: S. Cancer, emotions and nurses. Am. J. Psychiatry *126,* 1237, 1970.
6. Oster W. et al.: Pain in cancer. Arch. Intern Med.-Vol. *138,* 1801, 1978.
7. Sporken Paul: Menschlich sterben, p. 51 Patmos Verlag, Düsseldorf, 1972.
8. Glaus Agnes: Spitalexterne Betreuung von Tumorpatienten. Zeitschrift für Krankenpflege *7,* p. 217, 1977.
9. Vachon M.L.S., Lyall W.A.I. und Freeman S.J.J.: Measurement and Management of Stress in Health Professionals working with advanced Cancer Patients. Death Education i: 365–375 (1978).

8. Die Aufgaben des Sozialarbeiters

von Verena Bunjes

Fallbeispiel Nr. 22

Herr A. bittet mich, zu ihm zu kommen. Er möchte mit der Sozialarbeiterin verschiedene Dinge besprechen, die ihn beschäftigen. Er leidet an einer Leukämie und ist zur Therapie hospitalisiert.

Herr A. ist Ausländer, 46jährig. Als junger Bursche musste er in den Krieg ziehen. Die Erinnerungen daran lassen ihn nicht los. Viele Freunde hat er damals verloren, viele davon auf grausame Weise. Nach dem Kriege machte Herr A. eine Lehre als Handwerker. Dann heiratete er. Die Ehe wurde nach einigen Jahren geschieden, beide Kinder wurden der Mutter zugesprochen. Herr A. zog bald darauf in die Schweiz. Als er die Niederlassungsbewilligung erhielt, eröffnete er ein eigenes, kleines Geschäft – einen Einmannbetrieb. Da die Alimente regelmässig bezahlt werden mussten, blieb für die Eröffnung des Geschäftes wenig Geld übrig. Vieles konnte nur nach und nach angeschafft oder abbezahlt werden. Langsam wurde Herr A. bekannter und erhielt mehr Aufträge. Dies machte ihm viel Freude – hatte sich also das Risiko doch gelohnt?

Kurze Zeit später erkrankte Herr A. Die Versicherung deckt nur die Alimente, aber der Patient selber hat kaum genug für das Nötigste. Zum Glück sind die Krankheitskosten durch die Krankenkasse gedeckt.

Die Arbeiten, die Herr A. übernommen hat, können nicht mehr termingerecht ausgeführt werden. Dies gibt Schwierigkeiten und neue, auch kleine Aufträge erhält er nicht mehr, da ungewiss ist, ob er sie würde zu ende führen können. Die Leute im Dorf betrachten ihn mitleidig, wenn er zu Hause ist. Er wird gemieden, denn alle kennen seine Situation – er hat Krebs! Herr A. zieht sich zurück. Er möchte angesehen sein, Aufträge erhalten und diese gut ausführen können. Er leidet darunter, dass ihn die Krankheit in eine andere Rolle drängt. Das Mitleidig-beobachtet-werden erträgt er nicht. In der geschützten Spitalatmosphäre fühlt er sich sicherer als zu Hause.

Herr A. lebt mit seiner Freundin, Frl. B., zusammen. Sie ist auch Ausländerin, hat vor einiger Zeit die Stelle verloren. Von ihrem Arbeitslosengeld können die Leute leben. Frl. B. hat aber noch keine Niederlassungsbewilligung. Um nicht ausgewiesen zu werden, muss sie bald Arbeit finden. Wer aber übernimmt dann die Pflege von Herrn A., wenn er zu Hause ist? Er braucht jetzt schon für vieles Hilfe. Dank ärztlichem Zeugnis bekommt Frl. B. für kurze Zeit eine Sonderaufenthaltsbewilligung.

Herr A. möchte vom Spital aus die Freundin heiraten. Er hofft, dass sie durch die Heirat auch die Niederlassungsbewilligung erhalten würde. Zudem denkt er, dass es Frl. B. nach seinem Tode leichter hätte – vielleicht würde sie eine Rente oder Abfindung erhalten. Während Wochen beschäftigt ihn die Frage, ober er noch heiraten solle oder ob er seiner Freundin mit einem Testament besser helfen könnte. Für beides werden die nötigen Vorbereitungen getroffen. Alle Papiere für die Heirat sind längst beschafft, und das Testament liegt schon einige Tage im Entwurf bereit, als Herr A. stirbt.

Frl. B. hatte gehofft, dass wenigstens die Sache mit dem Testament in Ordnung sei. Jetzt weiss sie nicht, wie lange sie noch im Haus wird wohnen können.

Die erste Frau kommt mit den Kindern zur Beerdigung. Auch sie will im Haus wohnen, denn sie findet, dass sie als geschiedene Frau mindestens so viel Recht habe wie die Freundin. Für Frl. B. ist die Situation kaum mehr zu ertragen.

Aus dieser Schilderung sind die Probleme ersichtlich, die an den Sozialarbeiter herangetragen werden können. Die durch die Krankheit veränderten Situationen und die Hilfe, welche der Sozialarbeiter bieten kann, werden in den folgenden Kapiteln beschrieben.

8.1. Krankheit und berufliche Situation

a. Auswirkungen der Krankheit im beruflichen Bereich

Reduzierte Belastbarkeit, häufige Arztbesuche, Therapien zu Hause oder Spitalaufenthalte verhindern das regelmässige Arbeiten. Es ist nicht selten, dass onkologische Patienten wegen Schwierigkeiten am Arbeitsort den Sozialarbeiter aufsuchen.

- Viele Absenzen verhindern oft das Weiterführen der gewohnten Arbeit.
- Eine neue Arbeit bringt meist einen neuen Arbeitsplatz und neue Kollegen. Vom Patienten wird eine enorme Umstellung gefordert.
- Die neue Arbeit bringt vielleicht weniger Verantwortung. Dadurch muss ein Prestigeverlust in kauf genommen werden.
- Beinhaltet die neue Arbeit überhaupt Verantwortung oder ist sie Beschäftigung aus Mitleid?
- Der Eindruck, den Lohn nicht wirklich verdient zu haben, beeinträchtigt das Selbstwertgefühl.
- Der Gedanke an eine vorzeitige Pensionierung wird verdrängt.

- Die Angst vor einer Kündigung wächst.
- Die Angst vor finanzieller Abhängigkeit ist bedrückend.
- Das Mitleid, das der Patient überall spürt, verletzt und drängt in die Isolation.
- Selbständig erwerbende Patienten sind oft ungenügend versichert und können während ihrer Abwesenheit keine Vertretung bezahlen.
- Selbständig Erwerbende können angenommene Arbeiten nicht termingerecht ausführen und erhalten deshalb keine neuen Aufträge.

b. Hilfe des Sozialarbeiters zur Bewältigung beruflicher Schwierigkeiten

Der Sozialarbeiter kann dem Patienten die Möglichkeit geben, sich über die Situation am Arbeitsort auszusprechen. Oft genügt ein einmaliges Gespräch bei welchem der Patient fühlt, dass er verstanden wird und dass er sich bei neuen Schwierigkeiten wieder melden kann. Manchmal braucht es viele Gespräche, bis der Patient mit der veränderten Situation zurechtkommt.

Es kommt vor, dass der Sozialarbeiter mit dem Patienten und seinen Angehörigen über die beruflichen Probleme sprechen muss, da die ganze Familie unter der veränderten Situation leidet.

Arbeitgeber sind häufig bereit, Ausnahmen zu machen, vor allem dann, wenn sie durch den Patienten oder durch die Angehörigen über die Diagnose informiert wurden. Gespräche zwischen Sozialarbeiter und Arbeitgeber können für den Patienten eine Hilfe sein. Ziel solcher Gespräche ist, dass Arbeitgeber und Patient bereit sind, die Situation des andern zu sehen und miteinander neue Wege zu suchen. Es ist nicht Sache des Sozialarbeiters, die Diagnose bekanntzugeben oder zusammen mit dem Arbeitgeber neue Einsatzmöglichkeiten zu verabreden.

Anmeldungen bei der Invaliden-Versicherung und vorzeitige Pensionierungen müssen im Auge behalten werden, damit auch bei körperlich sehr schwachen Patienten oder bei

Patienten, die sich nicht wehren können, nichts versäumt wird. Nötigenfalls muss der Rechtsdienst[1] eingeschaltet werden.

Bei Herrn A. konnte ich wenig beitragen, um die berufliche Situation zu verbessern. Ich gab ihm Gelegenheit, immer wieder über die Probleme zu sprechen und sie so etwas zu verarbeiten.

8.2. Krankheit und finanzielle Sicherheit

– *Krankheitsbedingte finanzielle Probleme*

Finanzielle Schwierigkeiten können Anlass sein für die erste Kontaktaufnahme zwischen Patient und Sozialarbeiter.

- Krankheit ist teuer. Manche Patienten sind nicht oder ungenügend für Arzt, Arznei und Spitalbehandlungskosten versichert.
- Die Krankheit verursacht Absenzen am Arbeitsort. Viele Patienten sind nicht gegen Lohnausfall versichert, nur wenige wissen genau Bescheid über diese Versicherung.
- Hilfsmittel (Prothesen usw.) bezahlt die Krankenkasse nur zum Teil, und die Invaliden-Versicherung übernimmt sie kaum, weil sie beim onkologischen Patienten selten zur beruflichen Wiedereingliederung beitragen.
- Viele Medikamente verursachen Haarausfall. Perücken werden manchmal weder von der Invaliden-Versicherung noch von der Krankenkasse übernommen.
- Viele Patienten können nicht mehr mit den öffentlichen Verkehrsmitteln zu den Kontrollen und Therapien kommen. Taxispesen werden bei onkologischen Patienten durch keine Versicherung gedeckt.
- Pflegerische Hilfen werden durch die Krankenkasse nicht voll übernommen. Mit Hilfen zu Hause zu sein ist für den Patienten teuerer als im Spital zu liegen.

1 SAEB Schweiz. Arbeitsgemeinschaft zur Eingliederung Behinderter. Unentgeltlicher Rechtsdienst speziell für Versicherungsfragen.

– *Hilfe des Sozialarbeiters bei der Lösung finanzieller Probleme*

Bei finanziellen Problemen müssen immer zuerst die Ansprüche, die dem Patienten vertraglich oder gesetzlich zustehen, abgeklärt werden. Der Sozialarbeiter kann dem Patienten zeigen, wie er zu seinem Recht kommen kann und helfen, die dazu nötigen Schritte in die Wege zu leiten.

Die meisten Sozialdienststellen können kleinere finanzielle Beiträge vermitteln. Grosse Beiträge oder langfristige Unterstützungen gewährt in vielen Fällen die Krebsliga[2]. Onkologische Patienten müssen in der Regel nicht wegen finanziellen Notlagen an die Gemeinden gewiesen werden. Wegen dieser Krankheit von der Gemeinde abhängig – also armengenössig – zu sein, wäre für viele Patienten eine grosse zusätzliche Belastung.

Hier kann nicht detailliert über Prothesen-Marken, Adressen, Preise usw. berichtet werden, da laufend neue Mittel und Marken erscheinen. Krebsliga und Sozialdienste an Spitälern können darüber Auskunft geben.

Herrn A.'s finanzielle Sorgen konnte ich nicht beheben. Niemand hatte den Überblick über seine finanzielle Situation, auch er selber nicht mehr. Dies war für ihn und auch für seine Freundin schwer zu ertragen. Ich gab ihm immer wieder die Möglichkeit, sich über diese Probleme auszusprechen und hoffte, dass ihm dies etwas Erleichterung bringen würde.

8.3. Krankheit und Pflege ausserhalb des Spitals

a. Schwierigkeiten bei der Pflege zu Hause

Die meisten onkologischen Patienten möchten wenn immer möglich zu Hause sein. Oft müssen viele Schwierigkeiten überwunden werden, um Patienten zu Hause zu pflegen, Therapien ambulant durchzuführen oder Patienten aus dem Spital zu entlassen.

2 Schweiz. Krebsliga, Viktoriastr. 94, 3013 Bern

- Viele Patienten haben keine Angehörigen, welche die Pflege zu Hause übernehmen können und sind deshalb auf fremde Hilfe angewiesen.
- Die Hilfen der Gemeindeschwester und der Hauspflege genügen nicht immer.
- Manche Patienten sind sehr pflegebedürftig und benötigen deshalb auch zu Hause ein Spitalbett.
- Viele Wohnungen sind zu eng oder sonst ungeeignet, um Kranke zu pflegen.

b. Hilfe des Sozialarbeiters, um die Pflege zu Hause zu ermöglichen

Der Sozialarbeiter kennt die verschiedenen Möglichkeiten und kann den Patienten und Angehörigen helfen, die notwendigen Hilfen und Hilfsmittel zu organisieren. Es ist Aufgabe des Sozialarbeiters nicht nur einmalig Hilfe zu leisten, sondern immer wieder zu überprüfen, ob die organisierte Hilfe den Verhältnissen noch angepasst ist. Nur wenige Patienten können vom Sozialdienst des Spitals so intensiv begleitet werden. Die meisten Patienten werden deshalb von spitalexternen Diensten wie Krebsliga, Gemeindeschwester, Gemeindehelferin, Hauspflege betreut. Wenn ambulante Therapien durchgeführt werden, wird die Betreuung in der Regel von der Onkologie-Schwester übernommen. Die gute Zusammenarbeit zwischen Sozialdienst im Spital und diesen andern Diensten ist sehr wesentlich.

Herr A. konnte zum Teil zu Hause gepflegt werden, da ich dafür sorgte, dass seine Freundin die Sonder-Aufenthaltsbewilligung erhielt.

8.4. Krankheit und persönliche, familiäre Schwierigkeiten

a. Probleme des Patienten und der Familie

Für den Patienten und für seine Angehörigen ergeben sich durch das Auftreten einer schweren Krankheit Veränderungen in den Lebensgewohnheiten, im persönlichen Bereich sowie im Zusammenleben.

- Die Krankheit stört den gewohnten Tagesablauf des Patienten und somit auch denjenigen der Familie.
- Die Angehörigen müssen Rücksicht nehmen. Wieviel Rücksicht ist nötig? Wann wird dieses Rücksichtnehmen für die Beteiligten eine Belastung?
- Der Patient kann nicht mehr seine gewohnte Rolle in der Familie innehaben. Es folgen Rollenverschiebungen innerhalb der ganzen Familie.
- Der Patient muss Hilfe annehmen können. Er muss die Abhängigkeit ertragen können.
- Die Angehörigen müssen die nötige Hilfe geben. Können sie so helfen, dass der Patient nicht unter seiner Abhängigkeit leidet?
- Die Diagnose «Krebs» isoliert. Ist der Patient innerhalb der Familie isoliert oder zieht sich die Familie mit dem Patienten zurück?
- Angehörige machen sich Vorwürfe, wenn sie schon vor dem Tode des Patienten an ihre Zukunft denken.
- Im Stillen oder auch offen können Anghörige dem Patienten Vorwürfe machen, dass er sie allein zurücklassen wird.
- Der alleinstehende Patient musste schon immer damit rechnen, dass er bei Pflegebedürftigkeit auf fremde Hilfe angewiesen sein wird. Ist es dadurch leichter, Hilfe anzunehmen?

Fallbeispiel Nr. 23:

Der 75jährige, alleinstehende Herr F. wohnt in einem möblierten Zimmer im 5. Stock (ohne Lift). Durch seine Krankheit ist er querschnittgelähmt geworden. Er wurde ins Spital eingewiesen und kann nicht mehr in sein Zimmer zurückkehren, denn er wird dauernd auf Hilfe angewiesen sein.

Herr F. hat eine Schwester in der Schweiz und einen Bruder in Amerika. Seit Jahren hat er keinen Kontakt mit ihnen. Herr F. ruft mich. Er möchte, dass ich sein Zimmer räume und die Schlüssel der Hausmeisterin zurückgebe. Seine Sachen sollen in Koffer verpackt und eingestellt werden. Er will nicht, dass die Angehörigen dies nach seinem Tode in Ordnung bringen.

- *Hilfe des Sozialarbeiters zur Bewältigung persönlicher, familiärer Probleme*

Bei Kontaktaufnahme mit dem Sozialarbeiter haben Patienten und Angehörige oft konkrete Wünsche und Erwartungen.

Nur selten handelt es sich um eine Situation, bei welcher der Sozialarbeiter rasch Hilfe bieten kann. Meist erstreckt sich der Kontakt zwischen Patient, Angehörigen und Sozialarbeiter über eine lange Zeit. Dadurch bieten sich dem Sozialarbeiter viele Möglichkeiten, eine gute, tragfähige Beziehung aufzubauen. Diese Beziehung erleichtert es dem Patienten und seinen Angehörigen, über ihre Probleme zu sprechen. Ich reserviere für jedes Gespräch genügend Zeit, denn es ist mir wichtig, dass Patient und Angehörige sich in Ruhe aussprechen können, dass sie während des Gesprächs ihre Gefühle nicht zurückhalten müssen, dass sie auch weinen können, dass sie unzufrieden, zornig sein dürfen, dass sie mit ihrem Schicksal hadern können. Es geht mir dabei nicht darum, den Patienten oder Angehörigen in seinen Gefühlen zu unterstützen, sondern darum, dass er sich nicht immer beherrschen muss. Ich will nicht *mit* ihm zornig sein und *mit* ihm hadern, aber ich will, dass er sich verstanden fühlt.

Fortsetzung Fallbeispiel Nr. 22

Herrn A. habe ich während langer Zeit täglich besucht. Anfänglich sprachen wir fast ausschliesslich über Heirat und Testament. Mit der Zeit aber hatte Herr A. das Bedürfnis, mehr von sich zu erzählen. Er erzählte von seiner Frau, von den Kindern. Es machte ihm Sorgen, dass sein Sohn ihn nicht besuchen wollte, weil er Angst vor seinen Zornausbrüchen habe. Herr A. erzählt von seinen Ausbrüchen, er erzählt viel vom Krieg und vom schrecklichen Tod seiner Kameraden. Ich sass oft lange bei Herrn A., damit er von seinem Leben erzählen konnte. Dazwischen kamen immer wieder die Probleme der Heirat und des Testamentes. Ich fühlte, dass der Patient sich nicht entschliessen konnte und wollte ihn nicht drängen.

Es war mein Ziel, in den Gesprächen mit Herrn A. eine Atmosphäre zu schaffen, die es ihm ermöglichte, über seine Probleme und Ängste zu sprechen. Ich wollte ihm Sicherheit geben und zeigen, dass ich ihm und seiner Freundin beistehen werde. Er bat mich auch immer wieder, mich nach seinem Tode um seine Freundin zu kümmern, da sie sonst niemanden habe.

Auch mit Frl. B. hatte ich regelmässig Kontakt. Manchmal sprachen wir zusammen mit dem Patienten, manchmal kam sie auch allein in mein Büro, um sich wieder einmal richtig auszuweinen.

Fortsetzung Fallbeispiel Nr. 23

Herr F. hatte ganz konkrete Wünsche. Ich sollte ihm helfen, seine persönlichen Angelegenheiten zu regeln, damit die Angehörigen möglichst wenig über ihn vernehmen würden. Er war ein unzufriedener Patient, er war sehr misstrauisch. Als ich alles für ihn erledigt hatte, ihm die Bestätigung zeigte, dass die Vermieterin das Zimmer übernommen und die Schlüssel erhalten hatte, als er den Vertrag für die eingestellten Koffer sah, wurde er ruhiger. An jenem Abend führten wir ein langes Gespräch. Herr F. war sehr zutraulich. Er erzählte viel aus seinem Leben. Ich hatte das Gefühl, ein grosses Geschenk erhalten zu haben, als ich das Zimmer verliess. Ich wusste, dass der Patient ruhig geworden war und dass er nun auch in Ruhe würde sterben können. Kurze Zeit nach unserem Gespräch ist Herr F. gestorben.

8.5. Die Angehörigen nach dem Tode des Patienten

a. Veränderte Situation der Angehörigen durch den Tod des Patienten

Das Gefühl, *plötzlich* allein zu sein, wenn der Patient stirbt, kommt bei Ehepartner, Kindern, Freunden meist auch dann, wenn sie längst gewusst haben, dass die Krankheit des Patienten tödlich verlaufen wird. Der Patient, der Gedanken und Kräfte ganz in Anspruch genommen hatte, lebt nicht mehr. Von einem Moment auf den andern ist das Leben für den nächsten Angehörigen anders geworden. Er bleibt allein zurück, einsam, hat plötzlich Zeit, viel Zeit, sich mit sich selber zu beschäftigen.

Der Angehörige verliert in der Regel nicht nur den Patienten, sondern auch den oft intensiven Kontakt zu den Betreuern des Patienten. Dadurch wird das Gefühl, plötzlich allein gelassen zu sein, verstärkt. Viele Fragen beschäftigen den Angehörigen.

- Hat das Leben noch einen Sinn?
- Wer hilft aus dieser Verlassenheit?
- Darf man dorthin zurück, wo der Patient betreut wurde, so er gestorben ist?
- Werden der Arzt und die Schwester sich Zeit nehmen, nochmals über das Sterben zu sprechen?
- Sind der Arzt und die Schwester noch da, oder haben sie den Arbeitsplatz gewechselt?
- Wer hat das Gleiche erlebt und würde auch gerne darüber sprechen?

Fallbeispiel Nr. 24

Frau G. kam einmal an eine Gruppenbesprechung für Angehörige von onkologischen Patienten. Nur einen Tag zuvor hatte sie vernommen, dass ihr Mann an Krebs erkrankt ist. Sie stand noch sehr unter dem Schock dieser Diagnose. Zu weiteren Besprechungen kam sie nicht mehr.

Etwa ein Jahr später telefonierte Frau G. ob ich Zeit für sie hätte? Sie möchte bei mir vorbeikommen, denn sie brauche dringend Hilfe und jemanden, mit dem sie über ihre Situation sprechen könne. Ihr Mann sei vor drei Monaten gestorben.

Bei ihrem Besuch erzählt sie viel von der letzten Zeit, die sie zusammen mit ihrem Mann verbracht hat. Sie ist 55jährig. Die drei Kinder wohnen nicht mehr zu Hause. Sie hat keine Aufgabe mehr. Sie ist einsam und verzweifelt. Die Wohnung ist so still und leer – was soll sie tun?

b. Mithilfe des Sozialarbeiters bei der Trauerarbeit und bei der Regelung persönlicher Angelegenheiten

Meist hat der Angehörige das Bedürfnis, nochmals über die Krankheits- und Sterbezeit zu sprechen. Der Sozialarbeiter kann sich Zeit nehmen, in Ruhe mit den Angehörigen zurückzudenken. Während es einigen Angehörigen hilft, einmal nochmals alles besprechen zu können, haben andere das Bedürfnis, während langer Zeit immer und immer wieder zurückzukehren. Ich erachte es als wesentliche Aufgabe des Sozialarbeiters, den Angehörigen bei der Verarbeitung zu helfen und zusammen mit ihnen neue Möglichkeiten für die Zukunft zu suchen. Manchmal geht es darum, Kontakte zu vermitteln, manchmal muss eine neue Aufgabe gesucht werden. Andere Angehörige brauchen zudem Hilfe zur Bewältigung administrativer Angelegenheiten, weil ihr Partner diese Dinge stets geregelt hatte.

Ich bin überzeugt, dass Menschen, die Schweres erleben oder erlebt haben, sich gegenseitig unterstützen und helfen können. Deshalb wollte ich Angehörigen von onkologischen Patienten die Möglichkeit geben, in einer Gruppe über ihre Probleme zu sprechen. Diese Gruppe traf sich einige Male, immer aber in veränderter Zusammensetzung. Sie konnte die Einzelkontakte nicht ersetzen, denn mit einer Ausnahme meldeten sich alle Teilnehmer nachher für ein Einzelgespräch. Auch wenn es nicht möglich war, eine Beziehung zwischen den Gruppenmitgliedern herzustellen, ist es wenigsten gelungen, eine Atmosphäre zu schaffen, welche die Wiederaufnahme des Kontaktes ermöglichte.

Fortsetzung Fallbeispiel Nr. 22

Nach dem Tode von Herrn A. kam seine Freundin anfänglich wöchentlich. Sie sprach viel von Herrn A. und von der Zeit, die sie zusammen mit ihm verbracht hatte. Sie berichtete auch, dass sie – obschon es kalt war – täglich lange auf dem Friedhof sei, um mit Herrn A. zu sprechen. Mit der Zeit begann sie, mehr an sich selber zu denken. Sie suchte Arbeit, bekam eine Stelle und kam weniger häufig zu mir. Immer aber, wenn ein spezielles Problem auftauchte, kam sie vorbei, um mit mir die Sache zu besprechen. 14 Monate nach dem Tode von Herrn A. kam Frl. B. das letzte Mal.

Ich versuchte, Frl. B. die Möglichkeit zu geben, schwierige Entscheidungen und Probleme, die sie früher mit Herrn A. besprochen hatte, nun mit mir zu besprechen. Während dieser Zeit konnte sie neue Kontakte aufbauen und sich langsam von mir lösen.

Fortsetzung Fallbeispiel Nr. 24

Bei der Gruppenbesprechung merkte ich, dass Frau G. nicht genügend Hilfe erhalten hatte, und ich hoffte, dass sie sich wieder melden würde, denn ich kannte ihre Adresse nicht. Scheinbar war es mir gelungen, meine Bereitschaft für weitere Hilfe zu zeigen, sonst hätte sich Frau G. kaum nach so langer Zeit gemeldet.

Frau G. hatte immer versucht, sich zusammen zu nehmen. Es schien fast, als ob sie erst im Laufe des Gespräches realisierte, wie einsam und allein sie wirklich war. Seit langem ging sie nur noch nach Hause um zu schlafen und verbrachte die restliche Zeit bei Verwandten, hielt es aber dort kaum aus. Dass sie die Kraft hätte, etwas zu arbeiten, glaubte sie nicht, trotzdem brauchte sie dringend eine Aufgabe. Es gelang schliesslich, ihr eine Arbeit als freiwillige Helferin zu finden. Dadurch hat sie die Möglichkeit, für jemanden zu sorgen und neue Kontakte aufzubauen. Hoffentlich hilft ihr diese Aufgabe, sich langsam wieder zurechtzufinden.

Die Diagnose «Krebs» bringt in der Regel auch im sozialen Bereich für den Patienten sowie für seine Angehörigen Veränderungen und Schwierigkeiten mit sich. Als Sozialarbeiter kann ich dazu beitragen, dass

- Patienten und Angehörige nicht mehr als nötig unter der beruflichen Veränderung leiden müssen.
- nicht zusätzlich zur Krankheit noch finanzielle Sorgen entstehen.
- für den Patienten und für die Pflege des Patienten die nötigen Hilfsmittel organisiert werden.
- die spitalexternen Dienste richtig eingesetzt werden.

Das Gespräch ist ein wesentlicher Teil meiner Arbeit mit onkologischen Patienten. Ich will dabei den Patienten und Angehörigen die Möglichkeit geben,

- sich bei jemandem in Ruhe auszusprechen.
- auch ihren Zorn und ihre Unzufriedenheit nicht beherrschen zu müssen.
- mich so kennen zu lernen, dass sie mich aufsuchen, wenn sie Hilfe brauchen.
- mich so kennen zu lernen, dass sie mich für die Regelung persönlicher Angelegenheiten beiziehen können.
- über die Isolation zu sprechen und dadurch etwas aus dieser Isolation herauszukommen.
- zu erkennen, dass ich den Angehörigen auch nach dem Tode des Patienten helfen würde, wenn sie alleine den Weg weiter nicht finden würden.

Wichtig ist, dass ich als Sozialarbeiter nicht nur für Patienten und Angehörige da bin, sondern dass ich mir Zeit nehme für Gespräche mit dem Pflegeteam. Eine gute Zusammenarbeit wirkt sich in jedem Fall positiv auf den Patienten und seine Angehörigen aus.

Sachregister